婴幼儿睡眠全书

全新升级版

小土大橙子 著

中信出版集团 | 北京

图书在版编目（CIP）数据

婴幼儿睡眠全书 /小土大橙子著 . -- 北京 : 中信出版社, 2022.10（2024.11重印）

ISBN 978-7-5217-2272-7

Ⅰ. ①婴… Ⅱ. ①小… Ⅲ. ①婴幼儿 – 睡眠 – 基本知识 Ⅳ. ①R174

中国版本图书馆CIP数据核字（2020）第178405号

婴幼儿睡眠全书

著　　者：小土大橙子
出版发行：中信出版集团股份有限公司
　　　　　（北京市朝阳区东三环北路27号嘉铭中心　邮编　100020）
承 印 者：北京通州皇家印刷厂

开　　本：720mm × 970mm　1/16　　印　　张：25　　字　　数：370千字
版　　次：2020 年 10月第 1 版　　印　　次：2024年11月第 8 次印刷
书　　号：ISBN 978-7-5217-2272-7
定　　价：69.00元

服务热线：400-600-8099
投稿邮箱：author@citicpub.com

出　　品：中信儿童书店
图书策划：小飞马童书
策划编辑：陈倩颖
责任编辑：蔡磊
营　　销：中信童书营销中心
封面设计：韩莹莹
插　　画：任洋
图表设计：陈大威
内文排版：北京沐雨轩文化传媒

前言

一转眼，这本书也要再版了。回想七年前，那段在键盘前奋力码字，从天黑到天亮的时光，依然清晰如昨日，这本书的文字便是从那个时候开始积累起来的。

我误打误撞和睡眠研究结下不解之缘，要追溯到2013年中，那时候我家老大才刚出生几个月，我经历了盲目按需喂养，以及宝宝小睡短、频繁夜醒、早醒等一系列问题，已然是筋疲力尽。 我不记得我是怎样熬过的那一个个漫长又短暂的夜晚。喂奶、拍嗝、哄睡，一套流程下来几十分钟过去，一夜要过好几次流程才天亮，特别漫长。可是把娃放下，自己躺平，闭上眼睛心无挂碍地享受睡眠，夜又显得尤为短暂。

人们常说，生孩子是女人的一次重生，的确如此。我2009年从上海交通大学硕士毕业后，一直在一家老牌外企工作，有着不错的职位和稳定的收入，后来因为孩子，我从职场女性转变为全职专注于睡眠研究的自由职业者。说是自由职业，其实对那时候来讲，就是没收入。现实困难重重，幸好那时候有着一腔热血，那段时间心无旁骛，想的只是如何集中精力把书完成。

那时候，我的理想就是写一本中国妈妈自己的睡眠书，把大家的经历、感受、智慧都汇集起来，不再是高高在上讲些和现实脱节的理论，而是有大量的生活细节，能够验证和对照，能够成为一种思路和参考，也就需要写一两年时间，大不了之后再回去工作。

我因受孩子睡眠问题困扰，开始关注婴幼儿的睡眠问题，又因为发现这么多人都有着相同的困扰，并且在迷茫中找不到方向，而日复一日，坚持数年。

那些年，每天打开“私信”都看到无数个标注着红点的“未读”，收到的求助动辄百余字，仔细看明白哪怕一个，都需要好几分钟。数年间，说句起早贪黑是毫不夸张的。有时候我也会思考，到底动力来自何处。我想，这种驱使我不忍拒绝、不敢怠慢、不肯停歇的力量，也许就来自被需要，因为被需要，而背负着责任二字。

还好后来我真的写出了这本书，它汇聚了数年中积累的几十万文字，从一个普通妈妈的视角，探讨了婴幼儿睡眠问题产生的可能性原因，以及一些可行的解决办法，希望能凭一己之力，做出些许改变，陪伴无措的被宝宝睡眠问题困扰的父母走过焦虑和迷茫，乃至人生的某个至暗时刻。

写这本书期间，我陆续啃完几十本睡眠专著，阅读了几十万妈妈的留言，参加过不止一个睡眠专业领域的系统课，一字一句写下数百篇长文。2016 年 6 月，我还有幸去全美儿童医院排名第一的波士顿儿童医院观摩了 4 周……可以说这本书是我用几年光阴，给自己，更是给读者问心无愧的答卷。

这几年累积的文字很多都收录于本书：

第一章重点谈基础知识，偏理论一些，让读者不但能够知其然，还能知其所以然。

第二章介绍安睡的入门概念，系统地回答家长最关心的几方面睡眠问题，诸如不同阶段的宝宝每天需要多少睡眠量，什么时间睡觉，入睡过程中如何安抚宝宝，如何在宝宝入睡后维持他的睡眠状态，以及宝宝应该睡大床还是小床。

第三章详细介绍睡眠引导方面的内容。由于睡眠引导中改变入睡习惯是最难的，所以单独辟了第四章来讲述。

第五章介绍最常见的难题，比如入睡难、小睡短、夜醒频繁、断奶等。

第六章至第十章结合每个月龄段的具体特点，讲述和睡眠相关的常见问题，并探讨解决方案。每一章都给出了参考作息，帮妈妈建立起对宝宝日常生活状态的预期。这些章节的末尾分享了一些具体的睡眠摸索案例。宝宝的个体差异很大，这些案例也意在体现这种差异，没有哪一种方法能够应对全部的情况，最终如何灵活处理和解决这些问题在于父母，我也根据自己的理解做了一些评注，帮助大家更好地理解这些案例。

最后几章介绍跨越年龄存在的一些特殊状况，以及安全和健康方面的问题，还围绕睡眠这个主线，列出一些相关用品，供读者参考。

我们身处快节奏的时代，互联网上充斥着很多和育儿有关的亦真亦假的信息：3 招解决孩子所有问题，10 招改变孩子的一生，1 分钟哄睡小宝宝……一切力求速成。这本书不能帮你走捷径，它不会解决所有问题，但我希望它能启发你去思考，陪你找到自己的解决之道。

安睡是宝宝最好的成长礼物，照顾宝宝的睡眠是父母的必修课。这本书带着我满满的诚意和数年心血，希望可以帮你换回几十甚至数百小时的睡眠。

2017 年《婴幼儿睡眠全书》第一次出版时，我家老二尚在腹中，那时候我们从上海搬家去美国休斯敦已经快三年了。老二出生之后，我又经历了一段每天起夜的生活，但这一次，我更加得心应手，更加从容，也更享受做妈妈的感觉，这是知识带给我的力量和信心。

所以，有时候我也会想，如果生老大的时候就有这样一本书，我的人生又会是怎样的？那个平行世界的自己又会在哪里书写人生？还会不会和这么多原本并无交集的人，结下不解之缘？也许，所有的安排都是最好的安排。

如今，我已经很少说睡眠了，我从一个自媒体人，成了一名创业者。孩子大了，我把更多的关注点放在了教育、成长主题上，2020 年还出版了新书《妈妈有力量》。

看得越多，经历越多，越觉得大道至简，其实很多事情的原理是相通的。比如，我们要用同理心去了解孩子，蹲下来从孩子的视角看待养育中的问题。我们要懂得独立思考，不盲从，不偏听偏信，不要只看结论，而要知其然更知其所以然。育儿不是一条道走到黑，我们不妨经常停下来思考，花一些时间去自省，和自己对话。孩子成长的过程其实也是父母自身成长的过程。

写这篇前言的时候，我又是5点钟起床，天有点儿暗，一边码字，一边听着外面的雨声、呼啸而过的汽车声，又是一个从天黑到天亮的日子，我会记得。成人的世界本就没有“容易”二字，能够做有意义、有价值感的事情是值得的。

多年前，一位妈妈给我留言：“三十年前医院里并没有母乳喂养知识，现在已会对孕妇进行相关的宣传了，睡眠问题更复杂，而我们仍在像买彩票一样对待睡眠问题。我认为，我们解决睡眠问题的方法可以不一样，但对问题的认识应该有些共识，这样才不至于盲目慌乱。”

几年过去了，情况已经慢慢发生了改变。只不过不管科技如何进步，知识如何迭代更新，为人父母，特别是做孩子能认可的好父母，始终不是一件轻松随意之事。

到了30多岁，我似乎才开始不怕老，不怕挫败，不惧困难。我想，养孩子这件事，带给我们的不会只有独面孩子所有成长问题的焦虑，不会只有叫天天不灵、叫地地不应的无助，还应该有无数个会心一笑的甜蜜时刻。也许读这本书的你会有这样的感触：人生没有什么捷径，也很难有鱼和熊掌兼得的机会，不过就是逢山开路，遇水搭桥。

每每孤单到无力支撑时，想想身边可爱的孩子，想想无数也在透过窗子看月光的妈妈，愿你心怀希望，即便山重水复疑无路，也依然能够柳暗花明又一村。

育儿路上，我们都不是一个人在战斗，给你无限祝福。

谨以此书，与君共勉。

小土大橙子

目录

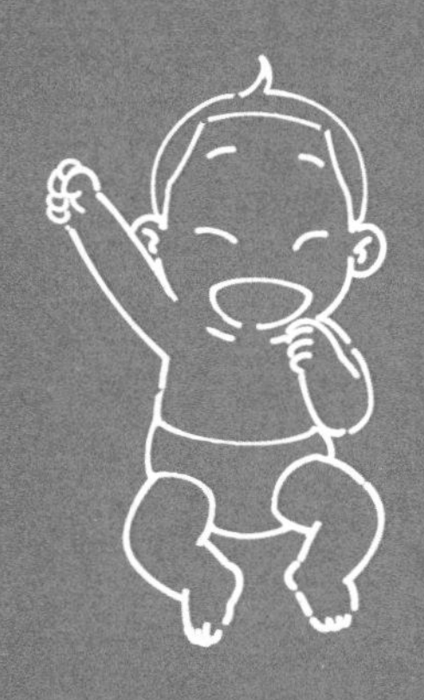

第一章

初识婴幼儿睡眠

人的一生有 1/3 的时间在睡眠中度过，新生儿大部分时间（18~22 小时）都在睡觉，胎儿每天的睡眠时长甚至超过一天的 90%，睡眠的重要性不言而喻。

睡眠是与觉醒交替出现的生理状态，关于睡眠的功能，有许多不同的解释，比如帮助人类消除疲劳、增强免疫力、保持记忆力、促进生长发育……其实还有很多关于睡眠的奥秘尚未揭开。

本章根据现有的研究成果，介绍成人及婴儿睡眠的特点，并从解读常见现象入手，帮你建立起对婴儿睡眠的初步了解。

睡眠问题的影响

妈妈们的经历 *随着宝宝睡眠质量越来越好，我在她身上看到的最大的变化就是，她变得特别爱笑，睡醒后看见人就笑。*

一般认为，缺乏睡眠的危害包括：令人脾气暴躁、情绪低落、头痛、体重增加、反应迟缓、免疫力下降、学习能力降低、健忘等等。

而缺乏睡眠会使孩子烦躁、哭闹、精神亢奋或萎靡，长期缺乏睡眠会影响孩子大脑的发育以及认知的发展。

一项针对 591 个孩子的研究分别在刚出生、1 岁、3 岁半、7 岁这几个节点上对睡眠进行了评估。睡得少的孩子更可能超重、注意力不集中、情绪不稳定。

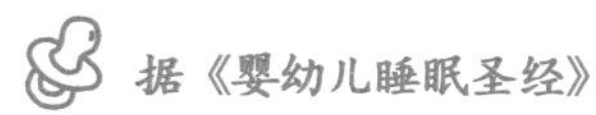

如果宝宝的睡眠状况差，父母也会疲惫不堪，进而产生一系列不良情绪，影响身体健康，这又会直接影响亲子互动的质量，并影响孩子成长。

我常收到这样令人唏嘘的留言，这也是我投身婴幼儿睡眠研究的动力：

妈妈们的经历 宝宝8个月了，因为作息不规律，我现在有严重的睡眠障碍。如果说我是一盏油灯，有时就非常渴望赶紧把油耗尽了，这样就能歇歇了。

妈妈们的经历 宝宝21个月了，从15个月断奶后晚上已经不吃东西了，但会喝几次水，从小夜醒频繁，断奶后依然夜醒3次以上，要反复拍1~2小时才会睡，睡1~2小时又醒了。我已经要靠安眠药才能入睡了，怕自己扛不到他三四岁时，睡眠自然好转的那一天。

成人的睡眠周期及特点

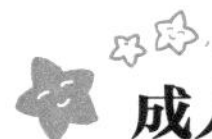

成人的睡眠模式和周期

人类通过进食获取营养和能量，通过睡眠恢复体力，梳理记忆。睡得香如同胃口好，是身体处于好状态的标志。

根据脑电活动情况，睡眠被分成非快速眼动睡眠（NREM Sleep）和快速眼动睡眠（REM sleep）。

其中非快速眼动睡眠分为4期：I期为浅睡阶段，在II期人比较容易被唤醒，III期脑电的频率继续降低，IV期为深度睡眠。

快速眼动睡眠，因眼球快速左右上下移动而得名。在这个阶段，全身肌肉放松，但会出现弥散而频繁的肌肉抽动，以面部、指和趾端居多，婴儿在这个睡眠阶段常会有微笑、皱眉等动作。

整个夜间睡眠期间，各种睡眠阶段会循环出现4~6次。

成人每天都经历的睡眠过程大致如表1-1所示：

表 1-1 成人从非快速眼动睡眠到快速眼动睡眠的一个睡眠周期分解①

睡眠阶段	占睡眠总时间比	状况
准备入睡		上床后清醒但身体放松一些了，闭上眼睛，开始进入睡眠状态，心率下降了，呼吸也减慢了
非快速眼动睡眠 I 期	4%~5%	四肢的肌肉突然放松，有从高处掉下、突然瞬间惊醒的感觉。此时别人轻轻跟我们说话，我们不会有反应，因为在 I 期已经不能对外界刺激做出响应了。但如果此时被叫醒，会觉得还没睡着，只是半梦半醒
非快速眼动睡眠 II 期	45%~55%	是进入正式睡眠的分水岭，此时被叫醒会觉得已经睡着了
非快速眼动睡眠 III 期	4%~6%	本阶段已经很难叫醒了，也是身体机能恢复的主要阶段
非快速眼动睡眠 IV 期	12%~15%	这也是睡眠最深的阶段，持续约 30 分钟。肌肉完全松弛，血压、脉搏和呼吸都会降低，流经大脑的血液也会减少。供应肌肉的血流量增加，为体力恢复做好了充足的准备
III 期、II 期	4%~6%	深睡期后，睡眠变浅，恢复到 III 期和 II 期
快速眼动睡眠	20%~25%	以上非快速眼动睡眠结束后，开始会做很多梦的快速眼动睡眠，交感神经开始兴奋，大脑的血流量增加，大脑忙碌起来，呼吸和脉搏加快

① 摘自《睡出活力》，有改动。

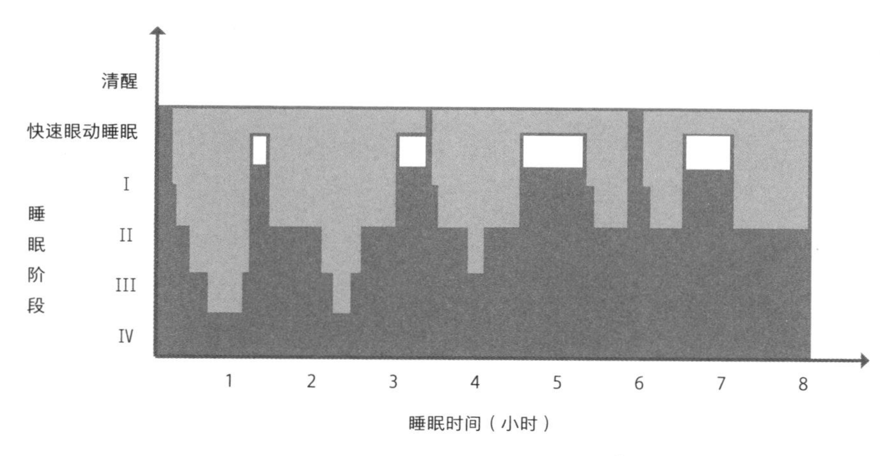

图 1-1 成年人的睡眠模式[①]

从接近黎明开始，睡眠深度变浅，达不到 IV 期了，也就是通常说的越睡越浅。正如图上所示，在成人的睡眠中，也同样会出现几次短暂的觉醒，但由于成人睡眠能力强，往往翻个身就能继续睡，而不会彻底清醒。

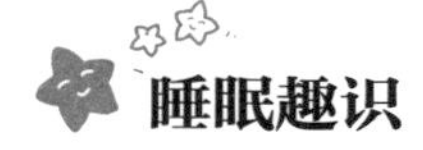

睡眠趣识

1. 关于脑电波

当大脑处于快速眼动睡眠时，很多的神经细胞开始工作，就好像很多只脚开始按相同的节拍一起踏步。这些神经细胞同时放电，从而形成更强的脑电波。

2. 关于深睡眠

睡眠不足或者剧烈运动后，深睡期会明显变长。人在深睡中被惊醒，会需要好几分钟的反应时间，也会觉得不舒服。

婴幼儿在深睡时几乎叫不醒，婴儿的深睡比成人深，浅睡比成人浅，

① 摘自《普通心理学》，有改动。

这也是很多问题的根源。比如夜惊就是通常会发生在深睡期的非正常觉醒，发生夜惊，婴儿会哭闹、难安抚。实际上，夜惊发生后身体器官都在正常运行，但孩子就是感觉不舒服，类似于成人的起床气。

3. 关于快速眼动睡眠

快速眼动睡眠对记忆的储存、整理、重现有重大意义，缺少这一阶段的睡眠，大脑将短时记忆转化为长时记忆的能力也会受到影响。

研究发现，睡前进行大量的技术培训后，受训者的快速眼动睡眠时间会显著增加。考试结束后的几天，快速眼动睡眠时间也会延长。

心情不好？好好睡一觉吧。有研究表明：在快速眼动睡眠中，与压力相关的脑部化学物质去甲肾上腺素含量会急速降低。第二天醒来，人会感觉前一天的情绪、压力都有所缓解，也就是我们常说的睡眠可以治疗情绪的创伤。

在每个睡眠周期中，快速眼动睡眠的时长是逐渐递增的，晨醒之前那次最长，如果醒得太早，就错过了快速眼动睡眠最长的周期，对大脑的休息和恢复有所影响。

4. 生长激素和睡眠

生长激素由脑腺垂体分泌，能促进生长发育。

生长激素的分泌量在青春期达到顶峰，之后随着年龄的增长，生长激素的分泌量也随之减少。

在人醒着时，生长激素的分泌量比睡眠时少。入睡 30~40 分钟后，分泌量急剧上升，进入深睡期时达到高峰，在其后的睡眠中，便缓慢下降。待第二次进入深睡眠，分泌量再次上升。在此后的几个睡眠周期中，分泌量不再上升。和成年人不同的是，在新生儿的全部睡眠过程中，生长激素分泌均处于旺盛状态，16 周后，才出现分泌曲线的双相性高峰。

睡觉的时间推迟了，生长激素的分泌也随之向后推。正因如此，处于生长发育期的儿童和青少年更需要睡得早、睡得足。

5. 睡眠和体温

体温也是随睡眠周期变化的，这些变化和醒困的周期变化息息相关。温度也会影响到睡眠的结构，比如在温度适宜的环境中睡觉，深睡眠、快速眼动睡眠所占单次睡眠总时长的比例可以达到最大。

人的体温调节能力在非快速眼动睡眠阶段要比醒时低，在快速眼动睡眠阶段还会被抑制，若环境温度太低，则人会醒来，造成睡眠中断。婴儿后半夜快速眼动睡眠时间较长，所以后半夜是着凉的高发时段。

6. 睡眠和生物钟

受地球自转产生的昼夜变化影响，生物有感知时间的生物钟，专门负责从时间上调节机体的生理功能。

有科学家提出人定时清醒机制的运转周期是 25 小时而不是 24 小时，每天我们会把生物钟和自然界的昼夜周期做一次同步调整，微调 1 小时的难度不大，但如果常常不按时就寝，就容易越睡越晚，出现生物钟紊乱。

7. 睡眠和情绪

很多人都会在兴奋或忧虑的时候睡不着觉。一个实验曾规定能很快睡着的人可以得到现金奖励，但这些人睡着所需的时间比对照组延长了一倍多，也就是越想睡可能越睡不着。

人们通常认为，6小时的连续睡眠质量远胜8小时的间断睡眠，但睡眠必须连续这种想法也会让人晚上醒来后感到焦虑，进而影响睡眠质量。

有些妈妈在喂完夜奶后，尽管宝宝已经睡着了，但自己却处于失眠中。如果超过半小时还睡不着，不妨试试离开卧室，在黑暗中待一会儿，或点一盏昏暗的小灯，听一段轻音乐，做点轻松的家务。可能过一会儿，就有疲倦的感觉，再睡会容易一些。

我听说过一个很有意思的现象：哄宝宝睡觉的时候，妈妈困得要命，但宝宝一睡，妈妈立刻就像打了鸡血一样。身体状况没有改变，但是情绪影响着睡眠的意愿。换位思考，我们也能明白这样的现象：宝宝已经很困了，却在看到妈妈下班回家时立刻就精神了，硬扛着不睡。

婴儿睡眠模式的特点

睡眠周期中各阶段的变换，好比春夏秋冬的更迭。成人一个睡眠周期的时长是90~100分钟。

4个月左右的婴儿，单个睡眠周期的时长较短，一般为30~50分钟，分为安静睡眠和活动睡眠，类似只有冬夏两季，随着宝宝月龄的增长，"四季"才逐渐分明。人们常说的"睡得像婴儿一样"，其实特指安静睡眠阶段。而《摇篮曲》中唱到的"娘的宝宝睡在梦中，微微地露了笑容"说的则是活动睡眠阶段。在讨论婴儿睡眠时，活动睡眠尤其值得关注。[①]

① 参考信息来源：http：//www.parentingscience.com。

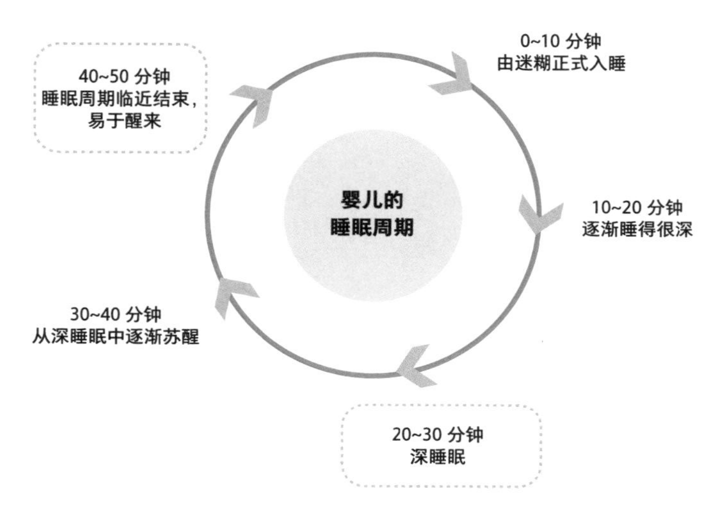

图 1-2 婴儿的一个睡眠周期

表 1-2 描述了婴儿的睡眠阶段随着成长发生的变化。

表 1-2 睡眠阶段随成长的变化

月龄	所处睡眠阶段	阶段性特点
0~3 个月	入睡后，首先进入活动睡眠阶段	婴儿眼睛偶尔转动，甚至睁开；肌肉会偶尔抽动，有时手臂像是赶苍蝇似的挥舞；呼吸时缓时急、翻身、梦语，甚至哭叫两声
	睡眠周期过半，从活动睡眠转入安静睡眠阶段	呼吸均匀，肢体活动减少，不容易被唤醒
	周期结束	可能顺利进入下个周期，或者哭泣，甚至彻底转醒
4~5 个月	入睡后先进入安静睡眠阶段	放下就醒的情况会有所减少，活动睡眠的比例下降到了 40% 左右，看起来睡得更踏实
6 个月及以上	安静睡眠开始细分成不同的阶段，一个睡眠周期时间逐渐延长	睡眠时长和睡眠分阶都更趋向于成人，但要完全达到成人水平还需数年

从下表中可以看出，孩子出生前后不同阶段活动睡眠比例的变化。

表 1-3 婴幼儿活动睡眠比例变化

个体的不同阶段	活动睡眠的比例
出生前 10 周	80%
早产 4 周的新生儿	65%
足月新生儿	50%
3 个月婴儿	40%
3 岁幼儿	30%
10 岁儿童	25%

为什么要专门讲活动睡眠呢？

因为高比例的活动睡眠是婴儿看起来睡得较轻的一个重要原因。虽然宝宝睡眠中的动静可能会让家长感到不安和紧张，但婴儿的活动睡眠类似于成人的快速眼动睡眠，其所占单次睡眠时长比例的高峰和大脑发育的高峰是一致的，对大脑发育非常关键。

了解这一点后，再遇到宝宝“觉轻”的情况，家长就能相对放松一些，也能避免把活动睡眠当成清醒，进行过度干预而干扰到宝宝睡觉。

婴儿睡眠的几个关键点

睡眠总时长逐渐减少。0~3 个月宝宝的睡眠总量为 14~22 小时，4~11 个月为 12~15 小时，1~2 岁则下降到 11~14 小时。

醒睡间隔逐渐延长。0~3 个月时，醒睡间隔 1~2 小时，3~6 个月间隔 1.5~2.5 小时，6~9 个月间隔 2~3 小时 。

睡眠规律逐渐形成。0~3 个月，孩子出门时容易入睡；3 个月之后，外界环境对婴儿睡眠的影响增强了，比如宝宝对风、树、云等外界事物的兴趣增加，于是在外面反而不容易入睡了。受体内褪黑激素等激素的影响，昼夜颠倒等现象也逐渐消失。4~6 个月是睡眠规律形成的关键时期。

6 个月之后，宝宝能自己睡长觉的可能性增加，逐渐摆脱不规律打盹，形成 2~3 次的规律小睡。

白天小睡次数减少。新生儿期，一天可能有 5~6 次小睡，3~4 个月时减少到 3~4 次，6~9 个月第 3 次小睡（黄昏觉）消失，12~18 个月上午觉消失。

随着睡眠的不断成熟，小睡的时长也由原先的半小时并时常需要接觉，逐渐延长至 1 小时甚至更长，无须接觉。

夜间睡眠的变化。夜间睡眠从新生儿期的 9 小时左右逐渐延长至 1 岁的 11 小时。夜间进食的次数，新生儿期 3~4 次，4 个月时 2 次左右，6~9 个月 1~2 次，9 个月以上不需要夜间进食，一部分宝宝会保留一顿晨奶。

夜间入睡时间的差异。很多 3~9 个月的宝宝无论睡得多晚，都会在第二天早晨的五六点醒来，所以为了保证睡眠时长，应该早点儿入睡。比较理想的情况是当晚 7~9 点入睡，次日 6~8 点醒来。如果小婴儿入睡时间晚于 9 点，可能会引发其他相关的睡眠问题。也有妈妈认为“白天睡太多，晚上睡太早，会导致早上醒太早或夜间起来玩”，这种现象多发生于 9 个月以上的宝宝。

也就是说，在 1 岁之内，较早的入睡时间更能满足宝宝的睡眠需求。

自主入睡能力的发展。入睡是一种需要通过不断学习获得的能力，宝宝能不依赖家长的帮助，依靠自己的力量顺利入睡，是自身能力发展的重大里程碑。宝宝夜间自主入睡的能力是在 4 个月以后才逐渐成熟的，小睡能力则要到 6 个月后才逐渐成熟。此外，这种能力发展的时间和睡眠习惯直接相关，具有很强的个体差异。

睡眠驱动力模型

生物钟负责控制人体清醒、体温和激素分泌的周期变化，大约 24 小时重复一次，又称为“昼夜节律”，并受光线的影响。

睡眠专家威廉·迪蒙特（William Dement）博士认为，人类在生理上同时存在着“恒定睡眠机制”和“定时清醒机制”两个机制，两者相互抗衡，最终决定人是清醒还是昏睡。受其中睡和醒驱动力的启发，我构建了婴幼儿睡眠驱动力模型，来帮助读者理解睡眠问题。

该模型有两个基本公式。入睡时：醒的驱动力 < 睡的驱动力 = 顺利进入睡眠状态 。从睡眠中醒来时：醒的驱动力 < 维持睡眠的驱动力 = 继续睡。此时醒的驱动力大于入睡时的醒的驱动力，相应的需要用来维持睡眠的驱动力也更大。睡眠中最易醒来的点是在睡眠周期结束时，该点是整个睡眠链上最脆弱的一环。

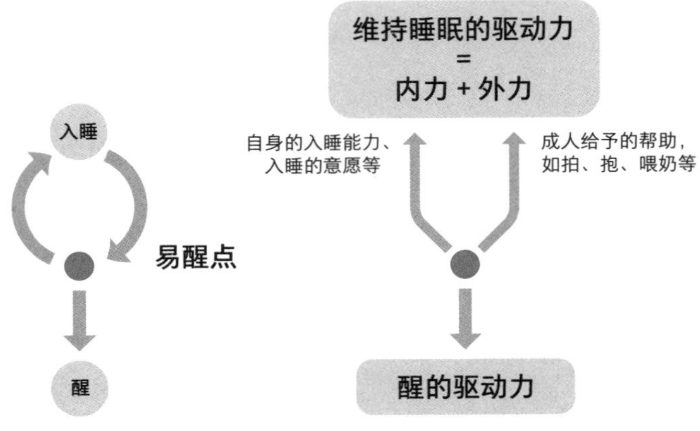

图 1-3 婴幼儿睡眠驱动力模型

醒的驱动力

醒的驱动力主要包括四种，简要列举一下。第一种，光线、声音的刺激，比如楼下电瓶车防盗警铃声等。第二种，身体不舒适，比如被子盖多了，睡出一身汗，或者肚子饿了、生病等。第三种，不当的睡眠联想，比如醒时环境和入睡时相差很大 。第四种，生物钟导致的习惯性苏醒。

随着宝宝的成长，醒的驱动力增强，但与此同时大脑发育也日趋完善，如果有充分的机会练习，那么维持睡眠的驱动力的内力也会同步增加。

睡的驱动力

睡的驱动力由内力和外力两部分构成。外力包括所有成人给予的帮助，比如拍、抱、喂奶等。内力则是指婴儿自身的入睡能力、入睡的意愿等。

外力和内力都有一定极限。 内力受限于身体发育阶段，有个体差异，但也不会偏离基准太远，比如睡整觉的时间点。外力则受限于养育者的承受能力，例如无法维持长时间的抱哄、抱睡。婴儿有时单独靠内力或外力就能够入睡，更多时候则需双管齐下。

当外力一直存在时，内力的发展可能受到制约。没有机会发展入睡能力的孩子，睡眠需要的外力帮助可能会越来越多，入睡越来越困难。外力是辅助，内力才是根本，培养和提高入睡能力是最关键的。

睡眠的奥秘就是从外力和内力两方面增强维持睡眠的驱动力。不同月龄的婴儿拥有的内力、外力情况不同，小月龄的婴儿需要更多的外力帮助，但随着婴儿的成长发育，内力的作用会越来越凸显。家长不随着宝宝成长的脚步调整养育的模式，就容易刻舟求剑，南辕北辙。

八大误区破解

误区一："玩累了就困了"，"累到不行自然就睡了"

解析：通常情况下，婴儿越累越难入睡，很难安抚，出现"闹觉"，无法"自然入睡"。虽然宝宝累到极致一定会睡着，但基本是闹着闹着瞬间睡着，这种突然发生的入眠，其实是不健康的崩溃式入眠，睡着后还容易出现夜惊等现象。

"累到不行自然就睡了" 的说法流传甚广，是因为这某种程度上符合成人自身的睡眠经历，但套用到还不会自主入睡的婴儿身上，却是谬误。

简而言之：好比饿极了再大吃会伤胃，累到不行再入睡其实很痛苦。

误区二："精神那么好，玩得那么开心"，"你看她一点儿都不困，没有要睡的意思"

解析：婴儿越困越兴奋，他们的睡眠信号和大人很不一样。有时候给予婴儿的刺激量多，会使他们在清醒时的困倦信号不易被发觉。乍一看精神好，玩得开心，这对大人来说是清醒的特征，但可能是婴儿过度疲劳的表现。尝试换个安静的环境，远离刺激源，宝宝有可能就哈欠连天了。

简而言之：打麻将、玩游戏到半夜的人，也不是都哈欠连天的，看起来"精神得很"，但其实是在硬扛。

误区三："不睡觉那是不困"，"不想睡就不睡"

解析："不睡觉" 是种客观现象，但更准确的说法应该叫 "没睡着"。差别在于"不睡觉"强调的是婴儿的主观意愿，意指婴儿"不愿意睡"。"没睡着"并非都是"不愿意睡"，而是有"想睡却没睡着 "和"不想睡所以没睡着” 两种。

婴儿不能自己拉窗帘，不能自己关灯，不能自己脱衣服，不能自己爬上床，甚至还不能翻身，不能自己躺下……这些身体上的局限，让他们无法“想睡就睡”。总之，婴儿对睡眠的控制力非常有限，即使“愿意睡”也不代表就能睡着。他们的睡眠更像是一种只出不进的单向系统——醒来容易，入睡难。

在婴儿困倦时，不哄睡，并继续和宝宝玩，确实可能暂时止住他的哭闹，对有些家长来说，“就不睡”反而是个相对容易的选择。但养育本身就无捷径可走，不要太简单地认为宝宝“不想睡”，就放弃让宝宝休息的机会。

简而言之：不睡觉有可能是不困，但更多时候是想睡却没有睡眠环境，没有能力睡 。

误区四：“习惯不用培养，顺其自然， 大了自然会睡”，“我们都是这么熬过来的！孩子长大一点儿就熬出头了！”

解析：睡眠和大脑的发育息息相关，儿童的睡眠状况确实比婴幼儿更好。但即便将来会好转，当前的每一天也仍旧重要。疤痕总会自然淡去，但不代表刚开始时没有疼痛。

如果好的习惯能够帮助孩子睡得更好，何乐而不为？顺其自然中的“自然”是没有受到太多不当干预，才能发生的。如果宝宝已经受到人为干预，养成了不良的睡眠习惯，父母却放任其自由发展，到两三岁时，宝宝仍旧缺觉，无法安睡的情况也不罕见。小树苗长歪了，早做调整才不至于到长成时追悔莫及。

简而言之：孩子长大了并不代表睡眠问题会终结，感觉有时候会骗人，如果你观察不够仔细，那么不要太相信自己所谓的“感觉”。

好习惯是基础，必须从点滴做起，在养育之路上，不拼运气，不赌将来。

妈妈们的经历 *我大女儿是奶睡到2岁多的，她在上幼儿园的3年里从未午睡，每天干熬2小时，现在10岁了，入睡仍不算顺畅，所以这次老二出生之前我就一直在琢磨睡眠的事。*

误区五："睡太多了所以不睡"

解析：很多睡眠书中提到，睡眠促进睡眠，这也和妈妈们的经验相吻合。睡得少的婴儿，反而可能更难安睡，在入睡后很快醒来（白天睡得少，夜里安睡的情况也有，但是比例上少一些）。

随着年龄的增加，白天和晚上的睡眠会逐渐呈现此消彼长的状态，但这个转折点要在6个月~1岁时才会逐渐显现。

尤其是出生头几个月的婴儿，他们所需要的睡眠量高达成人的两倍之多，这是事实却并非常识，所以很多人直觉上认为婴儿"睡得太多"。

目前很多的大样本调研结果均显示，由于种种原因，我国婴儿普遍睡眠量偏少。所以，"睡太多"这个前提在很多时候其实并不存在。

简而言之：对于婴儿来说，会导致不睡的原因有很多，但大部分原因和睡太多没关系。

误区六："白天睡多了晚上不睡"，"白天不睡晚上才能好好睡"，"白天不睡留着晚上睡"

解析：这和上一条误区思路相似，即认为睡眠是银行账户里的钱，白天取了钱，晚上就没了。其实还是睡眠促进睡眠的原理，白天按时充足的小睡能够保证孩子白天状态良好。以4个月的婴儿为例，他们白天可能仍然需要4~5小时的小睡，这个时间是正常的，却远超过很多成人的想象，白天有2小时小睡对成人来说很长，也许可以叫作睡多了，但这个标准不适用于婴儿。

简而言之：正如不吃早饭也没办法在下一餐时一下吃两顿的量，该睡的时候不睡，约等于白白挨了顿饿。

误区七："娃天生睡得少，喜欢晚睡，有的孩子就是睡得少"

解析：这条传言走的是"先想当然，再顺其自然"的套路，是用个体差异来掩盖由于养育不当引起问题的可能性。宝宝没睡，可能是因为家长正抱着他在客厅玩，也可能是宝宝才发了几声梦呓，正想接着睡，就被抱出卧室。不排除有天生觉少的孩子，但父母应仔细观察，改进措施，请别轻率给宝宝贴上"就是觉少"这样的标签。

简而言之：俗话说"三分天注定，七分靠打拼"，睡眠确实有个体差异，但尝试改变说不定就会有惊喜。

误区八："整天睡觉的孩子都迂"，"睡多了会傻"，"聪明的孩子觉少"

解析：如果你试过了所有办法，宝宝还是睡得少，那么这么想，至少好过焦虑。

新生儿的大脑飞速发育，白天一大半时间在睡觉，"整天睡觉"是他们生理的需求和特点。虽然睡眠的机理、作用至今还没有完全的定论，但睡眠对体力恢复的作用，对提高记忆力的帮助，无须多言。

为避免极端解读还得提醒一下：学习主要还是在清醒阶段发生的，没有足够的刺激，在需要清醒的时间昏睡也会产生负面影响。

简而言之：缺觉会损害宝宝的智力发育，该睡的时候不让睡才是"迂"。

十大高频疑问解读

如果睡眠领域也有十万个为什么，那下面这些疑惑一定名列前茅。这些问题相信很多人都有过，这里先初步回答，缓解一下大家的焦虑。

问题一：为什么宝宝明明已经很困了，但就是不肯睡呢？

答：在困的时候，体内的化学物质对抗疲劳，会使宝宝变得兴奋、易怒。这种生理机制起源于原始人为了避免睡着时陷入危险而不得不保持清醒的行为，对婴儿来说，醒太久、太疲劳就容易引发睡前哭闹。所以要在宝宝还没有困过头时，就进行安抚，安排就寝。

问题二：为什么宝宝白天呼呼睡，叫不醒，晚上却要很晚才睡？

答：宝宝在妈妈肚子里时几乎都在呼呼大睡，只偶尔醒来踹踹妈妈的肚子，出生后也有一阵子睡得昏天黑地，婴儿的昼夜节律需要一段时间才能建立起来。

如果宝宝白天连睡三四个小时不醒或者早上起得太晚，就容易发生昼夜颠倒，表现为：晚上入睡困难，睡后每 2 小时甚至 1 小时一醒，半夜起来玩等。

让宝宝白天增加活动量，接受日光照射。如果他连续睡 2~3 小时，就叫醒他，晚上早些休息，卧室里保持幽暗，这些都能帮助减少昼夜颠倒发生的可能。

额外提醒一下，小睡环境光线过亮会刺激较敏感的婴儿，影响白天的睡眠。仅在小睡期间保持室内光线较暗一般不会造成昼夜颠倒。

问题三：宝宝明明睡得挺沉，怎么一放下就醒呢？

答：3 个月内的婴儿，入睡后先进入 20 分钟左右的浅睡眠，如果此时被妈妈从怀中挪动到床上就比较容易醒。入睡 20 分钟进入深睡眠后再放下或直接在床上入睡，减少放下的步骤，能够适当减少这种状况的发生。

3个月后的婴儿，入睡后会先进入深睡眠，放不下的现象会有好转。另外，要注意，放下时别偷偷摸摸，小心翼翼反而不如坦然告之，“妈妈要把宝贝放在床上睡啦”，让宝宝有所准备，他就不容易因为受到惊吓而惊醒。

此外，婴儿在浅睡眠期间，睁眼睛、动两下，甚至哭两声，都是正常现象。如果父母误以为宝宝已经醒了，反而会对睡眠造成干扰。

问题四：大人一走就醒，宝宝是自带了雷达吗？

答：有时宝宝已经一动不动睡着10分钟了，大人一走就醒，哪怕动静再轻宝宝都能醒过来，仿佛自带雷达。不同的声音对人的觉醒作用不同，是否会被声音干扰和心理预期相关。比如在相同音量下，听见的是正常杂音，人往往能继续安睡，而若是听见大楼火警，就会立即觉醒。遇到这种问题，可以和宝宝打声招呼，比如解释说：“宝宝安心睡觉，妈妈起身而已，没有走远。”

也有妈妈说孩子对声音特别敏感，有时候翻身，床发出很轻微的声音就把宝宝吵醒了，只好憋着不翻身。这种情况可以尝试做“脱敏”，清醒时演示给宝宝看：“你睡觉的时候妈妈是这样翻身的，然后床就响啦，你听是这个声音哟，不要害怕，是正常的。”通过场景再现，复现了声音的来源，帮助宝宝不再把这类声音和恐惧关联起来，下次再遇到，他也就不会那么害怕了。

问题五：好不容易哄睡着，怎么才半小时就又醒了？

答：婴儿睡眠周期比成人短，一般在30~45分钟，且周期结束后容易醒来。睡眠周期在4~6个月时逐渐延长，届时会睡得更长一些。睡眠能力增强，也能够增加单次小睡所含的睡眠周期，延长小睡时间。

另外，家长往往先入为主认为小睡就是半小时结束，安排起床活动，而不像半夜宝宝醒来后那样鼓励他接着睡。长期如此，可能宝宝也就没有醒来还需继续睡的意识，小睡时间短变成了习惯。

小睡时间短受发育阶段和睡眠习惯影响，是出生后 6 个月以内出现的睡眠问题中最大的难题之一，当排除人为干扰因素后，受生理条件所限，宝宝仍有可能睡得短，家长要耐心镇定，避免过度焦虑。

问题六：发现宝宝入睡后抽动，要不要去医院看看？

答：婴儿大脑发育尚不完善，睡眠时大脑中控制肌肉运动的部分仍然局部活跃，从而产生间歇性的抽动。

最初的 3~6 个月可采用襁褓、搂压等方式缓解抽动对睡眠的影响，一般这种现象会随着成长消失。此外，有研究认为，因缺乏维生素 D，导致血钙水平低的宝宝也容易出现入睡后抽动。

问题七：为什么宝宝学会翻身后，夜里就睡不好了？

答：大运动发展和大脑发育使宝宝面临大量的学习和记忆工作，而快速眼动睡眠正具有存储、整理白天记忆的功能，所以在此期间，睡眠也会受到相应的影响。类似于我们将杂乱地放在桌面上的文件进行分类、整理。

学爬、学坐、学站都会干扰到睡眠，对于大脑来说，翻身是第一次比较大的刺激，对睡眠的影响也最大。宝宝突然学会翻身，好比误打误撞走出了迷宫，非常兴奋，甚至有些迷茫，不知道自己究竟是如何做到的，会迫不及待再回头走，一遍遍确认来时的路。这种复习的迫切感冲击着大脑，容易出现梦中惊醒、翻身抬头等睡眠受干扰的现象。

在大运动发展期，白天要给足宝宝条件和时间练习，熟悉某种动作后，这种动作带来的刺激就减少了。

睡眠能力的底子也很重要，底子不好容易在这种时期“崩盘”。宝宝有时候在睡梦中出现翻身翻不过来，或者坐起来不会躺下等情况，家长可以温和地帮助宝宝复位，但不要过度干预，更不要一味采用喂奶的安抚方式来催睡。

问题八：病已经好了，怎么还是醒那么多次?

答：宝宝本来睡得挺好，自从生了场病就夜醒无数次。这是种常见的困扰，类似的情况还有妈妈上班或宝宝回了趟老家之后，原来的好睡眠就一去不复返了。

这种现象与习惯性夜醒有关，一般是宝宝由于偶然的原因醒了，但受到喂奶、抱哄等干预，又没有及时调整，就将主动醒的习惯固化下来。例如，原本不在 11 点夜醒的宝宝，如果家长连续三四天都在夜里 11 点主动喂奶，之后宝宝就可能会在这个时间主动醒来。这表明父母的行为能够影响和改变宝宝的睡眠情况。

习惯性夜醒的模式会延续相当长的时间，只有采取相应的措施，勇敢地改变原有的习惯，才能维护好婴儿睡眠的完整性。

问题九：宝宝后半夜吃完奶 1 小时必醒，比闹钟还准，为什么?

答：妈妈们有时会发现，婴儿的夜醒每天差不多在同一时间出现，呈现类似 1 点、3 点、5 点这种“对表醒”。其间隔往往是整点或半点。此外，还涉及习惯性夜醒，前几天都在这个时间醒，生物钟巧妙地记忆、追踪着之前的情况，今天很可能还是这样。不过并不是所有的对表醒都是习惯性夜醒，有时候确实是饿了之类的原因。

问题十：宝宝不是饿了，也不像不舒服，怎么还醒那么频繁?

答：有一项研究曾经在网上疯转，其结论是，婴儿频繁起夜是为了不让爹娘有力气生老二，好笑荒诞之余，似乎也有那么点儿道理。

婴儿胃容量很小，刚出生时进食量小，一顿吃完过 2 小时就会饿，这是早期夜醒频繁的生理原因。随着婴儿的生长发育，饿不再是主导因素，尤其是明显与饥饿周期无关的夜醒，更可能是睡眠习惯导致的。

类似成人入睡前看手机，半夜醒来要摸出手机看一眼几点了，发现才半夜，于是接着再睡。要是哪天怎么也摸不着手机，有人无所谓，可以接着睡，有人很可能就难以入睡了。这是一种习惯和心理因素，当然婴幼儿睡眠相较于成人更复杂一些。

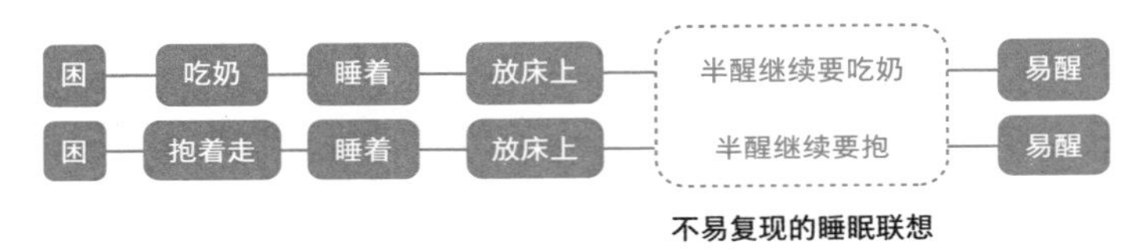

图 1-4 宝宝在奶睡和抱睡下的睡眠联想

电视里面常演，阳光照在主角脸上，他突然惊醒，发现身在陌生的地点，就完全清醒过来。对婴儿来说也是一样，睡前在妈妈温暖的怀抱里，吃着乳汁，醒来却发现周围一片安静漆黑，妈妈不知道到哪里去了。如果宝宝有能力继续睡着，那么这种陌生的感受还不至于蔓延，但偏偏除了奶睡，宝宝根本没有在其他条件下入睡过，认为只有吃奶才能睡着，也就是睡眠联想很单一，那哭也是难免的了。

入睡前和睡眠中的环境不一致，孩子会经常很警觉地醒来确认睡眠环境是否发生了改变，觉自然就很轻了。

当然夜醒夜哭的原因很多很复杂，夜醒不等于饿，大小便、湿疹、冷热变化、白天受的刺激、换床、家里来人、妈妈上班、学翻身、长牙，乃至蚊虫叮咬都可能引发夜醒， 父母要判断清夜醒的原因，不要宝宝一醒就喂奶。无原则夜奶是导致习惯性夜醒的主因，这个后文会再具体谈。

孕期睡眠对宝宝睡眠的影响

这本书重点讲婴儿睡眠，但我希望准妈妈们可以提前关注，防微杜渐。这里也谈一些孕期睡眠的内容送给准妈妈们。

感觉孕期比孕前睡得差？你的感觉没有骗你。大约 80% 的准妈妈，尤其孕晚期的准妈妈，会觉得比孕前睡得差，还伴随夜醒、早醒等困扰。

关于孕晚期睡眠变差，有一个有意思的解释是，为了提前适应照顾新生儿而需要频繁起夜的生活。

有充足的休息能促进胎儿的成长，孕妇尽量不要熬夜。

问：有哪些方法能帮我在孕期睡得好一些？

答：可以尝试这些方式。

- 每天锻炼至少 30 分钟，白天多喝水，晚上少喝，睡前按摩放松，左侧卧位入睡 。
- 将孕妇枕夹在两腿之间，同时支撑背部。
- 夜间如厕时，尽量保持灯光幽暗，避免强光驱散睡意。
- 实在辗转难眠的时候，别太焦虑，不妨起来轻微活动一下再睡。

问：孕期睡眠不好，会导致将来宝宝也出现睡眠问题吗？

答：我也曾听说过这样的说法：“宝宝睡觉不好，是妈妈孕期熬夜的结果，睡眠好的宝宝，妈妈也都是在孕期早睡的。”

有位怀双胞胎的妈妈说，两个孩子一个睡得好，一个睡得不好，可见宝宝能否睡得好是个成因复杂的问题。先天是一部分， 后天的养育和习惯的培养也很重要。准妈妈如果睡不好，不要太焦虑，别太担心给宝宝带来如何坏的影响，放松心情反而可能带来意外之喜。

日盼夜盼总算等到了“卸货”，小两口有了新的身份——爸爸、妈妈。很多新手妈妈都感觉新生儿的睡眠和孕期时自己想象的差很多。根据我的统计，在 500 多人的投票中，占比 13% 的一部分家长比较幸运，无论他们是否准备过，因为遇到了“天使宝宝”，没有哄睡带来的过多困扰，有高达 68% 的人孕期没有接触过婴幼儿睡眠知识，被现实难住了，即便是已经有准备的 18% 的被调查者，也仍觉得实践起来并非易事。

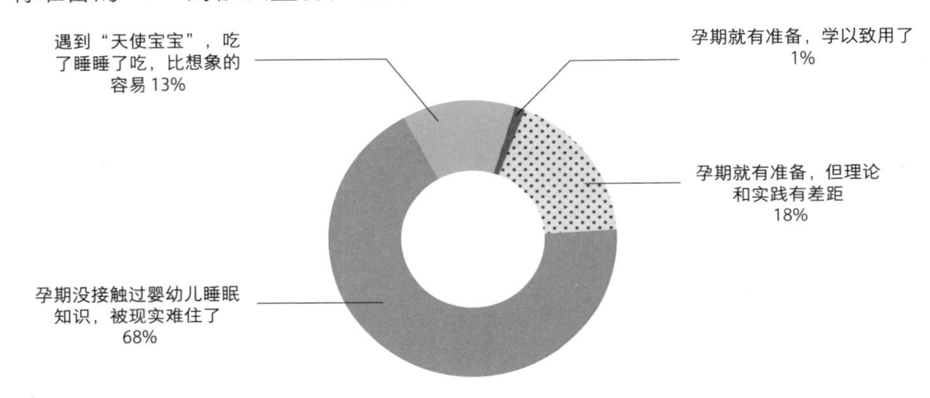

图 1-5　新手妈妈哄睡知识储备调查

如果读这本书的你是一位准妈妈，希望你做有准备而不是碰运气的妈妈，不会在产后遇到困难时措手不及；也希望通过这本书，尽力缩小理论和实践间的鸿沟，让更多的人学以致用。

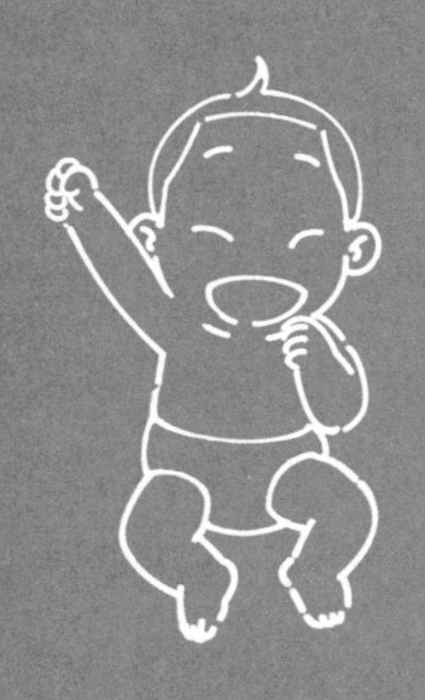

第二章

小土安睡入门

睡眠对孩子的体格发育有重要影响，也关乎宝宝心理健康以及家庭的和睦程度、亲子互动的质量。

妈妈们的经历 出了月子，我一个人带孩子。宝宝特别难入睡，我只能抱着不停地走动、摇晃，她好不容易睡着了，放下就醒，必须得一直抱着。夜里还爱闹腾，不知道有多少次了，半夜宝宝醒了，我怕她哭把家里人都吵醒，抱着她在楼下一遍遍走着哄着，巡逻的保安都用异样的目光看着我。那时候完全不知道宝宝什么时候该睡觉，该怎样哄。

熟睡的孩子最能激发母性，如何让婴幼儿顺利入睡，并且维持比较高的睡眠质量？解答这个问题，涉及对睡眠量的合理预期、入睡时机的选择、安抚孩子的方式、维持睡眠状态的方法、睡眠地点的选择，也就是睡多少、何时睡、如何睡、睡多久、睡哪儿这五大问题。

睡多少——设定睡眠量的合理预期

很多家长都怀疑过：自己的宝贝就是不愿意睡、只能抱着睡、睡不长……千万不要轻易下这些结论，不要给宝宝贴上这些标签。

“睡多少”受先天基因的影响，又和养育方法、环境等后天因素紧密相关，存在较大个体差异，也没有标准答案。季节更迭、环境变化等因素都会使睡眠量产生波动，比如宝宝夏天比冬天睡得少，旅游时睡得比在家少，人造光源的应用也让我们这代人比上一代人睡眠量少。

宝宝是否缺觉？

人们常常将“兴奋”等同于“精神状态好”，其实婴儿的“兴奋”还可能是过度疲劳的一种表现，像喝醉酒似的，一会儿笑一会儿哭，“翻脸比翻书还快”。而真正状态好时的情绪是相对稳定的，不易激动也不易怒，反应是机敏的，仿佛世界的观察者。

当出现以下这几种情况时，可能意味着宝宝缺觉了：

- 玩耍时：莫名地发脾气，稍不如意就尖叫哭闹，啃咬手或其他物品。
- 临睡前：大闹，拼命揉眼睛吃手，已经很困了，但难以入睡，或常需借助推车、餐椅、安全座椅才能睡着。
- 入睡方式：需要比较强的辅助（摇晃、长时间吸吮）才能入睡以及维持睡眠状态。
- 睡眠期间：小睡时长特别短，常常只有20分钟，夜里醒很多次，且无法立即再入睡。

这些情况累积一段时间，会使“睡眠负债”如同越滚越大的雪球一般。虽然不排除天生觉少的情况，但有很多“睡得少”“不肯睡”的情况是受到了人为干扰，需要家长从养育细节上积极寻求改善，别轻率得出“我的孩子就是天生觉少”的结论。

除了精神状态，还可以结合睡眠量参考值来判断宝宝是否缺觉。

婴儿需要多少睡眠量？

在网络上和睡眠类书籍中，能找到多个不同的睡眠量版本，难免让人困惑究竟哪个是比较靠谱的。

下表为美国国家睡眠基金会 (National Sleep Foundation) 于 2015 年发布的睡眠量建议。

表 2-1 美国国家睡眠基金会睡眠量建议

月 / 年龄	推荐的睡眠量（小时）	可能也合适的睡眠量（小时）	不推荐的睡眠量（小时）
0~3 个月	14~17	11~13，18~19	低于 11，高于 19
4~11 个月	12~15	10~11，16~18	低于 10，高于 18
1~2 岁	11~14	9~10，15~16	低于 9，高于 16
3~5 岁	10~13	8~9，14	低于 8，高于 14

很遗憾这个推荐仍旧不是很细，本书结合现有的多个睡眠量版本、调研做了汇总[①]，更为细致，供读者参考。睡眠需求就像人的胃口，难免有波动，最终具体到每个宝宝，应以状态而非数值为准。

表 2-2 细化的睡眠量参考

月 / 年龄	白天小睡次数（次）	平均全天睡眠总量（小时）
1~3 个月	4~6	14~17
4~6 个月	3~4	13~15
7~9 个月	2~3	12~14
10~15 个月	1~2	11.5~13.5
16 个月 ~2 岁	1	11~13

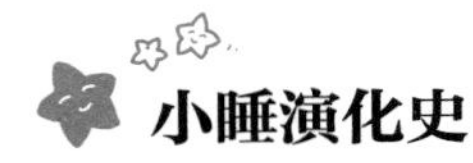

小睡演化史

小睡次数决定了作息的格局，其次数的逐渐减少，正是由婴儿期多相

① 数据来源：瑞士的一项“493 名孩子的追踪”的调查、《法伯睡眠宝典》、《宝宝不哭之夜间安睡秘诀》、《韦氏婴幼儿睡眠圣经》、《婴幼儿睡眠圣经》、全球最大的专业育儿网之一 baby center（中译名：宝宝中心）、实际案例、样本调研。

睡眠向成人期单相睡眠转变的过程，也就是并觉的过程。

表 2-3 宝宝一般睡几觉

月 / 年龄	小睡次数（次）	特点
新生儿	6~7	新生儿尚未建立起完全的昼夜分别，基本处于吃了睡、睡了吃的状态，醒睡间隔非常短，处于典型的多相睡眠阶段
1 个月	5~6	这时昼夜颠倒的生理基础逐渐消失，白天被以较短的醒睡间隔划分成 5~6 个小睡，小睡次数也和小睡长短有关
3 个月	4	3 个月左右，早上有 2 次小睡、午觉加黄昏觉共 4 次小睡。如果小睡很短或夜间入睡晚，则小睡次数可能更多
6 个月	3	6 个月左右，小睡减少至早中晚 3 次了，这个转变和进食间隔的延长处于同一时期
9 个月	2	6~9 个月，黄昏觉消失，仅仅保留早觉和晚觉。并觉期间，黄昏觉入睡困难，但宝宝不睡又无法支撑到晚上，是颇为难熬的时期
12 个月	1~2	2 次小睡到 1 次小睡的转变是个较大的里程碑，一般研究认为发生在 15~18 个月，也有研究认为发生在 1 岁 ~15 个月
2 岁	1	此时仅剩午觉，生活和出行都比较方便，大部分孩子的夜间睡眠已不再是问题
3 岁	0~1	一些幼儿已经不睡午觉，还有一些会有短暂的午间小憩

何时能不吃夜奶？

问：关于夜奶的时段，有的说是晚 10 点到凌晨 3 点，有的说是晚 12 点到早晨 6 点，到底夜奶是指什么时间段喂的奶？

答：夜奶的定义很多书中都不相同，在本书的讨论中，将晚间入睡到早晨起床之间的奶，统称为夜奶。晨奶特指早晨四五点钟，宝宝醒来吃的奶，也仍在夜奶范畴里。

关于夜奶的次数，各方看法不一：比较激进的说法认为，4 个月大的宝宝就可以仅喝 1 次夜奶了；中间派认为要到 6~9 个月时才可以把夜奶减到一次；保守派则认为要到 1 岁。

我比较认同的时间节点如下。

表 2-4 宝宝夜间进食情况的变化

月龄	夜间进食情况
3 个月左右	2~3 次夜间进食（新生儿更多）
6 个月左右	0~2 次
9 个月左右	添加辅食后逐渐减少到 1 次或不再夜间进食
9 个月后	可以承受一夜不进食，但一口气睡 9~10 小时后的晨奶是最晚戒断的，由于个体差异，这顿奶有可能延续至 1 岁，甚至更久

夜间进食有个体差异，也须考虑早产儿、低出生体重、辅食添加缓慢、白天进食量不大等特殊情况。有时，宝宝看起来吃了很多次，其实没吃几口就睡着了，所以还要考虑总进食量。

最长一觉一般能睡多久？

宝宝夜间真正睡稳之后的第一觉一般是整夜中时间最长的，被称为“连续睡眠”。大致的时间范围如下：

表 2-5 宝宝最长连续睡眠的演变

月 / 年龄	连续睡眠长度（小时）
1~3 个月	3~6
4~6 个月	5~8
7~9 个月	7~11
1 岁	9~12

注意：新生儿胃容量很小，频繁进食是正常现象。孩子一直睡得很好，突然开始频繁夜醒，多半是有特殊情况，父母要仔细排查原因。

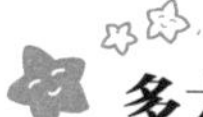

多大可以睡整夜觉？

对疲惫不堪的父母来说，宝宝睡“整夜觉”是个令人心驰神往的“美丽传说”。有定义将 5~6 小时的连续睡眠视为整夜觉，但在国内，通常人们说起“整夜”时，常常不是特指多少小时。为了避免混淆，本书的“整夜”指从入睡到醒来的整晚。

根据夜奶和连续睡眠的变化情况，9 个月之后的宝宝才有睡整夜觉的可能，但即便没有了夜间进食，宝宝还可能会有夜醒。

这听起来很令人沮丧？不要怕，很多妈妈都表示，宝宝只吃 1 次夜奶，吃完就继续睡的情况，已经令人觉得很幸福，这就是她们心中的整夜觉了。宝宝 4~6 个月时，妈妈就能享受到这个福利了。

> 宝宝最终会断奶，有一天他会彻夜睡觉，这种高需求的育儿阶段很快就会过去。宝宝在你床上的时间、在你怀里的时间、吃奶的时间在人的一生中都是非常短暂的，但是那些爱与信任的记忆会持续一生。
>
> 据《西尔斯亲密育儿百科》

何时能自主入睡？

问：什么是自主入睡呢？

答：我给自主入睡下的定义是，完成睡眠仪式，能够不依赖“吃至睡着”“抱着走至睡着”等较强的外界帮助，宝宝主要靠自己完成从迷糊到入睡的过程。

妈妈们的经历 宝宝马上11个月，最近能自主入睡后，小睡从原来的0.5小时延长到1~1.5小时，原来夜醒多次，现在一觉到天亮。

像这样学会自主入睡后，睡眠状况即得到改善的例子，在本书中多处可见。自主入睡维持了睡眠环境的一致性，将学习机会交给孩子，不但减轻了家长的负担，还可能提升睡眠质量，增加睡眠量。虽然自主入睡并不一定能解决所有睡眠问题，但它是一种可行的尝试。

宝宝3个月左右时能偶尔自主入睡，4~6个月是尝试自主入睡的时机，但和掌握其他技能一样，娴熟需要更久的练习，甚至练习过程中还伴随着倒退。

问：总听人说“顺其自然，宝宝大了自然会睡，我们都是这么熬过来的”，自主入睡和顺其自然矛盾吗？

答：就像一直被抱着就没机会学爬，不放手就学不会走路一样，睡眠也需要宝宝学习。生理条件具备了，给宝宝机会学习睡觉，也是一种顺其自然，将来会好转，不代表现在没有痛苦过，熬要熬得值得。如果能让宝宝睡得更好，何乐而不为？有研究表明，出生后睡得不好的孩子，在3岁左右仍然睡不好的风险较高。宝宝长大后，睡眠状况自动变好的确有可能，但存在不确定性。从小培养宝宝良好的睡眠习惯很重要。

何时睡——把握入睡时机的五个要点

婴儿不能自己拉窗帘、脱衣服，甚至不会自己躺下……所以宝宝顺利入睡，得依靠家长在恰当的时机安排就寝。

入睡的难度在于睡前常出现的闹觉等哭闹现象，宝宝被放躺就安静入睡是很多人所可望而不可即的。这些现象并非是因为宝宝不懂事胡搅蛮缠，而多是疲劳过度或不良睡眠习惯导致的。

留意睡眠信号，并结合月龄对应的平均醒睡间隔，为宝宝建立稳定作息，能帮助家长判断入睡时机，减少宝宝哭闹。

睡前哭闹的主要原因：因为困，所以哭

妈妈们的经历 宝宝快 2 个月的时候，早上醒来特别乖，不哭不闹，上午几乎不睡，渐渐地需要有人抱睡，中午就放不下了，不然他会一直一直哭，下午有时候哭崩溃了瞬间睡着，但是睡十几分钟又尖叫着哭醒，反复闹到晚上，持续大哭，到 11 点才肯睡。

困过头时，婴儿反而可能表现得很兴奋、易怒、难以入睡。缺乏睡眠会导致中枢神经系统高度兴奋，累积的疲倦会让孩子总处于兴奋状态无法放松。 宝宝不一定是玩了什么，只是醒久了就会疲劳。哭闹也说明他已经非常困倦，此时入睡难度也飙升。虽然宝宝累到极限最终还是会睡着，却是不健康的崩溃式入眠。

很多孩子闹觉被认为是脾气暴躁，其实起因是缺乏睡眠，睡多了脾气自然就变好了。当然，睡前哭闹还可能是因为父母在宝宝不困时强制哄睡，导致宝宝用哭闹来抗拒睡眠。

睡眠信号——功夫在打哈欠之外

说起睡眠信号，很多人都知道打哈欠算睡眠信号，其实揉眼睛、眼睛没神、一直啃手、用力咬东西、晃头、抓头发、手乱挥动、尖叫等都有可能是睡眠信号。

关于睡眠信号，你需要了解以下内容。

1. 发脾气也是困的信号

想要的东西得不到，在刚睡醒的时候，孩子也许可以忍受，但很困时，这些挫折很可能激怒孩子，引发尖叫、哭闹。因为磕碰等原因引起的疼痛，会激起比平常更激烈的哭闹。家长往往把这些现象和一般的叛逆、脾气大挂钩，其实是宝宝困了难受，情绪的容忍度下降了。

2. 错过了平时入睡的点，宝宝可能会异常兴奋，并且更加抗拒睡眠

宝宝这时候的状态有点像大人微醺的时候，还能知道自己真实的状态。醉了的人通常不会承认自己喝多了，还嚷嚷着“再来再来”，表面很有战斗力，其实已经不稳定了。过了入睡时间的兴奋，很可能是由疲劳引起的假象，宝宝不一定是不想睡，家长要坚定地及时安排宝宝睡觉。

3. 咬东西是一个常和出牙搞混淆的信号

临睡前，孩子啃咬的现象会加重，竖抱的时候他们可能会咬你的下巴、肩头。如果这是临睡前独有的行为，则属于睡眠信号的可能性更大。

4. 困时，吸引宝宝的注意力往往较难

比如平常有声音时，宝宝常会将头转向声源，或是比较容易被好玩儿

的事物吸引，困时却不那么容易。

5. 随着宝宝成长，睡眠信号会被隐藏，不易发觉

例如“前一秒生龙活虎，后一秒已经歪头睡着，叫不醒了”，“该睡觉的时候怎么也不肯睡，吃着吃着饭居然睡着了”，“一上车就睡着了”，“本来很兴奋，抱到屋里就开始疯狂打哈欠”。

这些情况下，反而可以按时间、按醒睡间隔进行睡眠安排，而不是苦等睡眠信号。

观察对比睡醒、睡前半个小时之内的状态表现，很快就能发现你家宝宝特有的睡眠信号。从轻微睡眠信号出现到真正入睡往往需要十几分钟的过渡。家长观察到信号后不要太紧张，做好睡眠准备工作即可。

醒睡间隔（清醒时长）

醒睡间隔是指醒来到再次睡着的时间段。开始尝试入睡至真正睡着，这个时间称为尝试入睡的时间。醒睡间隔的活动包括喂奶、玩耍、入睡准备、尝试入睡。

妈妈们的经历 7个月后的宝宝基本就没有之前揉眼、打哈欠的信号了。不过宝宝白天两觉间隔2个半小时，放在床上的时候还很精神，结果都是分分钟睡着。

各个月龄的宝宝白天醒睡间隔的大致范围如下表。

表 2-6 宝宝白天清醒时间经验数值[①]

月龄	醒睡间隔
新生儿	45 分钟 ~1 小时
2~3 个月	1~2 小时
4~6 个月	1.5~2.5 小时
7~9 个月	2~3 小时
10~12 个月	2.5~4 小时
13~18 个月	3~4 小时（如果睡 2 觉）
	4~6 小时（如果睡 1 觉）
18 个月以上（不含 18 个月）	5~6 小时

关于醒睡间隔要注意以下几点。

- 表中的数值仅供参考。过于纠结反而会陷入焦虑，宝宝的状态才是最终的评判标准。
- 醒睡间隔是平均值，且有个体差异。虽然一段时期内相对稳定，但其受环境、生长突发状况影响，会有短暂的、大幅波动的可能。宝宝何时入睡需要结合其他信息综合判断。
- 婴儿的醒睡间隔也在逐渐延长，和长大了胃口见长类似。宝宝小时候，大脑就像容量小的手机电池，充满也只能用 1~2 小时，随着他慢慢长大，大脑容量也跟着大了，“续航”时间才长起来。总是把电用光才充电对电池性能可能有影响，而电池能用多久和运行什么程序也有关。
- 一天内的不同时段，醒睡间隔可能是逐渐延长的。上午的醒睡间隔就可能比下午的短。第一个早觉一般被称为回笼觉，也是由于它和夜觉间隔时间较短。

① 此表是我基于诸多睡眠专著、美国国家睡眠基金会睡眠量参考标准，以及诸多妈妈的实践汇总的。

以 7 个月的孩子为例，醒睡间隔平均是 2.5 小时，全天是有波动的。宝宝有可能早上醒来 1.5 小时后就会睡第一觉，上午觉和午觉之间的醒睡间隔延长到 2.5 小时，夜觉之前则达到 3.5 小时。也有宝宝在夜觉之前因为已经累了一天，醒睡间隔反而缩短的情况。宝宝实际属于哪种情况，需要具体情况具体分析。

类似于成人早上 7 点起，中午 12 点多睡午觉，却能清醒到晚上 10 点才睡，这两段的醒睡间隔就有很大的差别。

每个宝宝也有作息上的特点，并且可能很早就开始有分化。比如有种宝宝上午醒睡间隔短，下午却很长，还有种宝宝上午和下午醒睡间隔差不多。这两种宝宝在作息上的特点就很不相同。

小睡很短和夜里没睡好也会导致醒睡间隔相应缩短。小睡时间很长（3 小时以上），下一觉前的醒睡间隔也更长。比如，2~3 个月时，醒睡间隔大概是 1~2 小时，但如果宝宝小睡 30 分钟就醒，到再次入睡时的间隔可能远小于平常的醒睡间隔，甚至也只有 30 分钟。

晚上务必让宝宝早点儿休息，7~8 点是 1 岁以内的宝宝较为合适的入睡时间。

妈妈们的经历　*宝宝平时 8 点多吃完奶要睡，但我一离开床就醒。我今天把所有的事都先做了，避免自己起床。8 点多，他吃完一侧乳房的奶，睡了大概有半小时以上吧，我开始迷迷糊糊了，他醒了，又吃另一侧的奶，喝光后，继续睡。原来，之前晚上 11 点睡的焦躁是太困导致的，以前是我不懂他。*

最后，睡觉不是完成任务，家长们别盯着醒睡间隔不放，结合宝宝的状态多观察。

入睡时机——易睡窗口

在合适的时间点入睡很重要，提前或滞后过多都会让入睡变得困难。英文里称能相对顺利入睡的区间为 sleep window，我翻译为易睡窗口。

和大人一样，宝宝错过了一波困意就又可以精神一段时间。宝宝不肯睡，既有可能是疲劳过度，也有可能是还不困。对于小月龄的宝宝来说过度疲劳是引起不睡的常见原因，大概是在 9 个月后或 1 岁后，宝宝不肯睡才更多的是因为还不困。

1. 及时布置睡眠环境，并对哄睡有所坚持

有时孩子哭闹，大人会逗他，以求停止哭闹。但哭闹可能是疲劳引起的，当务之急不是靠逗乐熬过困倦时光，而是要及时安排睡眠，并对哄睡有所坚持，避免错过易睡窗口。尤其在宝宝缺觉时，及时甚至提早哄睡很必要。

我们大人都有过熬红眼追剧、打游戏到半夜的经历，不是不困，而是无法自控。当宝宝需要睡却想玩时，陪着他玩就是在剥夺他的睡眠时间，所以家长要区分宝宝的意愿和需要。

2. 适时“重启”，不要硬扛

我曾遇到一些案例，家长担心宝宝越困越疲劳，会持续哄睡。但哄太久之后，宝宝还不睡，就像电脑死机，需适时重启，而不要硬扛，不然大人小孩都有压力。比如尝试入睡的时间超过 20 分钟或半小时，可以考虑暂时终止哄睡，等待时机，一般再过十几分钟或半小时，又会有新的易睡窗口出现。

妈妈们的经历 昨天中午哄睡时过了时间，没坚持要宝宝睡，安静地陪着他玩儿，捕捉到了再次困的信号才去哄，感觉入睡比过了时间硬哄要容易许多。

3. 作息记录很重要

将醒睡间隔和再次入睡的时间记录下来，将几天的平均值进行比对就容易发现孩子特有的规律。

维护生物钟的稳定

何时困，何时醒并不全由人的意志决定，而是受内在生物钟的驱动。每天都在相近的时间入睡，会比今天7点睡明天9点睡的混乱状态更容易形成稳定的生物钟。

1. 好睡眠需要小心翼翼地呵护

玩、出门遛弯、逛街等活动应该让步给睡眠，但这样说并不代表生活不能有任何变化，只是别太随意，否则是对宝宝不负责任（0~3个月的宝宝被抱出门反而易于入睡的情况除外）。宝宝由多个人带或者白天晚上不同人带，睡眠则更需要被呵护，养育者都清楚什么时候需要安排睡觉，才能更好地响应宝宝的需求。

妈妈们的经历 有时候孩子睡得晚，很可能是家长无意识地慢慢延迟了孩子的入睡时间。我小侄女本来早睡早起，加午睡不误，半年没见，现在变成晚11点到第二天早上10点睡觉，傍晚5点多累趴了，睡个2小时后起来疯玩是常有的事。

2. 适应变化也重要

有稳定生物钟之后，宝宝出现一两次睡眠变动也不必太紧张。适应不同的情况，也是宝宝的必修课。

在并觉时期，黄昏觉多睡半小时可能会把夜间入睡时间推迟数小时，那么权衡之下，傍晚就未必得多睡。

3. 睡在与生物钟吻合的睡眠时段

成年人即使夜里睡得再不好，上午 10 点补觉也不会睡很久，但中午之后入睡则不同。疲劳的时间点和生物钟吻合，入睡也会容易。

所以如果宝宝不缺觉，针对白天小睡，偶尔困的信号出现得太早也可以不哄睡而让孩子保持清醒，因为和生物钟吻合的小睡一般入睡容易，也睡得更长。

如果宝宝因为一些原因错过了某次小睡，可以保持低强度活动，到下一次睡眠时间再哄睡，不过多地打破规律，从而维持生物钟的稳定。

如何睡——熟悉安抚技巧之“小土安抚技”的应用

宝宝躺在床上瞬间就睡着，这可能是已经累过头的崩溃式入睡了。通常睡眠是一个渐进的过程，从开始尝试入睡至真正睡着（清醒至迷糊至睡着）的尝试入睡时间一般是几分钟到十几分钟不等。若宝宝的确是困，家长就要有充分的耐心，坚持一下，让宝宝有足够的时间去尝试入睡。

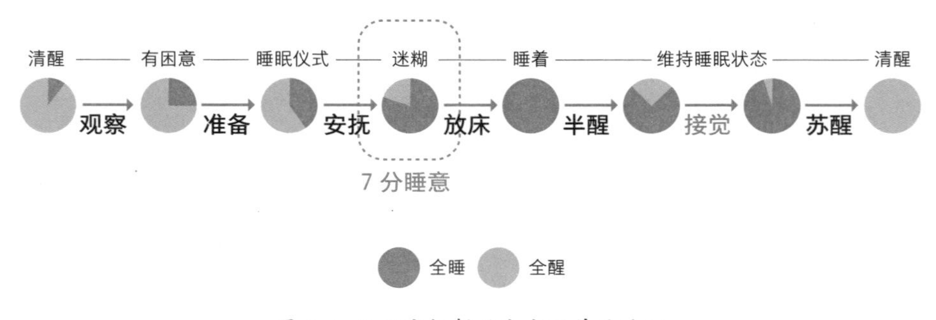

图 2-1 运用安抚帮助宝宝睡着的过程

要在宝宝昏昏欲睡却还没睡着的时候，就把他放在床上，但不少人执行起来却发现很困难。因为宝宝明明很困，放在床上时却会大哭，长时间无法入睡。入睡最大的奥秘在于平静！这其中所缺少的很关键的一步，就是通过安抚使宝宝平静下来。

平静是一种微妙的状态，并非完全不哭才算平静。宝宝变平静时，你能感受到情绪的张力正在逐渐地减小，逐渐可控。

下文介绍的方式都是围绕让宝宝平静这个目的展开的。本小节的内容，对月龄范围做了标注，供读者选取所需部分。

生理上还不成熟时，需要一些辅助过渡，促进宝宝睡眠能力的发展。对于更大的孩子，入睡困难的原因逐渐由生理主导转向心理主导，要靠激发内力助眠。

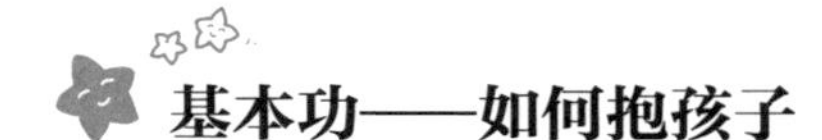

基本功——如何抱孩子

一个深深的拥抱可令误解消融，拥抱有着独特的作用，并非言语、轻拍可以完全替代的，对婴儿就更是意义非凡。

> 婴幼儿与母亲接触过少，会导致婴儿的神经架构变得不稳定，并且效率低下，因而使得婴儿的部分生理结构变弱，最终造成交流能力、情感表达能力、自我调节能力和对食物的反应能力发育迟滞。
>
> 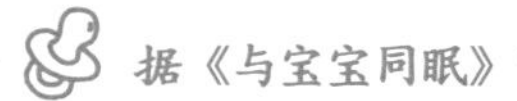
>
> 据《与宝宝同眠》

刚成为父母的你，第一次触碰宝宝稚嫩的身体时，可能会很紧张，生怕伤到小宝贝。安抚过程也会涉及抱孩子，别小看这一个“抱”字，其实学问很多，这是基本功中的基本功。

抱分竖抱、横抱、前抱、飞机抱、橄榄球抱等，这里对各种应用场景进行介绍，帮你更轻松自信地抱宝宝 。

1. 场景 1：把平躺的宝宝竖抱起来活动

也就是图 2-2 向图 2-3 的转变，先俯身，一只手四指并拢从宝宝颈后穿过，张开手掌先托住宝宝的头部，另一只手从另一边托住宝宝的屁股，托头的手先向上抬，然后直起身。

0~3 个月的宝宝颈部肌肉力量还不强，到 4 个月后，颈部力量才会逐渐增强以支撑头部。故而，竖抱时，要给头部、颈部足够的支撑，换手、换姿势时也要先护住头。

2. 场景 2：竖抱哄睡

像图 2-3 那样让宝宝趴在肩头或像图 2-4 一样贴在妈妈胸口，侧着头使宝宝呼吸通畅，这样宝宝能够听到妈妈的心跳，感受到妈妈的体温。用不托屁股的手轻拍宝宝后背，用手臂遮挡他的视线，轻轻给宝宝唱歌，发出一些有规律、有节奏的“嗯嗯”“哦哦”“嘘嘘”之类的声音。

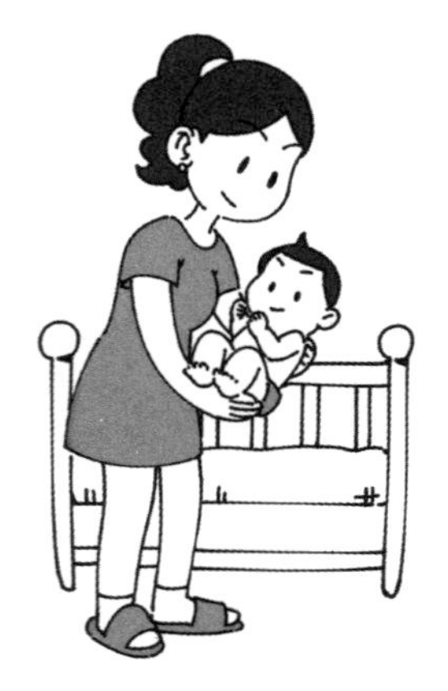

图 2-2 从床上抱起宝宝

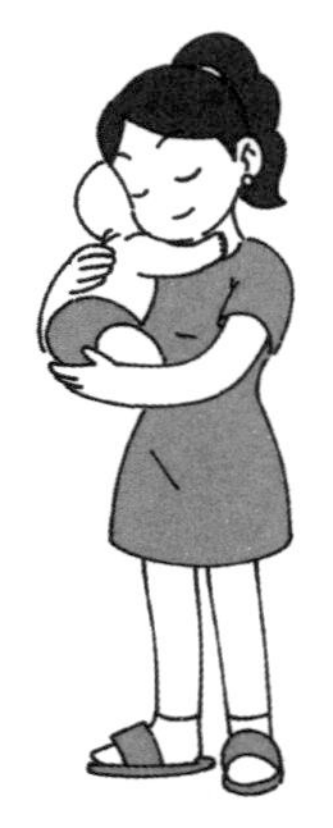

图 2-3 竖抱让宝宝趴在肩头

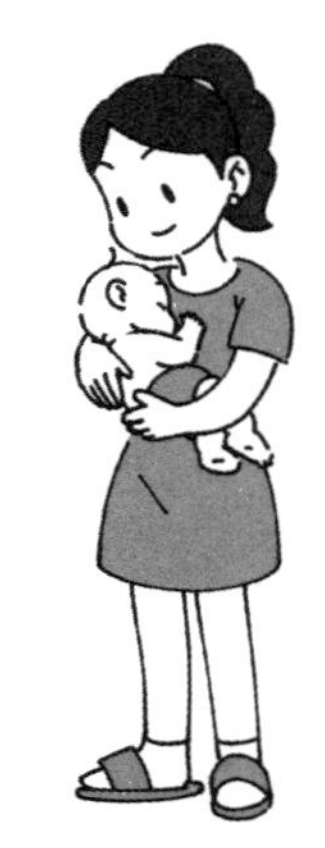

图 2-4 让宝宝的头贴在妈妈胸口

3. 场景 3：躺着到横抱

如图 2-5，一只手托住宝宝的头，另一只手穿过屁股支持背部，屁股一般在手肘附近，起身。如图 2-6，俯身，一只手先穿过宝宝的颈后部，再伸到背部，在这个过程中使宝宝微微侧身，头枕在妈妈手臂上，这只手臂支撑宝宝的头部和整个背部，另一只手托住臀部。起身后，撑在背部的手伸到臀部，这时另一只手可以助力或者腾出。

如果是横抱哄睡，抱稳后以手腕为轴，轻轻拍宝宝的背部，轻轻摇晃。

4. 场景 4：宝宝胀气哭闹

参照图 2-7 的飞机抱姿势，把宝宝的头和肚子都搁在手臂上，另一只手轻拍宝宝的背部。飞机抱是难度较高但很有安抚力的抱法，对缓解胀气、哭闹很有帮助。

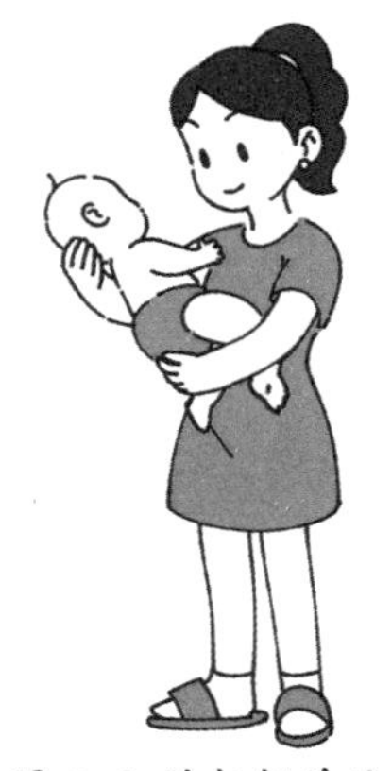

图 2-5 抱起躺着的宝宝

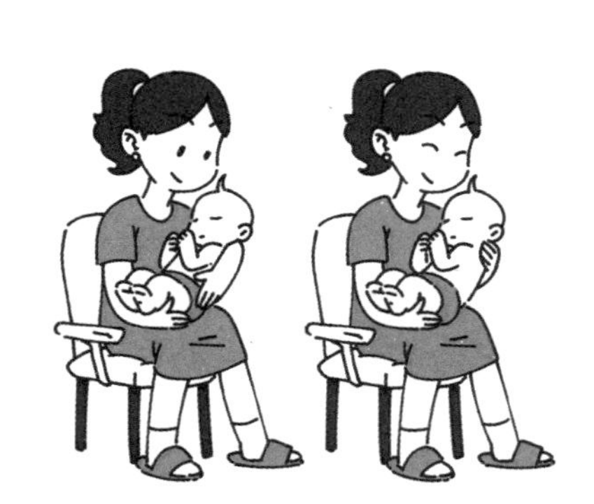

图 2-6 横抱宝宝

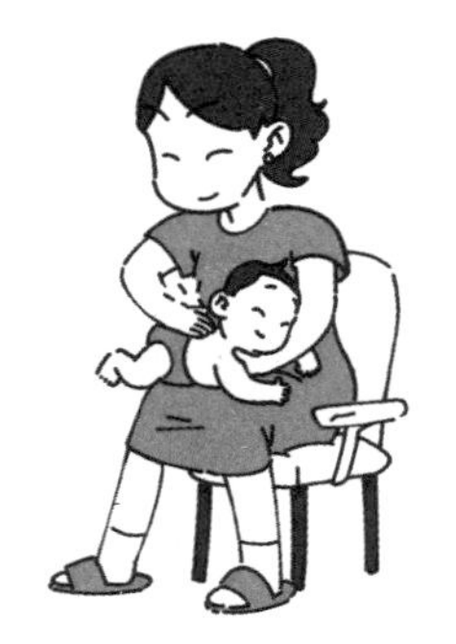

图 2-7 飞机抱

抱宝宝时，如果宝宝出现哭闹，可以尝试换另一种姿势，分散他的注意力，也缓解了某种特定姿势带来的不舒适。

例如，我常看到有人苦恼于宝宝睡前不接受横抱，其实这很正常，竖抱从视角和舒适度上都有天然优势，容易获得宝宝的偏爱。

睡眠联想——易于复现是关键

妈妈们的经历 宝宝每次入睡前，我都会陪他玩一段时间，让他能在睡前保持平静，比如播放催眠曲，即使他睡着了仍然播放。许多次他中间浅睡眠醒来，听见熟悉的音乐就会慢慢闭上眼睛，并慢慢懂得这个音乐播放的时候，就是要睡觉了。

就好像日常生活中的习惯成自然，每次带宝宝出门都要换鞋，渐渐地，他看到换鞋，就知道快要出门了。宝宝的联想力不容小觑，睡觉同理。

睡眠联想（sleep association）是使人联想到要睡觉的物体、事件。

常见的睡眠联想包括：听音乐、吃奶、吃安抚奶嘴、被抱着走、躺在床上或推车里等。人一旦只依赖某个睡眠联想，且成为习惯固化后，很可能离不开。比如习惯奶睡的宝宝，尝试不奶睡就容易睡不着，中途醒来也无法继续睡。

随着宝宝的成长，躺床上、自己睡之类的睡眠联想比抱睡、奶睡更稳定，也更容易复现。但因为舒适度上的差别，宝宝会有偏好，新睡眠联想的建立需要一个过程，家长和宝宝也可能比较辛苦。

睡眠仪式——布置睡眠环境、舒缓情绪

古人看太阳的高度辨别时间，现代人看表来安排生活。婴幼儿则依赖于光线、内在生物钟以及外在活动的顺序来预计将要发生的事情。规律生活，宝宝才能更好地辨识时间，这也是安全感的来源之一。

睡眠仪式（bedtime routine）应运而生，利用一系列稳定的、有先后顺序、能够舒缓情绪的事情，来帮助宝宝意识到“要睡觉了”。

比如，布置睡眠环境、洗澡、换睡衣、拥抱、喝奶、刷牙、讲故事、抚触、听睡眠曲等，其实从某种意义上说都算睡眠仪式，它们帮助宝宝建

立起易于复现的睡眠联想。

晚间的睡眠仪式可能持续 0.5~1 小时，妈妈可以列出类似的事件清单。

- 入睡前 0.5~1 小时，给宝宝完洗澡，把宝宝抱到房间。
- 宝宝躺在床上玩，妈妈拿睡衣、铺床，边做这些事情，边和宝宝说话。
- 妈妈给宝宝按摩身体，按摩时给宝宝唱歌或者放音乐。
- 给宝宝喂睡前奶或者水。
- 拉上窗帘，调暗灯光，提醒宝宝过几分钟就要睡觉了。
- 小月龄的宝宝可以躺着自己玩一会儿，或由大人抱着轻轻走动，可以给大一些的孩子讲故事。
- 出现烦躁信号或者接近入睡点时，把安抚物给宝宝，关灯。
- 亲吻宝宝，告诉他现在就正式睡觉了，减少对话，家长在黑暗中陪躺或者离开房间。
- 宝宝翻身，爬起来，又躺倒，反复几次后最终睡着。

有人会把睡眠仪式里面的抱和抱睡搞混。其实，前者是在迷糊之前的清醒时段进行的，用来平复宝宝的情绪，时间短，不会持续到入睡，后者是一直持续到入睡之后。

一般晚间入睡的睡眠仪式还包含洗澡。洗澡可使得大部分血液流向皮肤，令宝宝全身放松想睡觉，如果卧室温度适宜的话，刚刚升高的体温就会下降，容易有困意。对婴儿来说，洗澡水不宜过热，若洗澡时玩水会让宝宝很兴奋，可以把洗澡时间提前。

妈妈们的经历 现在的睡眠程序是这样：让宝宝躺在床上，脱外衣，穿睡衣，盖被子，玩一分钟捉迷藏的游戏，逗逗乐。然后我躺在她身边，给她安抚奶嘴，她就知道我要让她睡觉，有些许抗拒，哼哼是正常的，然后我就在她眼前舞动手指或者打响指吸引她的注意力，她立刻就安静了。然后我控制住她的双手，单手搂着她装睡，很快她就双眼迷离，睡着了。

小土安抚技

父母善于“阅读”孩子的情绪线索并做出疼爱反应，孩子就较少烦恼，容易抚慰，探索环境的兴趣更强。相形之下，父母等到孩子大发脾气才抚慰，会强化孩子的痛苦，并使之快速增强。如果父母不善于调节婴儿的压力体验，那么，经常处于应激状态的脑结构就不能正常发育，导致儿童容易焦虑、冲动，调节情绪的能力减弱。

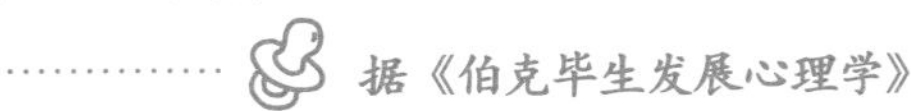

我将4S安抚法①、5S安抚法②，与中国妈妈的实践结合，总结出有助入睡的“小土安抚技”配合睡眠仪式，包括裹襁褓，催眠曲、白噪声，抚触、按摩，轻拍轻摇晃，自我安抚，吸引注意力，放松心情，宣泄情绪等八方面内容。

1. 裹襁褓——身体受控，睡眠才能受控

中国民间有“蜡烛包”“粽子包”等传统方法，指用被子将婴儿裹住。

① 襁褓的原理和利弊

妈妈们的经历 宝宝65天了，晚上奶睡之后几分钟会突然大哭，手一动就把自己惊醒。

婴儿无法灵活控制手脚。在临睡时或睡眠周期间隔中，手脚不受控制地乱舞、抽动，会很容易受到惊扰，裹襁褓就是为了减少这种现象，也通过模拟子宫环境让宝宝觉得安心、舒适。

按住手、搂紧、抱着、侧躺、背巾哄睡也是基于这个原理。

① 出自《实用程序育儿法》，4S安抚法包括布置环境（Setting the stage）、裹襁褓（Swaddling）、坐着（Sitting）、嘘－拍法（Shush-pat method）。

② 出自《卡普新生儿安抚法》，5S安抚法包括裹襁褓（Swaddle）、侧躺（Side or stomach position）、嘘声（Shush）、摇摆（Swing）、吮吸（Suck）。

关于裹襁褓的利弊，稍有争议，有人认为，这会限制婴儿的运动自由，也有更多的研究表明，这会有积极作用。

各国的妈妈都发现，裹襁褓这种“限制自由”的方式对缓解婴儿的哭闹有帮助，这并非巧合而是有某种程度的必然。

② 襁褓如何裹？

最好从宝宝出生开始就让他习惯襁褓，有的妈妈发现，后期突然引入襁褓会不太顺利，因为宝宝已经不习惯被束缚住了。

裹襁褓的过程参见图 2-8。多练习后，1~2 分钟即可完成。如果宝宝爱吃手，可在裹襁褓时露出手指，步骤稍有不同。网上有视频介绍，更为直观。

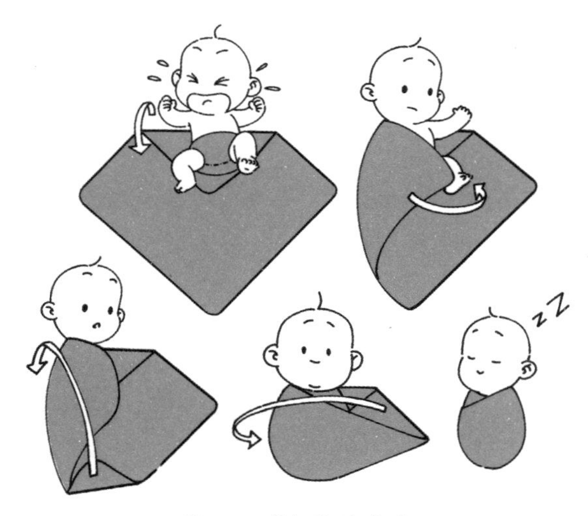

图 2-8　裹襁褓的步骤

问：使用襁褓需要注意哪些问题？

答：正确裹襁褓不同于打蜡烛包，以下几点需要家长留意。

- 襁褓要稍微紧一些，不然容易松开或遮住宝宝的脸。
- 仅包住手臂上部，腿仍然要相对放松，留活动空间，不要强行将腿按直，要使其能自然弯曲，否则可能导致髋关节脱位。市面上有襁褓式睡袋，仅包手臂，使用也比较方便。

- 仅在睡眠时段使用襁褓，避免全天使用，以防束缚身体，影响大运动发展。
- 帮宝宝裹襁褓时，新妈妈最好坐着操作，以免腰部弯曲 90 度，造成肌肉劳损。

问：襁褓能用到多大？如何戒除？

答：襁褓的使用月龄范围一般是 0~3 个月，和惊跳反射消失的时间大致同步。一旦婴儿出现翻身的意愿，就要停止使用襁褓，因为被包裹的宝宝，一旦不小心翻身俯卧，有很高的窒息死亡风险。

戒断襁褓要提前做好准备，逐渐减少使用频率，先尝试放出一只手，直至放出两只手完成过渡。过渡期间，宝宝可能会出现睡眠倒退，可以适当搂压宝宝，以缓解不用襁褓引发的不适感。

2. 催眠曲、白噪声——听觉的魔力

人们在背井离乡时听歌安抚悲伤的情绪，在孤独的时候听音乐寻找勇气……处于完全无声的环境，反而使人莫名地不舒服。

声音在婴儿睡眠中发挥着巨大的作用，可以使宝宝放松，吸引宝宝注意力，建立睡眠联想。

① 催眠曲

催眠曲是人们最熟悉的入睡安抚。我至今仍然记得妈妈唱的那句“月儿明，风儿静，树叶儿遮窗棂”。

毫无疑问，熟人的温柔低语、独特嗓音能安抚宝宝，这种方式的应用

也没有年龄限制。

妈妈们的经历 第一次把《宝贝，你听到了吗》放给宝宝听，他听了两遍就睡着了。虽然他从7个月开始能自己睡觉，可一般要扭20分钟，从来没像这样安安静静地听着歌就睡啊。

妈妈们反馈有效的歌曲还有：《小燕子》《宝贝》《军港之夜》《月亮代表我的心》《送别》《让我们荡起双桨》等等。歌曲风格多变，宝宝听烦一首了，妈妈可以换首歌，多去尝试，相信你也能找到宝宝喜欢的歌。

一般先放节奏稍快、声音较大的曲子，吸引宝宝的注意力，等宝宝情绪稳定了，可以再切换为节奏更舒缓的曲子。

柔和的音乐也能让家长放松下来，不觉得入睡时间漫长。情绪是会相互传染的，家长不烦躁，宝宝也能感受到平静，更容易入睡。

有说法认为，每次都要放固定的曲子，但这件事不能极端，一首再好听的曲子，循环听上几百遍，只怕也会审美疲劳。宝宝不再喜欢时，不要勉强，果断换。

② 白噪声

白噪声和婴儿在子宫内的环境音接近，属于婴儿熟悉的“乡音”，对部分婴儿有安抚作用。除了模拟子宫环境音，白噪声还可以减少吵闹的环境噪声带来的影响。

使用时限：3个月后，它的效果会大打折扣，少数情况下，对4~6个月的宝宝仍然有效。

常见的白噪声有：吹风机声、洗衣机声、吸尘器声、收音机和电视机空白频道的声音、揉搓塑料袋声、雨声、海浪声等等。

问：从哪里能获取白噪声?

答：获取白噪声的方法很多，下面提供几种方法。

- 可以把吹风机、洗衣机等的声音录在手机里。
- 自己模拟白噪声发声。成人发出的“xixixi”“xuxuxu”“oooo”“enenen”等持续有节奏的声音也有类似白噪声的效果。
- 用手机下载白噪声软件，有混音模式的白噪声软件效果更好。雨声、海浪声等温和的白噪声，失眠的成人也适用。

妈妈们的经历 宝宝睡觉中途醒了哭，轻拍等安抚不管用，想起搓塑料袋也似乎可以，就找了个塑料袋来揉，马上有效，宝宝不哭不闹瞪眼看，平静后自己睡着了。

使用的注意事项：要根据睡眠的不同状态调整声音的大小，不要长期持续开着白噪声，如有需要，接觉时可以再打开。

问：白噪声是否有害?

答：目前相关研究比较少，一般观点认为短时的、音量适度的白噪声是比较安全的，也有观点对使用白噪声表示反对。值得注意的是，使用白噪声时，音量不可过大，使用频率不能太高。市面上有些劣质的白噪声软件，播放声音超过 60 分贝，可能对宝宝的听力造成损伤。

③ 用声音吸引注意力

宝宝大哭时，一旦注意力被吸引，常能止哭，缩短再次入睡的时间。

妈妈们的经历 宝宝这几天夜里哼唧，眼看要哭大时，我边唱边咚咚咚用力敲床板，他居然渐渐不出声，自己又睡了，用这个方法很多次，都有效。

熟人的声音特别能够抚慰情绪。可以选一个你和宝宝特有的安抚词，比如坚持每次在宝宝快睡着、真的放松的时候，对他说“放松”，让他知道这种状态就是“放松”，把这个词和睡眠联系在一起。下次临睡处于紧张状态时，再听到“放松”，也许能帮助他真的放松下来。

对宝宝说话也是一种安抚方式，诸如“宝宝要睡觉了”“宝宝累了”等，要相信虽然宝宝还不能流畅表达，但已经可以理解并感受到大人的意思。

用轻松一点儿的语气告诉孩子，身体上的不适是因为困，睡着会感觉好一点儿，没有关系，爸爸妈妈在陪着你，你能够做到。

妈妈们的经历 我家宝宝倔强又爱听表扬，我耐心地告诉宝宝：“加油，宝贝，妈妈和你一起努力。”“哎哟，你是不是觉得妈妈放下不抱你睡就是不爱你了？不是哟，妈妈很爱你，所以想让你学会自己入睡。宝贝，你昨晚和今天中午都是自己在床上睡着的，好厉害啊！其实自己睡觉也不是那么难嘛，你比好多哥哥姐姐都厉害呢！”

3. 抚触、按摩——触觉学问多

触摸是一种非常重要的刺激，在动物幼崽中，触摸皮肤能够促使脑部释放化学物质，促进身体发育，这种效应在人类身上也同样会出现。如果早产儿在医院中每天接受几次按摩，那么他们的体重增长得更快。到一周岁时，其智力和动作发展，比没有接受过这种刺激的早产儿更超前。

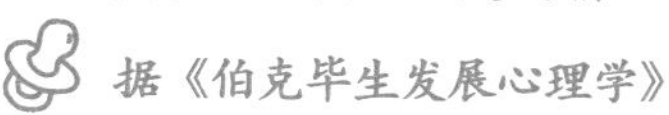

① 抚触

我们可以坚持给宝宝做抚触，这既能让宝宝放松舒适，也是很好的亲子互动。

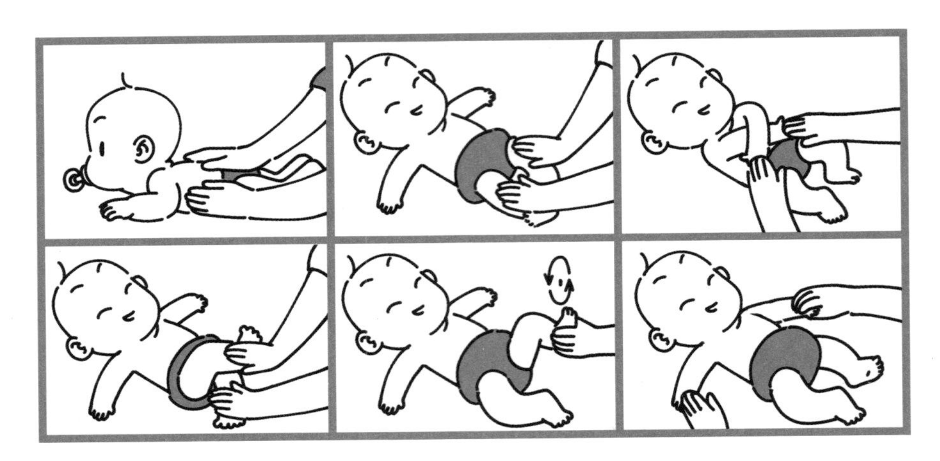

图 2-9 抚触示意图

给还不会翻身的婴儿做抚触或按摩都要容易一些。宝宝越大越无法安稳地躺着，家长需要在征得宝宝同意的前提下进行抚触，不要勉强。

② 按摩

这是从成人睡眠书中找到的灵感，比如双腿绷直微微抬起，坚持几秒，再放松，会有助于睡眠。同理，对身体某些部位（比如虎口、掌心、脚跟）有规律地进行施力按压、按摩，然后放松，也可以产生类似的效果。

妈妈们的经历 之前宝宝是抱睡，后来过渡到先睡熟再放下，然后再到刚睡着再放下。有一天我抱累了，看宝宝不闹，就和他一起躺床上，上下按摩他的后背，宝宝闹的时候按摩得快些，结果宝宝几分钟后就睡着了，试了几次这种方法，效果不错。

妈妈们的经历 在外婆的悉心照料下，十天的推拿按摩显出了惊人的效果，宝宝白天可以躺睡且睡得深，晚上哄睡也容易了，而且醒来不再大哭、打挺，睡后半小时必醒的难题也攻破了！

③ 小技巧—— I Love U 按摩腹部

小月龄宝宝易肠胀气、腹部不适，妈妈还可以尝试围绕腹部做“I

Love U”按摩的方法。先用手掌从宝宝的腹部左侧从上至下按摩，路径呈“I”形，然后从原来位置开始用手掌写倒“L”，按摩至宝宝左下腹，最后连贯起来用手掌从右下腹开始写倒“U”，按摩至左下腹。

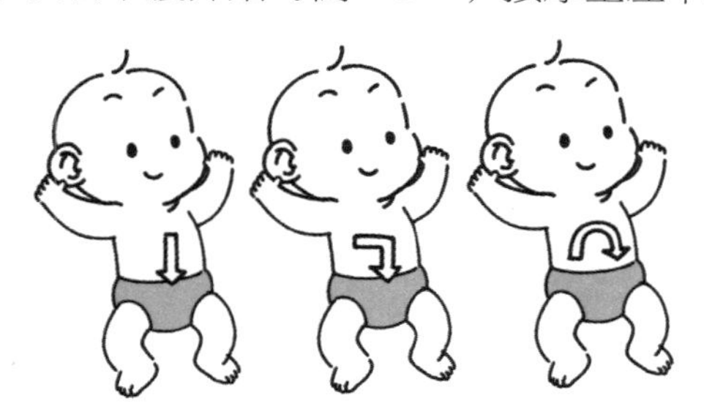

图 2-10“I Love U”腹部按摩示意图

妈妈们的经历 宝宝两个半月，常在早上5点醒来，醒来并不愉快，总是哭醒。我们一直想办法解决，后来参考建议，在肚脐附近做“I Love U”按摩。睡前按摩20分钟，宝宝早上居然睡到6点，醒了安静地要奶吃。

④ 摩擦的安抚效果

在观察宝宝入睡的过程中发现：宝宝会用手在床单上摩擦，转动头部让头和床摩擦。也就是摩擦带来的触感能起到一定的安抚作用。给宝宝挠痒，睡前挠头皮，用手掌顺额头往眼部抚摸，按摩眉心，按摩耳郭，等等，都有比较好的效果。

妈妈们的经历 用我的小拇指放在他耳郭里转几圈，很快就安静下来睡了。

妈妈们的经历 我家闺女每次眼睛发呆想睡时，抚摸下额头就马上闭眼睡了，从第一个月到现在，每次都有效。

⑤ 拥抱、肌肤接触

十句“我爱你”比不上一句“我爱你”加一个深深的拥抱。身体接触对人意义独特，虽然几小时抱睡并不合适，但临睡前，尤其在晚上睡觉前，进行睡眠仪式时不妨和宝宝做些脸贴脸、握住小手放在胸口、紧紧搂住、深深拥抱之类的亲密接触。不吝惜爱的肢体表达会让宝宝更直接地感受到爱和关注，带着愉快的心情入睡。只要方式对，爱永不嫌多。

妈妈们的经历 前段时间，宝宝哭一场，累了就睡了，现在哭不停，就慢慢哄，抱在手上，感觉她一有点儿睡意就慢慢脸贴脸，没哭就睡了。

被爱抚是婴儿发育成长中最重要的渴求，这种爱抚得到得越多，婴儿的成长发育就越快。

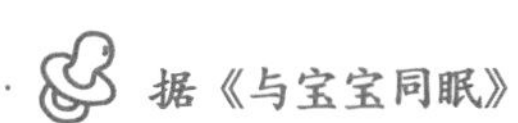

4. 轻拍轻摇晃——开启充沛舒适感

① 轻轻晃动

轻轻晃动能够让婴儿觉得舒适，摇篮、秋千、汽车、推车能够安抚婴儿，都是基于类似的原理。

还有的妈妈会抱着婴儿反复屈膝再站起，做类似升降机的运动，甚至会抱着宝宝爬楼来安抚宝宝。这些在小月龄宝宝身上都有比较好的效果，但随着宝宝体重增加，逐渐难以为继，需要跟随宝宝的成长脚步及时有意识地调整，不要过于依赖某一种方法。

问：摇晃会把婴儿的脑袋摇坏吗？

答：因为在羊水里的日子就是晃着过的，所以轻摇风险不大。但一定要避免大力摇晃，更不要在愤怒时哄睡，警惕“摇晃综合征”。

宝宝哭闹无法安静时，妈妈可以轻轻晃动宝宝。经过一段时间的改善，宝宝入睡容易了，妈妈可以有意识地过渡到静止，并减少抱哄的时间，避免宝宝形成依赖。

问：有人说绝对不要摇晃宝宝入睡，是这样吗？

答：轻轻摇晃能够比较好地安抚婴儿，尤其是新生儿，适当摇晃是可以的，但力度不能太大。妈妈应该随着宝宝的成长逐渐减少摇晃，避免宝宝形成依赖。

摇晃的戒断过程一般是：快速走着摇—慢速走着摇—站着持续摇—站着偶尔摇—静止抱—坐着抱—躺着半抱—躺着。

妈妈们的经历 我家试过一招“拔萝卜”，用手握住宝宝的手腕，让他的手臂和身体面垂直，唱“嘿哟嘿哟拔萝卜”，“拔”的时候顺势让他身体轻轻左右摇摆（类似自己摇头，左右翻），宝宝挺喜欢。

市面上有售内置几种摇晃模式的电子秋千，模式如图 2-11 所示，有的模拟汽车的颠簸，有的模拟袋鼠的跳跃。家长在安抚宝宝的过程中也可以借鉴，找到宝宝喜欢的模式。

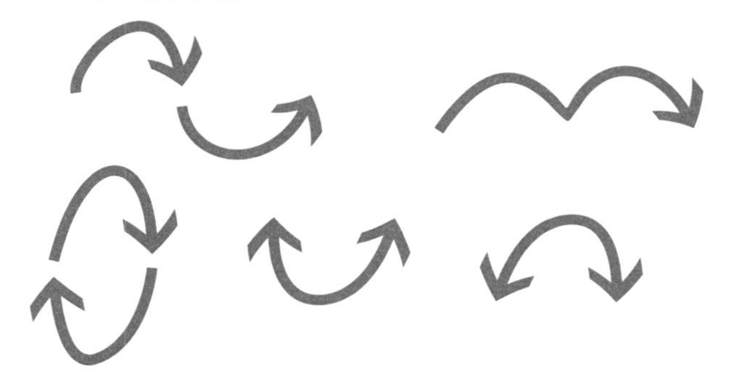

图 2-11 电子秋千的几种晃动模式

② 轻拍

宝宝躺着，妈妈轻拍，这样比较省力，也是常见的安抚手段。拍的位置主要有背部、手臂、臀部、大腿等，一般拍上半身的效果优于拍下半身。有节奏地轻拍时，宝宝的身体产生晃动会更舒适，注意力也可能从哭中转移，从而有机会平静下来。

拍的同时，妈妈可以发出有节奏的声音，如“xuxu”“xixi”“sisi”“enen”“oo”等。

要注意的是，“拍”是为了安抚情绪而不是催眠，对于6个月以上的孩子，“一直拍”可能传递一种“你怎么还不睡”的烦躁感，有可能起反作用。可替换为用手掌按摩宝宝的后背，或者只把手搭在宝宝的后背即可，暗示宝宝：“妈妈就在你身边，你可以安心。”还有些妈妈发现，宝宝夜醒哼哼唧唧，不拍没事，拍了反而越哭越厉害。

③ 睡姿影响感觉

很多家长都会发现，婴儿趴睡或侧着睡明显比仰着睡容易、睡得深。在进入睡眠仪式、接觉等特殊状态时，宝宝微微侧着会帮助降低入睡难度，但1岁以内婴儿就不要尝试了。

仰睡可以降低婴儿猝死综合征（sudden infant death syndrome，SIDS）的发生率，建议1岁以内的婴儿都要仰卧，这部分内容可以进一步参考第十二章的内容。

5. 自我安抚——不把鸡蛋都放在一个篮子里

① 自我安抚第一步——学会吮吸

吃乳头、吃安抚奶嘴、吃手都是通过吮吸产生愉悦感，也是小月龄宝宝睡前安抚很重要的一环。

宝宝吸吮妈妈的乳头，既可以饱腹，又能够安抚自己，这对每个宝宝都很有吸引力。而能够安抚哭闹，也是很多妈妈走上奶睡之路的原因。

安抚奶嘴就是为模拟乳头而生产的，满足婴儿的吮吸需求，让宝宝的肠胃和妈妈的乳房得以休息。

每个宝宝都有吃手的经历，学习认识自己的身体，尝试自我安抚，这是宝宝成长的必经之路。睡前一般不要干涉宝宝吃手，如果宝宝吃手的情况严重，可以采用分散注意力的方式，多安抚，宝宝自然就不会总吃手了。

我曾在一本书中看到，儿童心理学家贝里·布雷泽尔顿发现，超过 85% 的婴儿进行了大量与喂养无关的吮吸行为，吮吸手指、拳头、奶嘴，这些行为到 1 岁左右才会逐渐消失。

② 引入安抚物——减少分离焦虑

妈妈不在常会引发宝宝的焦虑，而利用玩具小熊等安抚物陪伴宝宝入睡，能帮助宝宝在没有妈妈陪伴时获得一定的安全感。

宝宝在 6 个月左右即可接触诸如玩偶、安抚巾等安抚物，这部分还可以进一步参考第十三章。父母要参与到宝宝的日常活动中去，成为和宝宝一起玩、一起睡的伙伴。

妈妈们的经历 宝宝到现在都对安抚玩具小海马情有独钟，每天睡觉时都要抱着，还学着妈妈的样子拍拍小海马，哄它睡。

③ 用气味构建熟悉的环境

婴儿对气味是比较敏感的，有时候夜里哭，闭着眼睛也知道谁在抱他，闻见妈妈身上的奶味就要吃奶，或是知道妈妈在身边，就能安睡。

爸爸哄睡时不妨试试穿上带着妈妈奶香的衣服。如果宝宝睡着了，家长要暂时离开，也可以放一块有妈妈气味的小手帕在一旁。

妈妈们的经历 最近想调整宝宝的作息，晚上早点儿入睡，结果她老是睡不安稳。于是，妈妈突发奇想，把脱下的衣服放到宝贝的旁边（要注意安全），再离开。宝宝居然睡安稳了！

④ 避免过度干预

“自我安抚”这项技能是终生所需的，溺爱会剥夺孩子学习自我入睡、寻找替代妈妈安抚自己的方式的渠道。

婴儿睡觉时可能会动来动去，有时候只处在活动性睡眠中，父母不要过度干预宝宝的睡眠状态，以免好心办坏事。尤其夜间宝宝醒来时，家长可以先装睡，耐心观察几分钟，而不是不假思索地响应，这有利于减少夜醒。

妈妈们的经历 因为错信新生儿必须两小时吃一次奶，于是夜间宝宝只要一哼唧，我就抱起来喂奶，导致宝宝夜间睡眠支离破碎。

⑤ 醒后不要立即逗玩

早上醒来或者小睡醒了，如果宝宝很安静，家长不要立刻去逗玩或安排起床，这是为了不打扰宝宝有可能再延续的睡眠，也能避免他潜意识期待醒来后的活动，想提前醒来和爸爸妈妈玩。

这和睡前活动不要太兴奋类似，如果玩得很开心，那谁还乐意乖乖去睡呢？

6. 吸引注意力——跳出持续哭闹的怪圈

宝宝有时睡前大哭不止，陷入了为了哭而哭的混乱。可以通过吸引注意力的方法让宝宝先冷静下来，这种方法没有特殊的年龄限制。

比如："咦，你看墙上是不是有个小虫？""啊，你听外面是不是有小狗在叫？""是不是想妈妈亲亲？"也可以手在宝宝眼前挥舞或者打个响指，或用手拍床等吸引宝宝的注意力。前文提到的用声音分散注意力，也是同样的道理，先稳住情绪，不强迫宝宝停止哭闹，以退为进。

妈妈们的经历 宝宝 5 个多月，有时候吃着奶就要睡着了，其实已经吃饱了，就是想吮吸乳头，一拔出乳头宝宝就生气，这时我就对她轻轻吹口气（类似吹蜡烛），她一下子就不闹了，闹觉时候也试过好几次。

妈妈们的经历 宝宝7个多月，有几次哄睡时宝宝焦躁，我尝试改变了场景。有几次放在小床上哭闹，挪回大床又好了，有一次我哄不睡，阿姨过来哄就睡着了。

妈妈们的经历 宝宝1岁7个月，睡前闹了下，但是我没吼他，而是转移他的注意力，然后问他星星月亮的问题，他情绪立马好了，放在床上自己就睡了，有时真不是孩子闹，而是我的不良情绪让孩子焦虑了。

转移注意力很有效，要善用而不滥用，如果孩子还来不及体会和试着处理情绪就被转移注意力，某种程度上意味着情绪没被接纳，也剥夺了孩子学习处理情绪的机会。

① 吸引视觉注意力

小月龄的宝宝躺着看床铃，目光随着床铃上的玩具转动，有时候就会安静睡着。宝宝偶尔难入睡的时候也可以尝试一下。

还有小宝宝喜欢黑白卡或者彩色卡，在哭闹烦躁的时候给他看一张，注意力会瞬间被吸引，再配合其他安抚，有时就能安静下来。

宝宝睡不着的时候，抱他到窗边，看看窗外的绿色，看看远处，也都是视觉吸引，能帮助宝宝摆脱烦躁情绪。

有时候宝宝过于兴奋，我们还需要遮挡宝宝的视线。用手遮眼睛，将宝宝的头埋在妈妈胸口，拉窗帘降低室内亮度，避免和宝宝眼神接触，或许会有意想不到的效果。

网上流传用一张纸42秒哄睡婴儿的视频，其背后的原因是宝宝已经进入临睡状态，另一个原因正是纸遮挡了视线。

妈妈们的经历 宝宝3个多月，我在小床两边各放一个玩偶，作为她的安抚物而不是道具，她看着玩具渐渐眼睛失神，就睡着了，她还喜欢看着我一页页翻书入睡。

妈妈们的经历 我家宝贝比较喜欢看我做广播体操，把他放小床上，我站在床边做各种肢体运动，他有时看着看着就睡着了。

② 打哈欠也会传染

《全脑教养法》一书中提到镜像神经元的作用。正因为它，我们看到别人笑自己也会笑，情绪有感染力，这也是人能够共情的生理基础。

同理，打哈欠也会传染，大人如果陪躺的话，不妨也闭上眼睛，做放松状，有时候你不用做什么，你自己睡了，宝宝也会暗暗模仿。

妈妈们的经历 有时候宝宝到要睡的时间还挺精神的，我俩躺着的时候，我会表演打哈欠，一边打哈欠，一边说“哎呀，妈妈好困好累啊”，“妈妈眼睛闭了”。不知道是学样还是好像想起来什么，他也会开始打哈欠，过不多久就睡了，偶尔有用的。

7. 放松心情——焦虑是睡眠的大敌

焦虑或是因为受了刺激、惊吓，情绪有波动很容易让宝宝睡不安稳。情绪有感染力，家长过于急躁、心态不稳也会影响到宝宝。

① 避免思虑过度

有些人平时 8 点起床，如果早上 6 点要开很重要的会，即使不定闹钟，到时间也会自己醒来，再敏感一点的人，可能一夜都睡不好——思虑越多，越不易入睡。

在孩子焦躁时，我们可以做下面这些尝试（适用于具备理解能力的大孩子）：

不妨去想想，他在惦记什么。

我听过这样一个故事。一个小男孩老不肯睡，因为他总觉得自己睡着后会错过很多精彩的事情。他想象着，睡着之后，爸爸妈妈在开热闹的舞会，还有热闹的马戏团表演，有美味的大餐，等等。有一天，他假装睡着，之后偷偷溜出来，看到一切想象中的精彩盛况都没有出现，爸爸妈妈平静地在灯下看书……从此他都是安心入睡了。

还有的孩子觉得黑黑的屋里有怪兽，怪兽也许就藏在小床下面……各种各样的想象存在于孩子的脑海里，都有可能成为孩子拒绝睡觉的原因。你耐心去寻找，也许会发现自己更能读懂孩子。

引导孩子进行回忆。

成人会有压力，其实婴儿也一样有压力。当家长一遍一遍念叨宝宝怎么还不会走、不会说话时，当宝宝又因为尿裤子被指责时……这些都会形成压力。

宝宝一天之中会经历不同的情绪，所感受到的压力可能造成睡眠质量的下降。

和宝宝一起复述白天的事情，说清楚情绪的来由，可以弱化白天经历的负面事件的影响，也是很好的亲子互动。

妈妈们的经历 *宝宝13个月，今天开始戒奶睡，8点半喂奶，9点抱上床，爸爸陪玩，9点20分，我关灯陪她躺在床上。她一见灯灭就往我身上爬，要吃奶，我不给，她就哭，拍拍也不奏效。然后，我就聊白天我们一起做过的事，宝宝慢慢就平静下来，还会回应我说的话。说完我就不出声了，她还在床上翻来翻去，我没干涉，差不多9点半就睡熟了。*

妈妈们的经历 *宝宝2岁半，现在临睡前的聊天成为越来越固定的环节。宝宝不愿意关灯时，我说：“关上灯后，我们来聊天吧，说说妈妈和你今天都做了什么怎么样？”她就很爽快地关了。晚上在放松状态下，会说出很多白天没说的话，我想这个习惯对以后的沟通会很有帮助。*

通过游戏、讲故事等方式，借助于想象力的强大魔力，镇静心神。

睡前逗笑有时候可以帮助分散宝宝的注意力，反而有助于入睡。应避免过度刺激宝宝，以分散注意力、平复心情为目的的逗笑不会影响入睡。

躲猫猫，用手遮住脸再拿开等游戏也颇受宝宝青睐。

妈妈们的经历 宝宝19个月，临睡前用各种理由下了几次床，最后又提出一定要出去拿玩具飞机，分散注意力无果。我本想说“不行，太晚了不能出去了”，后来转念一想，说：“天黑了，大飞机送月亮公公到天上上班了，要明天天亮，月亮公公下班的时候才回来。”宝宝若有所思，很快睡了。

妈妈们的经历 孩子3岁了，某次快被哄睡着时，窗外一道闪电，白亮白亮的，孩子吓哭了：“不要闪电，不要闪电！”我灵机一动说：“宝贝不怕，这是因为雨姑娘要来找咱们玩，可天太黑，她看不见路，闪电哥哥说帮她照亮，雷声哥哥也来帮忙提醒人们打伞避雨，雨姑娘看到两个哥哥都来帮忙，高兴极了，开心地下起来……”之后，孩子不哭了，睡着了。

妈妈们的经历 我家宝宝每天都要我用手臂把被子支起一个小空间，名曰支帐篷。然后模仿《花园宝宝》里开头那一幕，在他手心里画圈圈，唱睡眠曲。十分钟左右入睡。

② 睡不着不硬睡

正如有人强迫你吃东西，你可能反而会没胃口，美味变得索然无味，甚至面目可憎……睡觉也一样，欲速则不达。失眠时与其躺在床上辗转反侧，不如起身离开卧室，到另外一个房间做些简单的活动，如舒展下身体、听会儿优雅的音乐等。

妈妈们的经历 我原来看时间哄睡，过了入睡时间一分钟我就开始焦虑，越哄越烦躁，后来不看时间直接观察宝宝的睡眠信号，稍微好一些了。

常有妈妈跟我提到，哄一个小时宝宝都不睡，或者不哄，但他翻身一小时都不睡。这种情况中，入睡尝试的时间过长，哄不好不妨暂停一下，尝试隔几分钟再试，既不一直哄着，变成对抗状态，也不完全放弃哄睡的尝试，导致错过入睡时机，而是让入睡的尝试能够在可控的范围内。

宝宝在房里半天也没法睡，倒不如抱出去，推车出去转转，孩子放松下来反而易于入睡。停下是为了更好地出发。

妈妈们的经历 每次宝宝睡觉太闹，就让爸爸抱到安静的客厅晃两圈，之后就睡着了！午睡怎么哄都越来越兴奋，就抱去小区转圈圈，回来再趴我身上安静两分钟就睡了。

妈妈们的经历 今晚关灯后宝宝又开始哭，我等他哭了一会儿，觉得照这个趋势下去，他只会越哭越厉害，思索之后，又打开灯，让他玩玩具，玩到觉得他情绪平稳了，才重新关灯。关灯后，他没有哭，而是爬来爬去，自己躺着自言自语，还唱歌，最后趴在枕头上安然入睡。

妈妈们的经历 宝宝才8个月，也能感受到我的心情，我越是急着想让他快点睡，他越是爬过来滚过去，半天不睡，每次把他搬回去躺着，他还会哭闹。现在放松心情了，要是他没睡意我也不强迫，拿出绘本给他读书，陪他玩会儿，时间也不长，十多分钟，关了灯他就安静地睡了。

有时候孩子一听到睡觉就哭闹，打个比方，其实一上来就“着急哄睡”和“见一面就表白”类似，都容易被拒，不动声色地降低宝宝的活动兴奋度，往安静转，再静待合适的时机。我们也可以问问宝宝哭闹的原因，是还没玩够，还是觉得困了难受。如果我们能猜到宝宝哭闹的原因，宝宝的情绪也能够得到有效化解。

妈妈们的经历 哄睡就像捕鱼，要慢慢接近目标，不可动作过大，要让他放松警惕，然后“一击即中”！

③ 100% 的专注陪伴

大脑似睡非睡时仍未完全休息，还对周围的环境保持着一定程度的感知和警惕性，让婴儿感受到纯粹的专注和爱，有利于他们减少焦虑，更快地入睡，这点普遍适用。

如果陪伴，请 100% 地投入，宝宝很敏感，最忌父母身在曹营心在汉。如果你实在有事情着急，不妨直言相告，好过他们看出你心不在焉却又不知道为什么。

我给母乳亲喂妈妈的建议是，晚间入睡喂奶时不要看手机，不要想心事，将关注点完全放在宝宝身上，喂睡着了不要马上离开，多陪伴至少十分钟，在这期间还是除了宝宝什么都不想，也不看手机。关于这个建议，执行的妈妈们有一部分表示有一定的效果。

妈妈们的经历 陪睡的时候不玩手机，专心陪她躺着玩一小会儿，困意明显了，她就开始挠脑袋，我就给她捋头发，让她把手放下，她很快就睡着了。原来奶睡得吃 20 分钟，多的时候一个小时，自从这样陪睡安抚之后，入睡全过程 10 分钟内搞定。

妈妈们的经历 真的很奇妙，当我盼着宝宝赶紧睡着，我好去打游戏的时候，宝宝总是迟迟不能入睡，当我想和他一起睡觉的时候，他总是可以睡得很快。

妈妈们的经历 在解决孩子入睡的问题上，父母的心态和情绪控制很重要，跟孩子一起制定入睡规则，留出足够的时间一起读书和聊天，让孩子感受到父母的爱不会因为睡觉而中断。

④ 充分沟通才能减少误解

对 9 个月以上，理解能力已经大增的宝宝尤其关键的是：沟通和明晰的规则，不朝令夕改。

宝宝打哈欠时，你可以尝试告诉他：“宝宝累了，咱们睡觉好吗？”到睡觉的时间，宝宝还爬着到处玩，已经温柔提醒过很多遍之后，你可以帮宝宝重新躺好，强调一下，眼睛闭上，躺好，放松。

不清楚宝宝需求的时候，你可以猜测他的需求并询问。

被猜中时，宝宝的反应很可能是不同的，虽然他们还不能说，但是已经能够明白。只要家长坚持这样做，一定能减少沟通障碍。

宝宝睡梦中一旦被惊扰，会很难平复，凡事知会他一下，他就不容易受到惊吓。

入睡方式有变化、入睡环境有变化、把宝宝放下、夜里给宝宝挪地方、换尿不湿时，家长都需要提前告诉宝宝，耐心地向他解释，减少他的恐惧感，要相信他能懂的比大人想象的多。

妈妈们的经历 我从女儿出生起就一直这么做，我抱她回小床时会轻声在她耳边说：“乖宝宝，妈妈抱你去小床睡觉哟，宝宝乖乖睡，妈妈爱你。”轻轻放下她之后，会摸一摸她的头发，整理一下她的衣服，其间如果她微微睁开眼睛，我就俯下身亲一下她，然后微笑着看她，说：“困了就闭眼睛好好睡觉吧。”除非她根本不困，否则很管用。

妈妈们的经历 3次夜奶，每次我侧躺累了，就说声“妈妈想睡觉，宝贝也睡觉吧”。她扭几下，真的自己松开乳头，睡了。孩子比我们大人想象的懂事。

妈妈们的经历 从宝宝4个月开始，我忽然要去个厕所之类的，都会跟他说，虽然他听不懂，但是他听得懂语气，看得懂表情。凡事说了之后，宝宝都能很平静地接受我离开一会儿，倒杯水，上个厕所，反之，大哭大叫。

8. 宣泄情绪——大禹治水，不堵反疏

① 睡前哭能够帮助释放因困倦而积攒的能量，更快入睡

人们觉得叹气不好，却忽视叹气能缓解压力。类似的看法也出现在哄

睡中，有时候，一味阻止哭泣，有可能适得其反。不许宝宝哭会阻碍情绪的表达，宝宝也会有压力，很难入睡。

临睡前，宝宝哼唧哼唧、喃喃自语也是情绪的一种抒发和释放，家长可以陪伴，但尽量不要打断。

妈妈要接受和了解宝宝的哭，要放松一些，相信宝宝能入睡，给他时间和机会尝试，而不是用各种外力试图过度干预这个过程。可以在第四章查阅更多关于哭的内容。

简而言之，不以“急着入睡”为目标，只在实在困难的时候进行干预。

当然除了哭，笑也是种释放能量的途径。有妈妈发现，睡前烦躁的时候，逗宝宝笑笑，哈哈大笑几声，他反而睡踏实了。

② 情绪上的认同能够帮助宝宝缓解压力

特别是对已经能听懂话的宝宝，妈妈表达理解比阻止有效，“宝宝困了，难受了，想喊一喊，宝宝需要一点时间”，这些言语，能起到安慰作用。

③ 运动可以帮助释放能量

原则上睡前不要太兴奋，但有时候宝宝已经处于比较混乱的状态，不妨放松下来让他运动一下，尤其在大运动发展期，这反而会帮助宝宝更快地舒缓情绪。

没放够电的宝宝就像鼓鼓的气球，小心翼翼才能稳住，力道不巧就直接弹起甚至爆了，而情绪、体能得到充分宣泄的宝宝，则会像未充气的气球，容易安置。

妈妈们的经历 宝宝已经大了，需要更多的时间来玩，消耗体力，玩得好，睡得才好。我也尝试过到点拍睡，发现效果并不好，会造成宝宝拍睡后经常哭泣醒来，睡不踏实，睡醒后玩的时候又哈欠连连却睡不着。后来尊重孩子自己的状态，他玩的时候全心陪他玩，效果还行。

小土安抚技比较长，这里再将一些提到的简单小招汇总一下：裹襁褓，趴一会儿，按住手，放催眠曲，白噪声，手掌顺着宝宝的额头往下按摩眉心，挠头，按摩耳朵，按摩肚子，按摩背部，遮住眼睛，侧身，利用推车、背巾、秋千、玩具海马、襁褓、摇篮、奶嘴、安抚巾，抱着摇晃，做蹲起，分散注意力，放松心情，允许能量释放。

睡多好——如何帮助宝宝维持睡眠状态

妈妈们常有这样的疑问："好不容易哄睡了，怎么半小时又醒？""1小时前才吃了奶的，怎么又要吃，不吃不肯睡？"婴儿睡眠的真正难点不在于入睡，而是睡眠状态的维持。能否睡长和入睡方式有关联但又相对独立，这个在后文会重点讲，本节主要谈如何帮宝宝睡得更长更稳。

接觉详解

婴儿睡眠周期比成人短，如果一个周期（30~45 分钟）结束后，无法顺利进入下一个周期，则会醒来。而接觉是指宝宝靠家长帮助或自己进入下一个周期，类似于重新哄睡，甚至比先前入睡更难。

问：接觉太费事了，为什么要接觉？

答：宝宝小睡 30~45 分钟醒来，有时会伴随哭泣，即使停止哭泣后也无法精力充沛地玩耍，所以为了保证全天的睡眠质量和精神状态，有时有必要接觉，来帮助宝宝多睡一会儿。

宝宝半夜醒来，家长会想办法让宝宝继续睡，但宝宝白天小睡半小时醒，却常被认为睡够了，于是被抱起来逗着玩，长期如此，宝宝就一直睡得短了，接觉也是为了让宝宝习惯睡长。

问：每一觉都需要接吗？

答：有所为有所不为，找到平衡点。以 5 个月大的宝宝为例，如果早觉 45 分钟，醒来精神好，不必硬接，傍晚小觉本身就属于短觉，不需要接。而午觉最有能睡长的潜力，是最值得争取的，可以作为接觉的重点。

1. 怎么才能成功接觉？

奶睡、抱睡、推车睡其实都算是接觉的方式，大家对此也比较熟悉。这里谈如果不靠这几种方式，该如何接觉。接觉方式和入睡方式一般是一致的，但操作起来可能会比入睡时更难，宝宝需要的安抚更多，通常有以下几个方面。

- 醒来再行动：趁宝宝刚醒还迷糊时，拍拍甚至抱起，这也是最常见的做法。
- 提前行动：如果宝宝常常入睡半小时后准时醒来，可尝试在宝宝睡了 25 分钟，尚没有醒的迹象时，就拍拍或者压住宝宝的手和肩部，甚至抱起来哄，把醒的迹象扑灭在摇篮中。一般可以在午觉时尝试，保证宝宝一天至少有一个长觉。
- 静观其变，不行动：醒来哼唧，给宝宝几分钟自己尝试的机会，看他是否自己能重新睡着。

妈妈们的经历 宝宝白天睡 40 分钟必醒，我提前躺在她身边抓住一只小手，她醒了之后扭来扭去还咿咿呀呀的，我装睡，她踢腾十几分钟就又睡着了。这源于有一天我太困了，把她哄睡后我也在旁边睡了，她醒了我睡得正迷糊，就没动，结果她自己又睡着了。

宝宝再次入睡后，看似一动不动，但并不一定完全睡着了，要巩固几分钟，否则一旦接觉成功后几分钟再醒，想再哄睡就很难了。

2. 接觉的注意点有哪些？

刚开始接觉，以宝宝能习惯睡长为目标，作息稳定后，家长应逐渐减少干预，避免过多介入变成帮倒忙。

帮未满 3 个月的宝宝接觉时，可以在睡着放下后，继续模拟抱着的感觉，用从屁股处挪出的手进行轻拍安抚，位于脖子下的手可以过 3~5 分钟再抽出。

宝宝 6 个月以后，直接在床上入睡有助于自主接觉。不然宝宝中途迷迷糊糊醒来，发现原本的温暖怀抱消失，会很容易惊醒。

3. 关于接觉的常见疑问

问：一般接觉需要花多长时间呢？

答：如果宝宝只睡了 30 分钟就哭醒，一般可能要用 10~15 分钟接觉。如果宝宝精神状态好，是笑着醒来的，可以只尝试 3~5 分钟。刚开始接觉，会耗费较长的时间，别气馁，要有心理准备，这是正常的。

问：会不会一直要给宝宝接觉？

答：0~6 个月的宝宝受生理条件所限，可能常出现睡得短的情况。宝宝醒来如果状态不好，可多尝试接觉；如果状态好或者实在接不上，就不一定要接。如果宝宝因觉短而疲劳，可尝试增加全天的小睡数量或者提前下一觉的时间。随着宝宝成长，6 个月后，宝宝的睡眠周期变长，接觉难度降低，自己接觉的可能也随之增加。

问：接觉失败了该怎么办？

答：接觉时间过长，可放弃这次小睡，在房间内玩，或将宝宝抱出房间，待半小时左右，再次尝试入睡，将下一觉的时间提前。有时，为了不让某一觉影响全天的作息，即便困，也让宝宝扛一扛，下一觉还在接近往常的时间开始，家长可以具体情况具体分析。

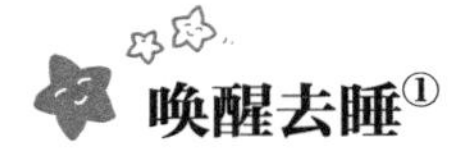

唤醒去睡[1]

1. 这种方法的原理是什么?

夜间睡眠由多个睡眠周期构成，在周期结束时，宝宝容易醒来。如果能够在醒之前，提前唤醒宝宝，打破原有的节奏，开始新一轮的睡眠周期，就有可能顺利度过原先要醒的点。（图 2-12 仅为示意，并不精确）

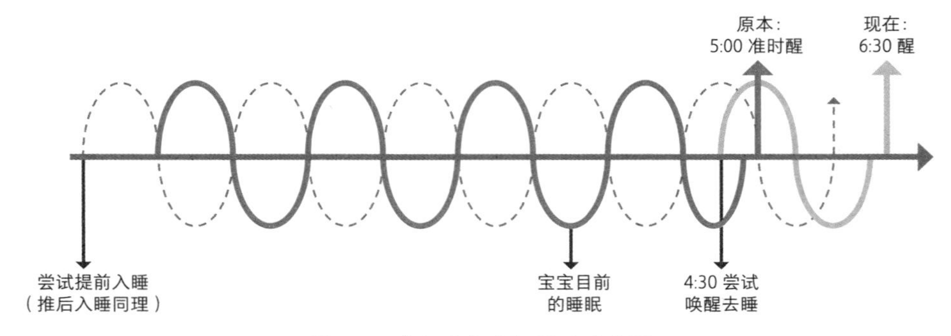

图 2-12“唤醒去睡”原理示意图

这个方法主要用来改善早醒的状况，和提前接觉有相似之处。我还看到过一位妈妈的分享，她的宝宝小睡时间一直很短，后来，她在睡后 20 分钟的时候把宝宝轻微唤醒，此时，因为宝宝困意足，比周期结束后接觉更容易继续睡，于是小睡时间得以延长。

这种方法也可以用来推迟固定夜醒的点。

2. 具体如何操作?

唤醒去睡的重点是醒来续上的觉能足够长，以覆盖原先易醒的点。如宝宝总是在早晨 5 点醒来，可以在此点前 0.5~1 小时，趁宝宝尚在熟睡

---

① 《实用程序育儿法》一书中对此亦有介绍。

状态时，轻轻碰碰他，帮他整理衣物，调整睡姿，对他说一两句话也行，宝宝可能左右摆动一下头，翻个身，哼一声，然后继续睡。让宝宝大概剩八九分睡意，醒来几十秒到几分钟即可。如果宝宝有饿醒的情况，趁迷糊提前喂奶同样可行。

连续操作两天，到第三天，家长可以按兵不动，观察宝宝醒来的时间是否已真正推后。

3. 方法效果如何？

妈妈们的经历 *宝宝 14 个月，每天都是不到 6 点醒，我今天在 5 点 45 分用 5 分钟的时间整理了睡袋被子，拍一拍。他睡到 6 点半，比以前多睡 40 分钟。*

在实践之前，我还要泼泼冷水，常见的失败情况有：看宝宝睡得正香，不忍下手唤醒，象征性地碰碰，并没有打破原有周期，于是宝宝在原先的时间照常醒来；还有更郁闷人的一些情况，唤醒得太彻底，宝宝完全醒来，没有继续睡。

还有妈妈问我，4 点多起不来怎么办？我的主意是定闹钟起来操作，有的妈妈定了闹钟起来，但宝宝也提前醒了，导致他不在深睡中，无法进行操作。总之这个度的把握有难度，也需要运气。

梦中喂食

1. 这种方法的原理及应用

维持夜间睡眠状态还有梦中喂食这种方法，指当婴儿还处于睡眠状态时，抱起进行喂哺，整个进食过程中，婴儿并未彻底醒来，吃完也会继续睡，就像梦里吃了一餐似的。一般建议喂食的时间是夜里 10~11 点、凌晨 4~5 点。

这种方法的原理是主动喂食属于“被动醒”，区别于主动夜醒，如果一次夜奶不可避免，就干脆选在能控制的时间。妈妈在自己就寝前（10~11点）喂一顿，也减少夜间睡眠被打断的次数，减轻养育压力。有些5个月大的宝宝在夜间11点钟梦中进食后即可安睡至天明。

2. 梦中喂食的效果

美国一所大学曾邀请13位妈妈参加一项实验。

实验内容是，妈妈们每天晚上10~12点进行一次梦中喂食的尝试。当半夜宝宝醒来时，先检查尿布，抱着宝宝走动，安抚他而不急于哺乳，宝宝实在无法入睡时，再哺乳，延长两次哺乳的间隔。

实验结果：参与实验的小宝宝晚上吃奶次数减少，白天吃奶次数增多，而且晚上睡眠时间延长，醒来的次数也减少了。持续8周以后，参与实验的13个宝宝都能从晚上12点一觉睡到早上5点。对照没有采取这种方法的妈妈，只有23%的母乳喂养的宝宝可以做到。

3. 梦中喂食的弊端

有些宝宝并不接受梦中喂食，甚至会因睡眠被打断而生气；有些宝宝吃着吃着就从睡眠状态转至清醒；还有一些宝宝在梦中喂食之后，仍然会夜醒。

我家宝宝以前几乎不会在夜里11点醒，梦中喂食后，几天就变被动为主动，在11点或者更早的时间醒来。在我接触的案例中，很多敏感的宝宝也是如此。

所以，梦中喂食有可能干扰正在进行的睡眠，破坏宝宝睡眠的完整性，妈妈需要谨慎酌情采用。

刚入睡后按摩身体

睡后按摩的想法来自一位一线教师的分享："孩子睡觉很轻，伴随着身体抽动，且容易从睡眠中哭醒，对于这种情况，我在孩子入睡后轻轻抚摸孩子身体 7~8 分钟，需坚持两三天，这之后孩子一般睡得沉稳，即便旁边有人大声哭闹也不会醒。"

对于这种方法，我曾做过多次调查，确实有多人反馈有效，实际效用之外也可能是心理安慰发挥了作用，但不管如何，这种方法没有什么风险，值得一试。

1. 这种方法有效的原因

- 按摩降低压力水平，增强抵抗力，放松情绪。我曾经看到一则报道，纽约一家医院规定每天拥抱以及抚触婴儿后，1 岁以下宝宝的死亡率下降了。
- 婴儿睡眠还不成熟，拍、抚摸起到类似唤醒去睡的作用，帮助睡眠周期顺利转换。
- 宝宝刚刚入睡时，还有潜意识，此时轻轻告诉宝宝："妈妈爱你，宝宝安心好好睡觉，一觉能睡到大天亮。"也许会有效果。
- 对宝宝的肌肤进行按摩也传递了爱意，让他知道即便睡着，父母也不曾远离。

2. 具体操作

可参考抚触的手法：用手掌从上至下，用力稍大一些，按摩背部；用指腹揉搓耳朵上方的头皮；用虎口从大腿根部往膝盖方向揉、提捏；搓脚心；用拇指在手心画圈。按摩隔着衣服或者涂抹润肤霜直接接触皮肤均可。

妈妈们的经历 *宝宝刚满6个月，之前不管白天黑夜，睡20分钟都会翻几个身就醒，第一次尝试入睡后按摩头部十几分钟，他就顺利进入了深睡眠。*

当然，这种方法不是每次都奏效，具体的部位要看宝宝的喜好、心情，家长要多些耐心、多尝试，比如我家宝宝刚学站的时候，就偏好揉腿和膝盖。

按摩时，如果宝宝情绪不稳定，力道可大一些，配合一些“嗯嗯”之类的安抚音，或者轻声说一些话，以免宝宝受惊。如果宝宝不喜欢，或是似乎打扰到他的睡眠，就不要勉强进行。

睡哪儿——找寻恰当地点

大床小床的纠结

睡眠地点主要有3种，实施的难度一般是递增的。

1. 母婴同床：宝宝和妈妈一起睡大床

在国内，母婴同床是很普遍的，主要是因为方便母乳喂养、睡小床不顺利等。

妈妈们的经历 *夜里，我悄悄拉拉宝宝的手，手是极度放松的柔软，过了一会儿，他似乎感觉到我的存在，翻了个身，滚到我怀里，紧紧贴着我，又香香沉沉地睡过去。这种时刻真美好！*

2. 母婴同室不同床：宝宝睡单独的小床

几乎每年都能看到家长过度疲劳，在睡眠中压到新生儿，导致孩子窒息的新闻。出于安全考虑，目前主流意见推荐母婴同房不同床。既避免同床可能引起的安全隐患，也方便在夜间照顾宝宝，满足其情感需求。

妈妈们的经历 宝宝 4 个月，我之前贴着他睡，可能母子睡眠周期不同步，互相干扰，越大反而夜醒越多，现在将小床拼在大床边上。

3. 分房睡：宝宝睡单独房间，单独小床

在国内，由于观念和住房面积的限制，母婴分房睡并不很常见。有的家长睡眠轻，容易失眠，为了保证双方都能得到好的休息，于是分床分房。

妈妈们的经历 宝宝 2 岁 7 个月，分房第二天，宝宝一夜到天亮。我虽然很爱孩子，但睡眠浅，所以不太享受母婴同睡，同床两年多，有幸福感，但感受最深的还是腰酸背疼。

是否和孩子同房是比较私人的选择，并非原则问题，注意安全的前提下，可以根据家庭实际情况来决定。

不是所有的同眠方式都是安全的，但也不是所有的同眠方式都有危险。

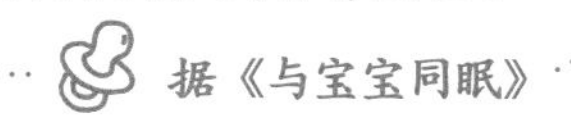

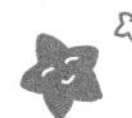

分床的经历分享

1. 翔翔妈分享的大床转小床过程

宝宝 5 个月时，开始慢慢地把他从大床挪到小床。先从大床的里面挪到了离小床近的外面；之后挪进了拆下一边护栏，并在大床边的小床里（需注意安全）；最后一步安上小床的护栏。

每一步让宝宝适应一周的时间，总共需要近一个月，过程中没有睡眠倒退。

2. 由秋千分享的独睡历程

宝宝 2 个月时，开始睡和我同房间的婴儿床；10 个月时，在自己房间独睡婴儿床；16~18 个月，有分离焦虑，又回到大床和我睡；25 个月时，将婴儿床换成普通单人床，独立房间睡。

用温和的方式完成这个过程。开始是在宝宝房间内的单人床上陪睡；之后躺着陪宝宝，到宝宝睡着就离开；再到坐着陪宝宝，等宝宝睡着后离开，同时提供安抚物陪伴他。当他要求与我同睡时，就入睡时陪，等睡熟放回小床，或是后半夜同睡几小时来度过清晨的浅睡期。

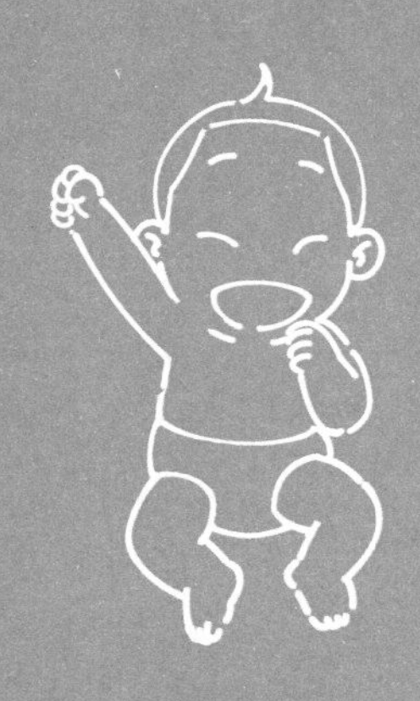

第三章

—

小土五步睡眠引导

婴儿睡眠问题成因复杂，不可一概而论，也不一定能够顺利自愈。之前的基础知识章节主要是防患于未然，本章重点谈当问题已经比较严重时，如何入手改善。

首先，改善的必要性是毋庸置疑的。

研究表明，睡眠被剥夺的家长，更容易抑郁，甚至引发婚姻问题，这样也会影响亲子互动。如果家长改进了孩子的睡眠状况，整个家庭都能受益。

妈妈们的经历 宝宝入睡困难，成天哭闹，睡很短时间就醒，睡眠总量偏少，非常难哄，严重依赖抱睡、奶睡，愁死了，不知道该从何处入手改善。

妈妈们的经历 以前宝宝只能抱睡、搂睡，完全是“落地响”，我和她爸都睡不好，每天筋疲力尽，焦虑烦躁，育儿书都没精力看，更别说其他了。宝宝睡眠改善后，我有时间和精力安排她醒来的这段时间，最关键的，这些事是满怀爱意地去做，而不是又累又烦躁，强撑着去做。自己更放松，才能把更多的平静传递给孩子。

其次，为什么是睡眠引导不是睡眠训练？

国外有“sleep training”的说法，传统上译为“睡眠训练”，其实“训练”这个词并不准确，也会造成焦点模糊、内涵被曲解的问题。

睡眠的改善可能涉及但不限于以下几个方面。

- 对基础知识的了解，对睡眠状态的观察记录。
- 对睡眠问题产生原因的排查。
- 对宝宝需求、作息情况的了解和梳理。
- 改变入睡习惯。

传统的“睡眠训练”主要着眼于改变入睡方式，而忽略了更为重要的前三条。事实上，不少家长发现，试图跳过基础直接让宝宝“自己睡”，往往过程惨烈，即便有效，也易出现反复。

我在前人研究的基础上，结合中国妈妈们的实践、反馈，总结出的睡眠改善的步骤，称为“小土五步睡眠引导”。其作用是降低哄睡负担、增加睡眠时间和提高睡眠质量，令母婴都有更好的状态。

观察记录——不贸然行动

准备不充分，匆忙开始行动，想着“毕其功于一役”，往往会铩羽而归。所以要先按兵不动，维持原状观察几天，在此期间，做好充分的记录和思考。

观察一般从这几方面入手：睡眠环境、入睡时机、睡前互动、入睡方式、睡眠状态、睡眠时长。这些问题包含很多内容，并非都要记下来。参考以下几个表格，或下载记录作息的手机软件亦可。

以下几个表格均以 3 天为观察期，以 2 周为执行改善期。你可以将改善目标填在最后一列，将执行改善期内的 N 天内平均情况均值随时与之对照比较。这个表格只是一个示意参考，你也可以以此为基础设计自己的记录表。

小睡情况记录表

尤其在观察期，需要记录得细致一些，表中没有包含的内容，可以记在备注中。但真正开始执行时，不用特别纠结于几分钟的差距，我们是养孩子，不是养数字，别把睡觉这件自然的事情变成任务，抓大放小，把握大方向即可。

表 3-1 宝宝小睡记录表

	项目	时间								
		观察期			执行改善期					
		第 1 天（示例）	第 2 天	第 3 天	第 1 天	第 2 天	…	第 14 天	N 天内平均情况均值	改善目标
	起床时间 / 状态	5:30 / 频繁哈欠								
第一觉	准备开始哄睡时间	7:30								
	睡着时间	8:00								
	睡前的清醒间隔	2.5 小时								
	醒来时间	8:45								
	中途醒来接觉的情况	没接上								
	总长	45 分钟								
	入睡方式 / 难度	抱走着哄 / 轻微哭闹								
	进食时间	9:30 吃奶								
第二觉	准备开始哄睡时间	10:30								
	睡着时间	11:00								
	睡前的清醒间隔	2 小时 15 分钟								
	醒来时间	12:30								
	中途醒来接觉的情况	接觉一次								
	总长	1.5 小时								
	入睡方式 / 难度	抱走哄 / 哭闹								
	进食时间	13:00 吃奶								
第三觉	准备开始哄睡时间									
	睡着时间									
	睡前的清醒间隔									
	醒来时间									
	中途醒来接觉的情况									
	总长									
	入睡方式 / 难度									
	进食时间									
	全天小睡总长									

夜间睡眠情况记录表

夜间睡眠和小睡的特点不同，二者有关联也相对独立。同步改进，先从夜间入手，或只调整白天，虽然效果上稍有差别，但都可行，主要取决于家长的精力以及宝宝的适应能力。

同样，可以酌情记录自己觉得重要的信息，未必要事无巨细。记录是为了帮助记忆和总结，如果因此产生焦虑，就违背了初衷。

表 3-2 宝宝夜觉记录表

项目	时间								
	观察期			执行改善期					
	第 1 天（示例）	第 2 天	第 3 天	第 1 天	第 2 天	…	第 14 天	N 天内平均情况均值	改善目标
睡前进食时间 / 量	150 毫升奶								
准备开始哄睡时间	7:30								
入睡方式及睡前互动	按摩 0.5 小时								
白天有无需要记录的特殊情况 / 情绪状态	下楼被狗吓到了								
睡着时间	8:00								
醒来时间	8:45								
醒来状态（哼唧 / 大哭 / 清醒等）	大哭								
再次入睡方式（未干预 / 拍 / 抱哄 / 喂奶等）	抱哄								
再次入睡时间	9:00								
重复上一夜醒记录									
最长单次连续睡眠									
夜醒次数	6 次								
整晚睡眠总长	11 小时								
整晚睡眠净值（扣除长时间清醒时间）	10.5 小时								

睡眠情况总览表

这部分信息简洁明了，适合汇总起来看。睡眠注定有波动，一天的成败不能说明问题，家长需要抓大放小，多关注宝宝睡眠的整体趋势，从而增加信心和应对变化的勇气。

成长和养育都需要时间的沉淀，除却数值，更重要的是宝宝和你的状态，如果这些调整让你和宝宝都更不快乐，请问问自己是否忘记了最初的目的，不妨等一等，停一停。

表 3-3 宝宝睡眠情况汇总表

项目	时间								
	观察期			执行改善期					
	第1天（示例）	第2天	第3天	第1天	第2天	…	第14天	N天内平均情况均值	改善目标
小睡总长	2小时								
夜觉总长	11小时								
全天睡眠总长	13小时								
宝宝状态	黄昏觉时有点烦躁								
你的状态	早上起来时累								
备注	早上新加辅食了								

考虑个性的影响

个性，也称“性情”“脾气”“气质”，受先天和后天养育两者影响。正所谓“甲之蜜糖，乙之砒霜”，要“因材施教”，不结合个性的引导是脱离实际的。

《伯克毕生发展心理学》中提到宝宝分如下几类，其中A类宝宝在总数中占 40%，B 类占 15%，C 类 10%，还有 35% 的宝宝属于这几类的混合。

1. A 类“天使宝宝”

A 类宝宝好脾气、随和，是人们口中“好带的宝宝”。他们一般都比较冷静、快乐，睡眠和进食按部就班，适应性强，不是很容易发脾气。

妈妈们的经历 *宝宝 18 个月，男孩，很听大人的话，我认为对这类小孩，要充分利用和发扬他他们的好脾气，保持他们对大人的信任感。*

2. B 类“慢热的宝宝”

B 类宝宝也称“比较敏感的宝宝”“偏内向的宝宝”。他们相对来说没那么随和，但也不容易生气，对于不熟悉的事物表现出退缩、谨慎的态度，比较喜欢程序化、规则。熟悉的环境、井井有条的生活会让他们更放松。当这类孩子生活变化比较多时，行为上则容易向 C 类宝宝转变。

妈妈们的经历 *女儿 107 天，白天不怎么哭，除非有原因，晚上睡觉也比较安稳。安抚一定要用温柔的方式，用不得激烈的，不然宝宝反应太强烈。*

3. C 类“精力旺盛倔强的宝宝”

我们也常用“活跃”“高需求”来形容这类宝宝。还有人给这类宝宝贴上“难带”“脾气大”“挑剔”“难伺候”等标签。

他们一般容易急躁，饮食和睡眠的规律难建立，情绪变化有时像过山车。有睡眠问题的宝宝，在这类个性的宝宝中占的比例最大，因为他们多半比较坚持，不太愿意接受改变。这样的情况，家长会更辛苦，但从另一个角度看，这种执着的力量其实能成为他们个性中的闪光点。

妈妈们的经历 宝宝一定要我把他抱在手上，还要立着。睡着后，我才能平抱，接着慢慢放在床上。她给我的感觉就是很想玩，舍不得睡，实在太累了才要睡。她睡前会哭，我只能用温柔的方法，强硬平着抱就越哭越厉害，接着就兴奋，醒了。

有不少原先被贴上“坏脾气”标签的宝宝，在睡眠状况好转之后变成了“天使宝宝”，也就是说原先所谓“坏脾气”其实是误解。而且这些消极的心理暗示，会影响你看待孩子的角度。

所以，家长根据孩子的个性调整养育、互动的模式很重要。

妈妈们的经历 我有三个孩子：老大天生会睡，很早就能睡整觉；老二是进行睡眠引导后才睡得好的；老三是个夜醒频繁的高需求宝宝，两周的怀中哭泣法反而令情况恶化了。我觉得没有人能比你更了解你的孩子，要仔细观察宝宝。

明确问题，排出优先级

这里列的常见问题，在本书中都有详细的阐释。哪些迫在眉睫，哪些可以缓一缓，都需要考虑、权衡。在睡眠引导计划中，要根据自己和宝宝的情况，排出优先级，先解决严重的、难度低的问题。

表 3-4 宝宝常见睡眠问题一览表

常见困扰	表现	改善难度	可能有用的对策
入睡困难	闹觉	低	及时哄睡 / 避免过度刺激 / 安抚技 / 建立规律的作息时间 / 允许情绪宣泄 / 增加运动量
小睡短	一般不超过 45 分钟	高	接觉 / 陪睡 / 增强入睡能力 / 调整作息规律 / 等待成长
白天睡不稳	放下就醒	低	放床的技巧 / 放下后继续安抚 / 抱至深睡眠再放 / 使用襁褓 / 营造舒适的睡眠环境 / 缓解胀气等生理不适

（续表）

常见困扰	表现	改善难度	可能有用的对策
睡着后不久大哭	突然出现激烈哭闹	低	避免过度刺激 / 及时入睡 / 注意补充维生素 D/ 排查身体原因 / 及时安抚
夜间频繁醒	间隔短，激烈哭闹	高	注意找到原因 / 培养入睡能力 / 减少干扰
夜间准点醒来	1 点、3 点、5 点	中	改变习惯性夜醒
早上醒得太早	5 点翻来覆去，随后醒来	高	提前安抚 / 唤醒去睡 / 醒后观察几分钟 / 避免早晨室内光线过亮 / 提前入睡时间
抱睡	必须持续抱睡	中	学习放下的技巧 / 逐渐改变入睡方式
奶睡	一定要含奶入睡	中	学习安抚技巧，改变宝宝对奶睡的依赖

排查探寻——找出影响睡眠的因素

宝宝 3 个月大时，我曾发出这样的感慨："像个侦探一样每天寻找事件背后的原因，前一秒还沉浸在找到原因的轻松中，也许下一秒猜测的真相就被变化多端、翻脸比翻书还快的你推翻。你每天都在成长，而且还不能表达，做父母的只能努力保持敏感，多想多猜，实在是沮丧的时候，仍然要鼓起勇气继续努力。"

睡眠问题成因复杂，可从环境、身体、心理、作息情况等因素入手排查。有时候甚至找不到原因。别太焦虑和内疚，一切困难都是暂时的，都会过去。

这里简单介绍各种可能导致睡眠问题的原因，复杂的问题后文还会详细讲述。

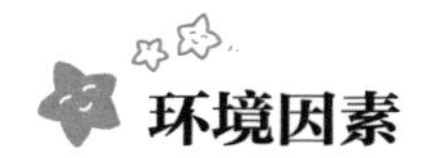

环境因素

表 3-5 可能影响睡眠的环境因素

原因	解读
噪声	户外的喇叭声、汽笛声、父亲的呼噜声
光线太亮	受人造光源的照射过久，接受白天自然光源的照射不足；夏季早晨室内过亮；白天光线过于明亮，环境刺激较多
床品不舒服	避免丝、毛类容易引起过敏的材质，最好选择纯棉的材质
穿得太多或太少	过多过少都不利于睡眠，20 摄氏度左右比较适宜，宝宝的后脖子温热即可，睡觉别穿太多
衣物不舒服	衣服大小是否合适，有无勒住、绊到、缠绕，标签刺激皮肤等情况；手指是否有头发等缠绕；尿不湿不够干爽透气也会影响睡眠
换地方	原先睡得很好的孩子，旅行换个地方睡眠变差
睡眠环境不一致	入睡前和睡眠中不在同一地点，环境的变化也容易引起孩子的警惕和敏感

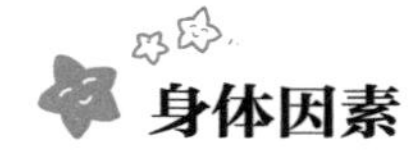

身体因素

这些因素在第十一章和第十二章两章中有更详细的解读，参见“特殊时期的睡眠问题”“影响睡眠的一些状况和疾病”“营养摄入与睡眠的关系”。

表 3-6 可能影响睡眠的身体因素

原因	解读
先天不足	比如早产儿、低出生体重儿等
太饿、太饱	奶量充足吗，有没有厌奶的情况，白天摄入量不足，肚子饿，夜间就容易频繁醒；刚加辅食吗，有没有不小心喂多了，吃太饱也有可能导致睡不安稳
特殊情况	是不是快到了长牙的月龄，牙龈红肿吗，有没有打疫苗

（续表）

原因	解读
疾病	胃食管反流、中耳炎、尿路感染、发热、过敏、湿疹、痱子、腹痛、胀气、腹泻等
营养缺乏	宝宝的进食情况良好吗，有没有缺钙、缺铁、缺锌的可能
成长阶段	宝宝最近在学新本领吗，是否在经历猛长期、大运动发展期

心理因素

造成睡眠问题的心理因素主要有：妈妈上班、换看护人、分离焦虑、恐惧睡眠等。

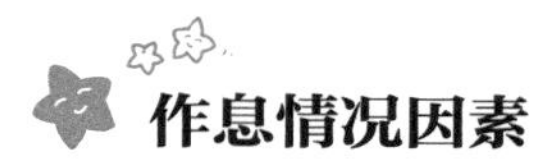

作息情况因素

作息是睡眠引导的基础，这一步的排查需结合观察记录进行，也是引导步骤中的重点内容。

表 3-7 可能影响睡眠的作息情况

原因	解读
不困	是否家长过于严格按时间表来安排睡眠，最近孩子是否遇到了让他很兴奋的事情，适当推迟入睡时间是否有帮助，
运动量不够	有充足户外活动时间吗，孩子自主的活动是否受到限制，运动的机会多吗
睡前受到过度刺激	是否留给睡眠的准备时间不够，情绪是否仍未从活动中平复
过度疲劳	上一觉结束后是否醒了太久
缺觉	是否一直都是睡得偏少，缺觉的孩子更有可能过度兴奋，易激惹，得考虑先补觉
作息不规律	每天睡眠和起床的时间是否毫无规律，白天的安排是否太随意

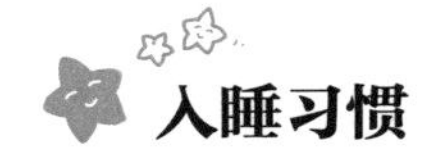

入睡习惯

著名的二八定律是20%的人掌握着世界80%的财富。二八定律在很多方面都有体现。影响睡眠的原因很多，但大部分的睡眠问题是由几个主要原因引起的，尤其满6个月后，多数宝宝会落到需要抱睡、奶睡这两个最常见的入睡方式上。

梳理作息——改变混乱养育方式

婴儿在生活中最重要的三件事是：吃 、玩、睡。作息情况也由它们的特定顺序和长度构成。比较固定的事件次序、相对稳定的生物钟，能给婴儿安全感，三件事齐头并进地改善，才有可能更好地解决睡眠问题。

吃——研究母乳喂养、辅食添加等相关的知识，保证孩子的进食量和进食质量。

给宝宝营造愉快温馨的进食环境，避免强迫进食。

玩——研究亲子互动、养育方式等相关内容，争取给孩子高质量的陪伴。

玩得好、运动足，宝宝更容易睡得香，这是一个良性循环。宝宝醒着时，尽量安排一些他比较有兴趣的活动，多运动，让宝宝心情愉快。

多制造一些出门接触大自然、感受阳光的机会。接近睡眠时间时，家长尽量让宝宝安静地待着，不要让他继续玩刺激性强的游戏，可以让他尝试看窗外风景、走动的人群、转动的床铃、正在洗衣服的滚筒等。

独立玩能帮助宝宝培养情绪适应能力，这是他情感成熟的重要标志。刚睡足醒来，宝宝可以自己玩几分钟乃至十几分钟，家长要在合适的时机试着放手，给予宝宝独处、自己玩的机会。

睡——研究睡眠信号和时机、入睡方式、维持睡眠状态、处理特殊问题。

理想的作息顺序是“睡醒后进食”而非“吃完立即就睡”，也就是“吃玩睡”或者“吃玩睡玩吃”。要注意的是，这种模式并不绝对，比如，夜间吃完仍要继续睡，白天睡前饿了，也需要进食。

要避免宝宝形成吃和睡紧密相连的睡眠联想，减少他吃着入睡的情况，保证进食量。要留意小月龄宝宝，吃完立即活动容易吐奶，需要竖抱一会儿。一些妈妈反映，宝宝到 6~7 个月时，会翻会爬，运动幅度较大，吃完立即运动也容易发生吐奶的现象。所以，吃完可以先安排运动量小的活动，将运动量大的活动内容安排得晚一些。

安排作息和按需喂养如何兼容

妈妈们的经历 宝宝快 16 个月了，一直是混乱养育，白天、晚上入睡和接觉都是奶睡，晚上从未睡过整觉，最少要醒来喝奶 3 次，白天辅食吃得很少，体重一直不长，严重影响了生长发育。

妈妈们的经历 我家三个人带一个孩子，这个喂点，那个喂点，都觉得量不大，最后宝宝饭都不吃了，最近更是把吃和玩联系在一起，不肯乖乖坐着吃饭。

很多喂母乳的妈妈都熟悉“亲密育儿”“按需喂养”，却走入了混乱养育的怪圈。这八个字看似容易，其实很难，妈妈有时又要忙家务，又要照顾孩子，腰酸腿疼、缺乏睡眠，宝宝一哭就慌了手脚，来不及细想哭闹背后的缘由，“按需喂养”也很容易变成宝宝一哭就喂的“按哭喂养”。

这种不考虑进食频率，不注意结合细分需求的喂养方式，容易形成单一睡眠联想，也可能引起睡眠和进食的紊乱。

“按需喂养”其实在任何年龄段都适用，但其基础是读懂宝宝的需求。

0~3 个月：宝宝需求相对单纯，进食频繁，母乳喂养不必拘泥于 3 小时还是 2.5 小时的间隔。太拘泥于时间表，就像长跑，头几圈达不到大家的平均速度，觉得自己跟不上，会导致信心缺失，也很容易就越落越远。最后甚至会匆忙结束母乳喂养之路。

3 个月后：规律的作息帮助判断宝宝当前最可能的需求。在婴儿相对成熟之后，靠定点这种貌似不按需的方式来落实“按需喂养”，却可以避免最坏的情况。

在规律作息的基础上，留意宝宝的需求，随机应变是比较理想的喂养模式。大部分人不知道，其实就连主张“亲密育儿”的西尔斯医生，都曾明确提及大一些的宝宝可以定点喂养。

妈妈们的经历 坚持母乳喂养不是盲目坚持，不是闭着眼睛掀起衣服喂奶就可以了。“按需喂养”要看孩子需要的是什么。

妈妈们的经历 宝宝 2 个月，我抱着她时，她经常会在我身上拱来拱去，发出和小猪一样的声音找奶吃，但是换个人抱，玩一个多小时也没有要吃奶，所以我觉得有时间表作为参考，按需和规律能结合比较好。

妈妈们的经历 只要大方向保持一致，灵活处理不同情况也是非常重要的。譬如外出时，宝宝对环境不熟悉需要安抚，偶尔情绪失控反弹，可以在怀里抱久一点儿，睡沉一点儿再放下。我觉得在宝宝又累又饿时奶睡没有原则性问题。

作息规律建立的步骤

作息建立不是要做时间表的奴隶，是帮助养育者理清思路、更好地了解孩子的需求，用规律的生活作息代替每天的不可预知性，从而为宝宝建立安全感和生活节奏。

“顺其自然”不是要“放手不管”，“引导”也不等于“强迫”。那么如何在完全混乱的随机喂养中建立规则？

明确对应月龄大致的喂养间隔。减少过于频繁的喂哺，吃得频繁，没有规律，睡得断断续续，不仅不利于宝宝的成长，更让照顾宝宝的人疲惫不堪。

在观察的基础上了解宝宝的作息规律。明确大致的晚间入睡时间、早上起床时间和醒睡间隔。

引入作息的时间点。一般在 6 周 ~3 个月时引入。

选择合适的作息安排。第六章到第十章中有多种作息安排供参考，根据宝宝的发育状况、家庭的实际情况来选择，因势利导。

用耐心维护已建立的作息规律。减少会影响进食和睡眠的不必要活动，诸如亲戚来访，需尽量回避宝宝的睡眠时段。这一点必须获得全家的一致认同，要做好充分的沟通。不要轻易打破规律，即使打破也要及时重建。

注意瓶喂和亲喂区别。不同的喂养方式可能也会对作息规律有所影响。

别因为作息规律而草木皆兵。变化总比计划快，生活之中偶尔的变数也无法避免，放松应对。

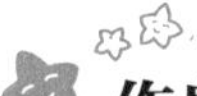

作息规律建立中的常见疑问

1. 作息建立的方式

问：建立作息规律必须和改变入睡方式同步进行吗？

答：暂不改变原入睡方式，先侧重于吃玩睡的改善和建立作息规律也行。

问：作息规律有季节的差异吗？

答：有，作息规律还要注意冬令时和夏令时的区别。夏天比冬天起床要早，作息时间可能整体都提前，而睡眠量，冬天一般比夏天要多，所以除了按照宝宝的月龄安排作息时间，还要考虑到季节和天气的影响。

问：我家在新疆，7 点时候天还没黑，作息时间要按照北京时间安排吗？

答：作息规律是为了适应生物钟，应该按照当地的实际时区来调整。新疆的朋友可以按照当地时区对作息时间做相应的调整。

2. 入睡、起床的安排

问：晚上 7~8 点入睡会不会太早了？

答：不会，婴儿晚睡未必晚起，为了保证睡眠时长，晚间应尽早入睡。早点入睡反而可能改善夜惊和早醒。

问：宝宝黄昏觉总是睡很久，晚上入睡很迟，怎么办？

答：上下午小睡时间短，容易出现黄昏觉很长的情况，应设法延长上下午小睡的时长，将黄昏觉控制在 30~45 分钟内，入睡时间不要晚于下午 5 点（6 个月以后，不要晚于下午 4 点）。黄昏觉太长太晚则容易影响晚上的入睡时间，也有可能导致夜醒增多。

问：宝宝早上五六点钟就起床了，一天的作息时间都乱了，怎么办？

答：早醒问题的解决可参考第十一章的内容，如果已经出现早醒的情况，可以让宝宝睡回笼觉或将上午觉提前 1 小时左右。

问：宝宝晚上入睡太晚，早上都要睡到八九点怎么办？一定要 7 点叫醒宝宝吗？

答：调整晚睡（尤其昼夜颠倒）一般是从早上按时起床入手，7 点叫醒的目的是设定一天作息时间的起点，避免全天作息安排的混乱。不过作息本身是有一定的波动和灵活性的，半小时以内的波动是可以接受的。

3. 白天小睡的安排

问：由于宝宝小睡不稳定，作息时间的点老是踩不准怎么办？

答：尽量遵循作息时间，让每天的活动内容在顺序上有相对一致性，但无须过于强调时间节点的完全一致，容许有半小时左右的波动。

问：宝宝缺觉严重，一定要熬到作息时间规定的那个点吗？

答：对于缺觉的宝宝，补觉优先级更高，其次考虑在合适的时间入睡。

问：为什么早上醒来后上午第一个觉通常和夜觉相隔很短？

答：早上醒来未必意味着夜觉结束，宝宝还可能在醒来较短的时间后睡回笼觉。

问：宝宝白天其中一个小觉只睡了半小时就不肯再睡，在下次进食前的那段时间该怎么办？上午那一小觉没睡好，感觉一天的作息都乱了。

答：一般半小时就醒可以尝试接觉，如果实在接不上，可以让宝宝醒半小时后尝试再睡，也就是一个长觉分为两个小觉来进行。如果睡得短很影响宝宝的精神状态，可以临时用推车、抱睡等方式，进行弥补。或者让宝宝安静地玩耍（在床上玩健身架，坐在妈妈怀中玩摇铃等）至下一觉，或采取措施让下一觉的时间提前。

问：宝宝在平时吃奶的点还没醒来，需要叫醒吗？

答：一般来说，无须为了换尿布、吃奶等叫醒宝宝，可以有半小时的波动。但要注意一些特殊情况：新生儿黄疸嗜睡，白天小觉一觉超过 3 小时，午睡起太晚影响晚间入睡，带宝宝打针等，这些情况都需要到点就叫醒宝宝。

4. 进食及玩耍的安排

问：宝宝 1 个月大，吃玩睡时动作稍微大一点儿就容易吐奶怎么办？

答：并非每个孩子都需要执行吃玩睡的作息顺序，尤其小月龄宝宝，吃完需要先拍嗝，上身直立抱一会儿，再放下玩。

问：宝宝 2 个月大，睡前肚子饿了怎么办？经常吃完就睡着了，怎么办？

答：吃玩睡的作息顺序不是绝对的，尽量醒后吃，减少睡前吃导致一吃就睡的情况。但如果宝宝睡前饿了，仍然是可以进食的。小月龄宝宝可能进食间隔短，容易饿，一些宝宝吃饱了再睡会比较踏实，这种情况，转成玩吃睡，吃完及时拔出乳头，避免总是吃到睡着为止即可。

问：宝宝睡醒不愿意吃奶怎么办?

答：不一定要醒来立即喂，等出现一些饿的信号，也就是“吃玩睡”根据情况在小睡短的时候转成“吃玩睡玩一吃玩睡”。

问：宝宝清晨 5 点左右会吃一顿奶，导致上午 7 点起床时吃奶量很少，怎么办?

答：吃过晨奶后，宝宝早上起来后的吃奶量确实会有所减少。可以将晨奶喂平时一半的量，剩下的在 7 点补足。或是让宝宝在吃晨奶时吃饱，7 点不进食，待起床 1 小时后补一餐。

调整改变——执行新的入睡方式

很多妈妈改进安抚方式，做完观察、排查、梳理作息情况后，发现宝宝的睡眠状态已经有了很大改观，于是暂不打算进一步改变入睡方式，这也是可以的。对于有些宝宝睡眠状况仍不理想的情况，妈妈仍需要进一步尝试改变入睡方式。

方法的选择

现存的方式大致分为：小土安睡法、潘特丽温和去除法、嘘 - 拍法及抱起放下法、怀中哭泣法、韦氏渐进法、法伯法、哭声免疫法等。改变入睡方式是睡眠引导中最关键也是最难的部分，内容较多，单放在第四章中详解。

选择方法首先需要对方法本身进行了解，其次是要结合自家的实际情况，综合考虑父母的精力能力，宝宝的成长阶段、性格及其他家人的观点来选择。一旦选定方法，请做好打持久战的心理准备，有耐心，坚定信心。

调整自己的心态

宝宝的睡眠状态和家长的心态息息相关。在这个改变的过程中，我们会有希望，也会失望，这些都是自然的。

1. 理清自己和宝宝的需求

哪些是自己的需求，哪些是宝宝的；哪些是共同的，哪些之间有冲突……把这些问题想清楚，你会更明确前进的方向。

睡眠的改善，不是守株待兔也不是揠苗助长，了解宝宝，设定合理的预期，做好思想准备，才能避免彻底失去信心。

2. 特殊情况的预案

调整过程中可能会遇到哪些情况，你准备如何应对，得把预案都想一遍，避免临时乱了阵脚。

宝宝睡眠不好，在缺觉疲劳、挫败感等几重压力下，家长有可能情绪失控，吼孩子，甚至动手打孩子。

情绪失控时，给自己几秒钟停顿下来，深呼吸，控制住自己。跟宝宝打声招呼：“我情绪不好，要到客厅冷静一下，马上就回来。”把孩子交给家人照看，自己去阳台吹吹风，看看窗外，甚至扩扩胸、踢踢腿、握拳捶捶墙面，做一些无伤大雅又让自己得以纾解的事情。

等平静一些时，尽快回到孩子身边，跟孩子解释和道歉。

刚出生时，宝宝连自己的手脚都控制不了，只能转转头和眼珠，又听不懂，又不能说，真是很需要成人的耐心呵护。

我们要尝试接受他们和我们想象的、期望的不一样，和书上写的、别人的家孩子不一样，带着思考、发展的眼光看问题。

提前和家人沟通

妈妈们的经历 准备哄睡，爷爷奶奶硬说孩子眼睁得大大的，肯定不想睡，然后一个劲儿地逗。一两个小时后，孩子熬不住了，哇哇大哭，他们往我怀里一扔，走了。接觉的时候，我解释孩子还需要继续睡，他们说白天睡了晚上干什么，你看宝宝眼睁得多大，非摁着他睡干啥。

1. 睡眠问题引起家庭矛盾

家家有本难念的经，睡眠问题常是各种矛盾爆发的导火索。

首先，因为传统观念里有很多睡眠知识的误区。

- 长辈认为宝宝不需要睡那么多，只要宝宝眼睛还睁着，他们就认为是不想睡。
- 长辈认为宝宝困了、想睡了、长大了，自然会睡，哄不睡就是不困。
- 不知道哭是因为困，听不得哭，不同意哄睡，或听到哭就抱去逗着玩。
- 认为宝宝不能够自己睡，所以必须奶睡或者抱睡。

其次，有时睡觉的问题其实是家庭矛盾的外化。

国内很多家庭都是双职工家庭，老人带孩子。两代人的经历、接触的信息有很大差异，之间难免有分歧。对彼此养育方式的不认同，直接体现在宝宝要怎么睡觉上。

我听过一个说法："婚姻中最软弱的时候，是没人帮你带孩子的时候。"

很多职场妈妈都是如此，把孩子交给老人带，不少地方不满意，但又无法实现亲力亲为，只能不停地做传声筒，希望对方按自己要求的执行，但常常事与愿违，反而徒增困扰争执。

替子女带孩子的老人，又带孩子，又做家务，辛苦出力，却常常得不到认可，落下埋怨，小辈的要求又多，和自己原先的做法、观点差别太大，又无法接受。

大家都爱孩子，但用着各自不同的方式，家庭成员间应相互理解，用科学的方式养育孩子。

2. 长辈不支持怎么办

这是多数人都会有的烦恼，这里只是抛砖引玉，希望给读者一些启发，毕竟，父母才是养育的第一责任人，长辈帮忙是情分不是义务。

妈妈加强自身的学习，自己了解充分，确实技高一筹，说话才能有底气，也能说服家人，掌握话语权。

多让老公参与育儿，体会妈妈的不易，以及宝宝的睡眠状态，妈妈可先获得老公的支持，进而获取其他家人的支持。

妈妈们的经历 *和老公沟通好，两个人一个思路，实施起来顺利，关键婆婆那边老公沟通比媳妇沟通有用得多，起码不影响婆媳关系。*

增加长辈的信息来源。陈述睡眠的重要性以及缺乏睡眠的危害，"亲人说百句，不如路人说一句"，可以引用书上、报纸上的观点和医生说的话，带长辈一起听讲座，请老公、邻居出面说，旁敲侧击，避免正面冲突，也避免长辈认为改变是对他们的不认同。

通过情感共鸣获得支持。和长辈相处，扮弱势，往往比强势有效，多让长辈感受到宝宝缺乏睡眠的痛苦，会激发他们的同情心，进而获得支持。

妈妈们的经历 宝宝睡不好的时候，我趁机说其实这种状况是可以改善的，说说引导后的美好效果，每次都这样说，后来家人也心疼宝宝睡不好，就同意了。

最后，改变涉及很多细节，对有些妈妈自己尚且很难，长辈年事已高，理解起来更是困难，他们也一样爱孩子，只是有时候真的能力有限。多换位思考长辈的出发点和难处，不要一意孤行。长辈接受不了的情况，不要强求，有了效果再让长辈接手会容易一些，多让他们看效果，少与他们争辩。

勿忘初衷，改变方式不是要向谁证明自己是正确的，是因为权衡之后觉得合适自己和宝宝才坚持。如果矛盾真的解决不了，也可以考虑自己带孩子。

妈妈们的经历 一开始和家人沟通，告诉他们宝宝白天要睡觉，要注意睡眠信号及时创造环境哄睡，他们不相信，后来自己默默坚持给宝宝调整白天小睡，特别是我妈妈看到宝宝白天睡足后精神好也不闹，就开始相信我，最后还出去向隔壁邻居普及知识。

执行改变

执行过程中可以有微调，但大方向上可以坚持 1~2 周，不要被一两天的挫折、反复所击倒。若坚持一周仍毫无进展，则参考第五步，暂停执行、反思，并找原因。

下面列出了一些执行中需要注意的小细节，供家长们逐条确认。

1. 改变入睡方式前

知识储备。了解安抚基础法则、自主入睡概念以及宝宝作息情况等。

身体准备。设法让宝宝和自己都多睡一些，最好选择从陪伴时间充裕的双休日开始。

思想准备。每次哄睡，提前想一下需要注意的点，以免遇到特殊情况时乱了阵脚。

2. 改变入睡方式期间

一致性：每次尽量由一个人完成哄睡全程，不换人，哄睡方式尽量一致，帮助孩子学习和建立新的睡眠联想。

记录：把宝宝点滴的改善记录下来，感谢宝宝的努力，和家人、同龄妈妈分享感受，鼓励自己。

非睡眠时段：给宝宝比平时更多的抚慰、拥抱、陪伴，给宝宝按摩，带宝宝出门，让他做一些运动，比如游泳、爬等。做好沟通，告诉宝宝你的计划和正在发生的改变。

3. 积极的心理暗示

养成习惯需要很长的时间，同样地，改掉习惯也不会是一夕之间就能发生的奇迹。虽然这是一件很不容易的事情，但很多人都由此改善了睡眠，所以同样地，如果你已经做好了充分的准备，就要有信心，别轻易半途而废。

在每次执行前，对自己默念下面的这些话提醒和鼓励自己。

决心。我认同，睡眠是一种需要通过学习而获得的能力，我希望通过减少干预，放手让孩子学习和成长，并尝试从积极的角度看待过程中不可避免的挫折和眼泪。

耐心。我知道，睡眠能力受发育状况、个体差异所限，没有一种方法能百分百解决问题，愿意设定与具体情况相符合的期望值，不揠苗助长，敏感地观察、体会，在孩子确实需要帮助的时候给予支持。

信心。我明白，由于宝宝生理不成熟等原因，在引导过程中可能有不顺利、反复的情况，我会努力以平常心对待，把握好大方向，不轻易灰心丧气。

反思巩固——针对具体情况调整方式

睡眠状况暂时有了改善，妈妈可以松口气歇一会儿，不过并非可以从此一劳永逸，仍然要面对随时可能出现的反复、新的状况。不过，睡眠状况既然已经有了改善，就要看到希望。

有时宝宝的睡眠状况会出现严重的反复，甚至需要返回第一步重新开始，这让刚尝到甜头的妈妈们尤其难以接受。但过去再好也只是过去，成长不可逆，往前看，收拾心情从头再来。

如果宝宝的睡眠状况还没能改善，别气馁，从下面这些痛楚鲜明的前车之鉴里找找原因和安慰。我曾经对进展不顺利的情况做过调查，提到最多的是下面几个原因。

家人不支持

妈妈们的经历 姥姥嘴上支持，可是孩子一哭，姥姥就先情绪激动，对我撒气，搞得我很无力。我又离不开我妈，一方面住房条件不允许，一方面我无法独自照顾孩子。

妈妈们的经历 家里没人认同小孩需要睡那么多觉，我只要有什么事不在，孩子就是四五个小时才睡一觉。

妈妈们的经历 宝宝5个月时能自行入睡了，后来姥姥姥爷来了，姥爷觉得新鲜，总给她抱睡，就反复了，她再入睡时会哭。她一哭老人就生气，不听我解释，我们吵了好多次。最后一到睡觉我就紧张，一听哭就赶紧喂奶，于是哄睡方式成了抱睡或奶睡。

不同的经历、身份，注定了每个人都有自己的想法，随便拿出育儿的哪件事都能争论半天，何况如此复杂的睡眠。所谓兵马未动，粮草先行，如何有技巧地沟通，对睡眠问题的改善达成共识，全家齐心协力，守望相助，相当关键。

家人不支持，看护者一人一套，会让宝宝困惑，也给执行人带来心理压力。妈妈早点找到帮手，从长期的体力、心力透支中恢复过来，才谈得上理智的陪伴，才能梳理宝宝睡眠。

时机不合适

妈妈们的经历 宝宝15个月了，本来夜奶只有1次，最近回老家换了环境，一晚2次夜奶，还会哭闹，经常要抱到深睡才放得下，好几次在睡梦中大哭起来，抱着哄也会打挺，躺着更是打挺踢腿。

妈妈们的经历 之前睡眠引导后，宝宝已经能睡整觉了，但因为我常要带宝宝去婆家住几天，他不习惯，整觉也就没有了。

婴儿的作息规律和情绪都比较脆弱，如果再经历换看护者、换地方、生病等情况，作息规律很容易混乱，情绪也有波动，此时并不适合改变入睡方式。

还有很多妈妈因为快要上班，于是着急开始改变宝宝的入睡方式。妈妈上班对孩子来说是很大的变化，即便他的睡眠改善了一些，也有可能因此突然恶化，导致妈妈白折腾一番。改善睡眠应早做打算，而不是匆忙开始。

人人都有过的焦虑

妈妈们的经历 宝宝长期的睡眠问题让我很焦虑，急于解决问题，越快越好。正所谓欲速则不达，越想快就越容易导致操作失误，心态失衡，丧失原有的判断力，矫枉过正，太纠结于某些细节。

妈妈们的经历 当时自己心态没调整好，太激进了，宝贝受罪了，唉，心疼。

欲速则不达，宝宝很小的时候就已经有了“逆反心理”，家长对迅速入睡的期待很容易让宝宝紧张，从而使他抗拒改变。该做的、能做的，做到即可，宝宝真的还不睡，就随缘。一次睡得不长或者睡得不顺利，天也不会塌下来，别对自己和孩子太苛刻，毕竟我们是懂变通的智慧人类。

母亲不是无所不能的，不用什么都自己扛。不管以前的情况如何，如果当时你已经尽力，没有办法做得更好，也没有更好的选择，就坦然接受。照顾好自己的状态，不埋怨自己，心情轻松起来，才有可能让孩子感受到更好的爱、更棒的妈妈。

孩子反应太激烈

妈妈们的经历 宝宝不给吃奶能哭 2 小时，给了奶吃不到几口就睡了。

宝宝反应太过激烈也容易导致无法坚持改变，这种情况可能由下面几个因素引起：操作方式不当、年龄不合适、有问题还没排查出来、突然“袭击”致沟通未到位、出现突发的身体状况。

误解往往源于相互的不理解，如果你真的感到困惑，不知道宝贝到底想怎么样，不要陷在这种困惑里，冷静下来，问问自己：“我还能做些什么？”“是不是该停一停？”

准备不充分

妈妈们的经历 着急纠正，既没好好看书，也没有好好准备，第二天就尝试了，结果惨败。这才静下心好好准备。

对改变的难度没有充分的准备，或对改变的过程不够了解，不够坚持，或朝令夕改，不断退让……都会导致失败。你都不坚定，那宝宝就无法得到信心和力量，所以想好了，准备好了，再开始。如果执行，请认真坚持！

没注意到孩子的成长

妈妈们的经历 宝宝以前都是横抱哄睡的，最近突然横抱就狂哭，要竖抱才行；以前听白噪声就能睡，现在完全不管用了。

30 岁和 31 岁的成年人很难通过肉眼分辨，但新生儿和 1 岁的孩童可谓有天壤之别。最初几年是人生中变化最大的阶段，每一天都可能有新变化。

计划赶不上变化，唯一不变的就是一直在变化！从婴儿的角度看问题，就不容易陷入“昨天不是还好好的吗，今天怎么不管用了？”的困惑中。

小结：我几乎每天都能收到关于进展不顺利的留言，其中不少是半夜发来的，字里行间流露出疲惫、焦急，养过孩子的人对此都深有同感。我知道，很多妈妈没有帮手，老公不管，其他家人不支持，只有自己一个人，蓬头垢面、透支体力地苦熬，有产后抑郁的妈妈则更是雪上加霜。

不过我相信，眼前的烦恼不会压垮你，反而会成为将来回忆里的骄傲，想想孩子给你带来的之前漫长人生里从未感受过的快乐，你会发现很多苦痛都是浮云。将来你会对孩子说：“你看，那么艰难的时候妈妈和你一起度过了，我们都是最棒的！”

妈妈们的睡眠摸索感悟

经常听到一句话，“育儿就是育己”。育儿就是在培育孩子的同时，重新审视自己的人生，思考自己该怎么走过今后的人生，也是一段培育自我的时间。为了孩子奉献一切并不是培育孩子。请试着感受一下自己的内心，你自己想做到的事是什么？你的心在渴望什么？如果想要有自己一个人的时间的话，试着考虑怎样才能制造出自己一个人的时间，试着找找有没有什么是可以一边带小孩，一边去挑战的事情。没有必要对优先考虑自己的感受而存有罪恶感。宝宝也不希望看到一个压抑自己、脸色暗淡、没有笑容的妈妈，他更希望看到一个做着自己喜欢的事情、开朗愉快、笑容满面的妈妈。

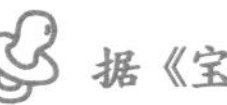

据《宝宝不睡觉，妈妈怎么办》

圆圆妈的分享

我是个太贪心的妈妈，不知道其他妈妈会不会这样。比如，宝宝夜里从 3 小时夜醒一次变成 4 小时一次时，我就希望他每天都 4 小时夜醒一次，可是他还是会倒回 3 小时一次。于是，我就失望，而失望的情绪难免会带到安抚宝宝的过程中。

意识到这些之后，我改变了思路。我不再对他晚上间隔多久醒做太多期待，对倒退安然接受，根据他的状态决定如何安抚。

因为我相信，只要不养成奶睡等坏的睡眠习惯，他应该是可以自己调整到理想状态的，我给他自由和时间。也许我会累一点，但换来的是他的信任和舒适，采用激进的方法去改变也许能达到我的愿望，也许达不到，对宝宝却可能是折磨。

阿彤妈的分享

我曾经在一个一个夜晚，无助到只会哭，还不敢大哭，怕眼泪鼻涕滴在孩子身上，弄醒她。那种感觉太崩溃了，怀里明明是自己的亲生孩子，她非常非常可爱，是个天使，可是在那些哄睡的深夜里，我却“爱”不起来，“烦”从我心底钻出来。可是，我又不敢承认，我怎么能“烦”我的孩子呢，这样就不是一个好妈妈了。身体上的劳累都不算什么，精神上的崩溃才可怕。

宝宝睡眠改善后，我现在的感受真的像书上说的那样——养孩子是一件特别轻松快乐，充满幸福感的事情。真心地觉得每一个孩子都是天使！

秋千分享：760 天的睡眠引导历程回顾

看着我家 25 个月的大宝“外星人”小朋友，顺利地在我们为他精心布置的标准单人床上独立安睡，过往围绕着“睡眠”这个关键词的种种经历，终于可以阶段性地画上句号了，虽然这并不代表着一劳永逸。

之前宝宝睡在婴儿床上，婴儿床与我的床挨着。他一直有胃食管反流，经常需要抱起来，无论白天或者夜晚，基本没有 2 小时以上的连续睡眠。睡眠在总量和质量上都不理想。

我的改善计划是，先用表格的形式记录当时的作息情况，连续 14 天。这期间也初步了解到孩子睡眠周期的变化和日夜间睡眠模式的不同之处，该如何分别应对，我心里有了底气。

接下来，我列出了详细的计划。

- 确定晚上入睡的时间。
- 控制喂奶间隔，不再一哭就只知道喂，3 个月以前，尝试逐步拉长喂奶间隔并固定在 3 小时左右；之后视孩子具体情况定，过渡到 4

小时左右的喂奶间隔。

- 固定早上第一顿奶的时间，尽量固定早上起床的时间。
- 固定大致的喂奶时间、小睡时间。

计划有了，但实施起来并不容易。比如早上起来的时间不固定，小睡时间短，作息计划混乱，于是只好继续看书找解决方案。

开始有意识地不抱睡，在睡觉时间先直接把孩子包好放在床上，不断操练并熟悉各种安慰方式，并引入安抚奶嘴。

孩子满百日之后，作息时间相对稳定一点儿了，晚上也有超过 5 小时的连续睡眠。参考规律作息时间，看到有困倦信号时，把孩子包好轻轻晃一下，同时放白噪声。如果孩子哭了，白噪声的音量可适当调大；等孩子安静下来，慢慢调小声，并持续播放至孩子睡着后。哄睡 15~20 分钟，孩子仍然哭就用安抚奶嘴。如果完成安抚，孩子依然大哭，就抱起来重新安抚。一旦孩子安静下来，就马上放回床上，对孩子轻声说话，轻拍安慰，等孩子安静后离开房间。如果孩子又大哭起来，先不马上回应，等一会儿再进入房间。先躺着拍拍他进行安慰，尽量避免有眼神接触，也少说话，实在不行就抱起来安慰，一旦他平静下来，就再次离开房间。

第一天，一共花了 40 分钟，第二天 20 分钟，第三天引导成功！当孩子学会自主入睡后，下一步就是引导孩子学会接觉。用与自主入睡同样的方式来引导，持续了三天，但效果并不好。听说有的妈妈把孩子放在车上开出去兜风，孩子能连续睡很长时间，于是到接觉时间，我开始把孩子放在可基本平放的推车上，来回小幅度地推“8”字形，并配合一些其他的安抚方式，渐渐发现孩子能接上觉了！第一次接觉成功证明孩子有这个能力了，我就有信心尝试用更多的方式来引导他。最终，在两周之后，宝宝可以拍拍或者塞个奶嘴就成功接觉。

当然了，并不是每次小睡都能接上觉。孩子在相当长一段时间内都保持这种状态，我就调整了小睡的时间，不再过分刻板地要求孩子，也让自己透透气。

孩子白天的作息形成规律之后，我就有意识地把晚上的第一次夜奶往后延迟，做法是每两天延迟 20~30 分钟，巩固一下，再往后继续延，直到和第二次夜奶时间重合，这样就有了至少 5 小时的间隔，也逐步减少了给孩子喂夜奶的次数。

第二个问题是孩子有时候早上会提前醒来，特别是在连续睡眠 8~10 小时之后，开始各种扭动。这个时候，我会调整夜奶的时间，把靠近天亮的第一顿奶的最后一次夜奶放在孩子扭动之前喝，并注意保持室内光线昏暗，必要时用各种方法安慰孩子，让他平稳度过浅睡期，注意不要和孩子说话，以免让他彻底清醒。

在知道孩子学会了自主入睡和接觉之后，我突然放松了许多，已经不再处于焦虑状态。宝宝 3 个月时乳头混淆，4 个月时进入厌奶期，4~6 个月出现严重湿疹，加之长牙前期的不适、大运动发育，以上几种状况混合进攻后，又在第七个月经历回国、长牙、抱睡反复、生病导致睡眠倒退……这一切虽然影响了他的睡眠习惯，但我相信只要孩子已经学会了，有基础就不会忘记，等身体状况平稳后，他很快就能恢复原来的状态。

12 个月以后的问题主要集中在并觉、噩梦和戒夜奶上。孩子在 14 个月曾经出现半夜无故大哭的情况，持续了一周多，排除其他的原因后，我推测是噩梦，以为无解了。后来发现是要两觉并一觉，并觉之后果然不哭了。

孩子有自己的生长曲线，也就有自己的睡眠习惯。把基础打好后，剩下的就让孩子决定吧，淡定地接受孩子的任何情况是我最大的收获。

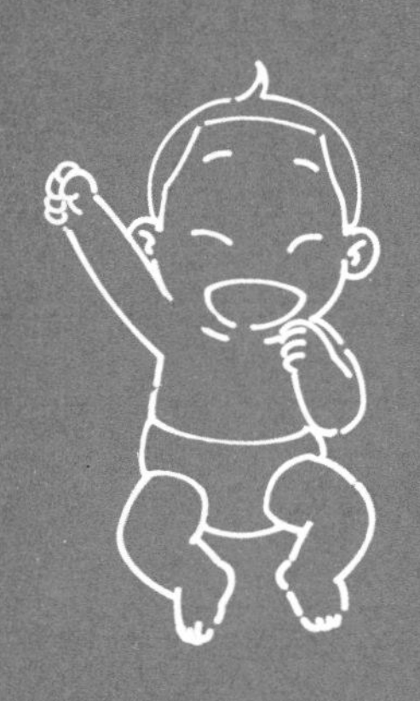

第四章

—

实现自主入睡的七种方法

妈妈们的经历 有一天正抱着宝宝绕床走哄睡，恰巧快递来了，我只得放下宝宝。当我急匆匆再回房间时，发现他已经睡着了！之前一直抱睡了5个多月，现在才发现他原来已经有自主入睡的苗头了！

就像学爬、学站一样，入睡也是一种需要通过学习获得的能力，但学它难度更大。每个父母都想保护孩子，但不能因为学走会摔，就一直抱着。同样地，因为听不得哭，就放弃让孩子学习入睡的尝试，亦不可取。

这章就讲睡眠引导中最难的部分——实现自主入睡的方法。

正确理解和应对孩子的哭

自主入睡之难在于改变的过程常和哭紧密联系，婴儿的哭声能激起成人的不适感，令家长被无力和挫败感包围，继而难以忍受。

“让他哭去吧，不用管”之类的话，在没有宝宝时说得轻松，真的做了妈妈才知道根本无法做到。

我家宝宝2个多月时，我曾这样写道：“临睡前抱你入睡，屋里黑着灯，窗外传来哇哇的哭声。以前听到，我会觉得谁家孩子这么闹。有了你之后不但听不得你哭，就连听到别家孩子哭，我都觉得很舍不得，很想安慰他。”宝宝3个多月时，我以他连续二十多天几乎没哭一声为荣。

好景不长，3个月之后，宝宝需求变得复杂了，哭声的意思也越来越多。当他出现睡眠不好、厌奶等一系列问题时，我才发现自己误读了所谓“亲密”。

很多中国妈妈和我一样，深受“亲密育儿”理念的影响，时刻对宝宝的哭声做出积极响应。试图保护孩子的热情，让妈妈们急于令啼哭消失。当发现一抱就不哭或者一喂奶就不哭后，一旦宝宝开始哭，妈妈就赶紧冲过去抱或者喂奶……犹如条件反射一般，甚至来不及缓一缓，想一想他哭的原因。

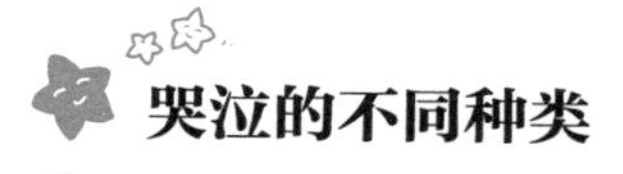

哭泣的不同种类

妈妈们的经历　孩子的哭有很多种，睡前的哭也有很多的不同，有时候是轻声地哼哼唧唧，有时候是叽叽歪歪地扯着嗓子喊，有的时候是尖叫，有的时候是情绪性大哭，非常崩溃的那种，哭得喘不上气，脸通红通红的。

《伯克毕生发展心理学》中提到婴儿至少有三种不同的哭泣。

基本哭泣：有规律可循的哭泣方式，表现为先是一阵哭泣，接着是短时间的安静，然后是较短促的大哭，然后是另一段时间的安静，之后是下一段哭泣。一些研究婴儿的专家认为，饥饿是激发基本哭泣的情境之一。

愤怒哭泣：基本哭泣的一种变化形式，和愤怒相联系，在这种情况下，孩子呼出的气体也较多。

疼痛哭泣：突然发出一阵长而响亮的自发哭泣，接着哽咽，事先没有抽泣行为。痛苦哭泣是由高强度的刺激引发的。

有实验将不同情况下婴儿的哭声放给妈妈们听，结果一半以上的妈妈不能单从声音中区分哭声所表达的是饿、困，还是疼。如果你也做不到，不要太沮丧，因为这真的很难，但结合观察作息的结果之后，熟悉宝宝会变得容易点儿。

对哭的解读

按照哭的不同起因，我将哭泣的解读分成以下几点。

首先，哭是宝宝和外界沟通的第一方式，为了表达需求，吸引成人关注。

其次，哭是自身的一种情绪发泄方式，抒发之后，情绪会有所平复。

最后，和睡眠相关的哭单独归为一类，困时的哭是表达不适、释放多余能量的方式，宝宝在噩梦、夜惊中还会出现完全无意识的哭。

一定要回应宝宝的哭，但具体到每种类型的哭应该如何回应，则需要大量的观察和学习，怀着一颗敏锐的心去解读。

值得注意的是，有时候容许孩子哭出来（表达不开心）比阻止他们哭需要更大的勇气。

婴儿的哭声在父母耳中的意义，还受到父母自己儿时经历的影响，有了情感的投射和放大，判断就可能变得不那么客观，如何回应也变得更复杂。① 成长的路上，伤痛在所难免，父母不是万能的，不要把消灭眼泪作为自己的目标，更不要被内疚的情绪压倒。

妈妈们的经历 大宝刚出生的时候，我特别听不了孩子哭，一哭我就焦虑、心碎、自责，把孩子的哭等同于我作为母亲的失职、无力。老二出生后，因为生病没少哭，但我不再焦虑和自责，而是把哭看作是她表达自己的方式，依此努力找问题，解决引起不适的原因。如果能排除的、能解决的都做了，但她仍旧哭，那么我就默默陪伴。

在托幼机构中长大的宝宝，会在第一年里变得越来越不爱哭，他们似乎隐约认识到，除了使自己疲劳，哭闹产生不了什么作用。而在家庭中长大的宝宝，如果哭闹时通常都能得到回应，他们会比托幼机构中长大的宝宝更加爱哭，但如果哭闹有时得不到回应，宝宝就反而更加爱哭。根据约翰·霍普金斯大学的研究，对婴儿的啼哭做出经常而迅速的回应，能够使看护人和婴儿之间建立起更加牢固的依恋关系，其结果比有意无意地不给予回应要好。有时你可能无法安抚宝宝，这时不得不让他发泄一下，但不要让这变成经常性行为。

据《从出生到 3 岁：婴幼儿能力发展与早期教育权威指南》

① 美国儿童心理治疗师迪莉斯·道斯的《夜未眠：帮助失眠的婴儿及父母》一书中对此做了详细的解读。

我们应该明白，面对宝宝的哭，也是要分情况的。

家长不能做到的：任何情况下都安抚得住宝宝。

家长能做到的：减少无法安抚的情况发生。

我们要做的是帮助、陪伴疏导孩子的情绪，而不是用成人的思维去要求孩子压抑情绪。

和睡相关的哭

和睡眠有关的哭闹也同样适用于上面说的“对哭的解读”。

下面就谈谈更细分的起因和应对。

起因 1：婴儿常常越困越兴奋，困在身体内积攒了一股强迫人清醒的力量，积攒到一定程度必然需要释放，而哭是常见的一种释放方式。

应对 1：试着用更理性的眼光看待哭，几乎所有的关于睡眠问题的书籍上都指出，哭是睡的一种办法，并非偶然。试图消灭“哭”这种本能会很难，效果也不好。

妈妈们的经历 *有时候抱哄宝宝他也仍然会哭，反而是让他哭几分钟后，再哄会容易，他一般哭 2 分钟就神奇地睡着了。*

起因 2：困的时候，宝宝脾气大，被激惹后容易哭。

应对 2：减少过度疲倦情况的发生，已经发生时，帮助宝宝分散注意力，避免硬碰硬。

起因 3：婴幼儿到一定的月龄，开始出现分离焦虑，开始怕黑，想玩、抗拒睡觉，哭泣是他们表达害怕和抗议的一种方式。

应对 3：给予宝宝情绪疏导，醒的时候多亲近，睡的时候适当抽离。

起因 4：夜惊、噩梦引起意识模糊的大哭。

应对 4：夜哭不止可以尝试叫醒。

如果你不学着分辨理解宝宝的不同哭声的含义，那他就会丧失这种利用不同哭声向你表达自己需求的能力，这些原本存在差异的哭声，到时会同化为一种高音量的警告式啼哭。要想安抚宝宝，你必须首先安抚自己，做 3 次深呼吸，把握自身的情绪状态，试着分析情绪产生的原因，并且最重要的是把你能感觉到的焦虑或气愤统统消除。父母需要观察自己的宝宝是如何茁壮成长的，并且稍稍退后加以辅助，但不能横加干预，不要一看到发生状况就急于上前提供帮助。

据《婴语的秘密》

自主入睡的一般理解

理想化的情况是从宝宝出生开始就尝试“迷糊但醒着入睡”，不要让宝宝过度依赖抱睡、奶睡。理想很丰满，现实却很骨感，常人可能会经历这些过程。

白天小睡：哭闹 → 吃着（或抱着走动）睡着 → 持续全程抱睡 → 醒了再喂一阵 → 继续睡。

夜间睡眠：哭闹 → 吃着（或抱着走动）睡着 → 继续抱着，过了半小时才敢放下 → 夜里醒来哭闹 → 继续吃奶 → 吃着睡着 → 重复几次至天亮。

宝宝到一定的年龄，家长由于自身精力问题，在哄睡上出现偏差，导致宝宝产生睡得短、睡得不好等问题，就有帮宝宝转变为自主入睡的需要。

入睡方式的改变是睡眠引导中最难的一环，对孩子、对家长都是考验，非睡眠时段需要更耐心的陪伴。

下面摘录的这段留言是想给大家一些信心。

妈妈们的经历 我的宝宝学会了独立入睡后，我发现他变成了一个安静的"天使"，他每次总是平静地入睡，笑着醒来，他不会哭！以前他夜醒多的时候，我前几次还能听见爬起来，后面太累常常"根本"听不见，现在我没有对他的哭声麻木，反而会比以前敏感。

国外很多书认为"孩子没有人陪、独自睡一个房间"才算自主入睡，但我认为这种说法并不适合中国国情，拿"独睡"这个标准去问中国的妈妈，多数人也很难接受。

我给自主入睡下的定义是：完成睡眠仪式，能够不依赖"吃至睡着""抱着走至睡着"等较强的外界帮助，主要靠宝宝自己完成迷糊到入睡的过程。

在本书之前，实现自主入睡的方法主要有：潘特丽温和去除法、抱起放下法、怀中哭泣法、渐进法、法伯法、哭声免疫法等。

下面是关于自主入睡的一些说明。

- 实现自主入睡对很多睡眠问题有改善作用，但未必能解决所有问题。
- 入睡方式的改变并不是必须的，宝宝没有能够自主入睡不等同于有睡眠问题，要具体情况具体分析。
- 所有方法均仅针对睡眠时段和睡眠问题，不是一种育儿法，不应扩展到日常互动中。
- 不同方式的实施过程、效果有所不同，但本质上都是打破原有的睡眠联想，改变孩子对入睡方式的预期，建立起新的入睡习惯。

本书中会重点介绍小土安睡法，这是我借鉴各种方法，结合众多中国妈妈的实践总结出来的。与以往各种方式相比，内容上更多考虑了不同月龄宝宝自身的特点，操作上也更贴合中国国情。

当然，婴幼儿有个体差异，一种方法未必适合所有家庭，对现存的其他方法，我也基于理解进行介绍、分析利弊，希望读者有充足的选择余地。[①]

小土安睡法

小土安睡法将复杂的睡眠过程拆解成三步：观察、安抚、放床。

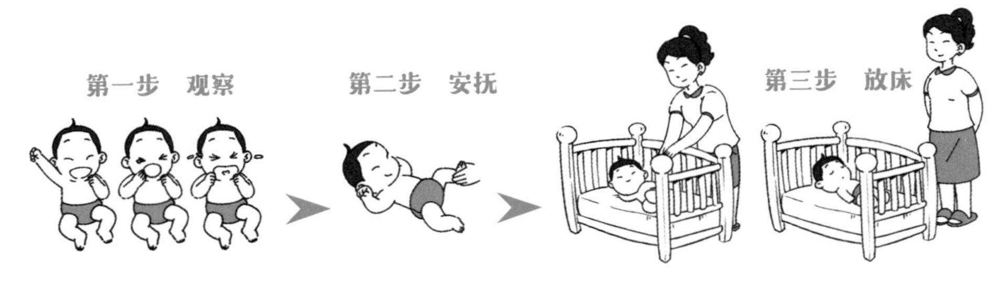

图 4-1 小土安睡法的三大步骤

小土安睡法的原理

1. 知识储备

熟悉各月龄段宝宝的基本特点、参考作息时间。应用本方法时，可结合后文抱睡、奶睡、小睡短、夜醒频等专题内容综合调整。

2. 方法原理

通过观察了解宝宝的需求，通过高质量的陪伴及运动，改善宝宝情绪、身体的舒适度。引导宝宝主要依靠自己的力量入睡，从而摆脱睡觉一定要始终抱着或者吃到睡着，必须用奶才能接觉的睡眠习惯。进而得以在床上入睡，减少入睡时需要的额外帮助，延长睡眠时间，减少夜醒次数。

① 其他方法介绍的内容仅代表个人理解，如需采用，请进一步查阅相关书籍。

3. 核心过程

睡眠仪式 → 迷糊 → 放床上 → 宝宝自己尝试小睡 + 家长少量安抚 → 睡着。

4. 实现关键

“迷糊时就躺到床上”和“减少干预”。假设熟睡状态为 10，清醒状态为 1，那么应该尝试在 7~8 时（眼睛刚要闭未闭，或刚刚闭上时）让宝宝躺到床上。这个界限有时很难把握，实在做不到可以退而求其次，在 0~3 个月时，待宝宝睡熟后再放到床上，可让较大月龄的宝宝多尝试在清醒时就躺在床上。

5. 方法的应用区间

改变习惯是个渐进的过程，这个过程中安抚逐渐减少，宝宝最终过渡到新的睡眠习惯，需要 2~4 周初步完成整个过程。

6. 不同月龄的预期

网上疯转的总是，一首催眠曲或一个会唱歌的安抚物用几秒就能让宝宝安睡的神奇故事。这样想无可厚非，只是养育无捷径，寄希望于可遇不可求的奇迹，往往事与愿违。小土安睡法的应用也是如此，期望过高容易受挫，导致信心缺乏，计划无法执行。所以要建立合理预期，不过度焦虑，也不轻言放弃。

7. 特别提醒

对宝宝来说，改变入睡习惯是很大的变化，在改变期间容易产生情绪波动。因此在非睡眠时段，家长应尽量多陪伴宝宝，缓解情绪，尽量让他开心。人在情绪好时，对变化的接受度和容忍度都会提高，有利于打破旧习惯，建立新习惯。

婴幼儿个体差异很大，没有一种方法可以解决所有人的所有问题。家长在应用本方法的过程中，在坚持之余，可以结合宝宝的具体状况做出调整。

小土安睡法的实际操作

1. 小土安睡法操作姿势示意

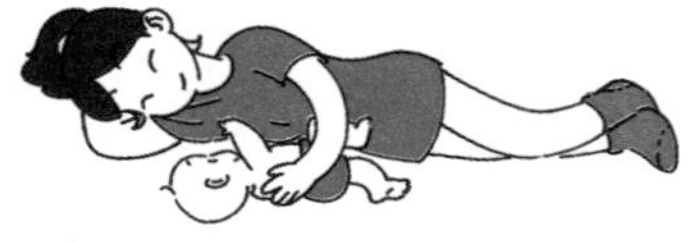

● 对面位

妈妈和宝宝面对面，妈妈的手可以放在宝宝的后背、头部、肩部。适用于喜欢拍睡的宝宝。

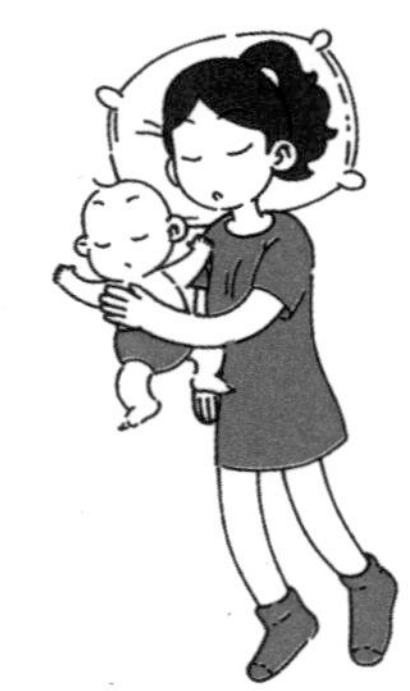

● 躺搂位

和“靠背位”类似，区别是宝宝仰面，常用于夜间安抚。这种姿势比较方便按摩宝宝的头部、脸部。

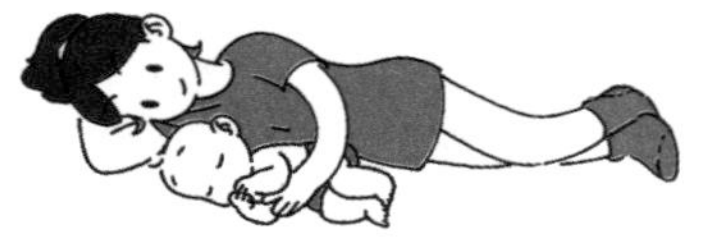

● 靠背位

宝宝后背贴着妈妈前胸，便于妈妈握住宝宝的手、环抱住宝宝的身体。适用于常发生惊跳反射的宝宝，也适用于宝宝接觉时。

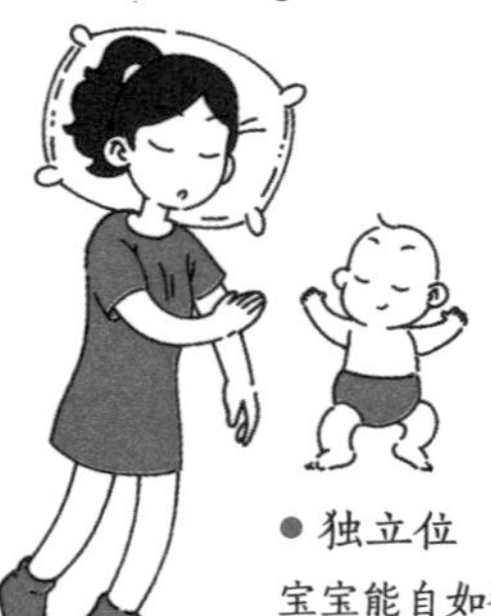

● 独立位

宝宝能自如翻动后，对身体接触往往较为抗拒，此姿势可以给宝宝更多自由空间，妈妈、宝宝的相对位置独立。

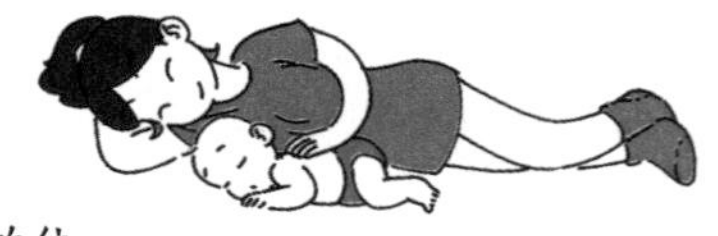

● 俯拍位

不少宝宝学会翻身后，喜欢趴着，妈妈的手臂可以轻拍宝宝的后背。

▲示意图以大床睡时为例，小床睡时同理，但一般为家长站在床边弯腰操作。

图 4-2 操作姿势示意图

2. 小土安睡法在宝宝 0~3 个月的实际操作

本节介绍安抚宝宝睡觉的过程，可借鉴一些细节和技巧来缩短入睡时间和降低入睡难度，让宝宝尝试自主入睡，但无须强求。此时宝宝的睡眠能力尚未成熟，别给自己和宝宝太大压力。

① 白天小睡时

步骤 1 观察

- 结合睡眠信号、醒睡间隔等，判断宝宝睡眠的时机。

步骤 2 安抚

- 配合“小土安抚技”，开始睡眠仪式：拉窗帘、铺床、换睡衣、换尿不湿等。
- 打开催眠曲、白噪声，或真人开始发声。
- 用襁褓将宝宝的手臂包裹好。
- 将宝宝抱起。
- 宝宝如果烦躁则可以抱着他有节奏地走动、摇晃，配合拍动背部或臀部，可以让宝宝身体有小幅轻微活动。
- 如上述安抚仍无法使宝宝平静，可引入安抚奶嘴。

步骤 3 放床

- 通常 10~15 分钟后，宝宝情绪趋于平缓，当宝宝身体变软，眼神迷离但尚未完全睡着时，把宝宝抱至睡觉位置。
- 尝试放下宝宝，让宝宝臀部先着床，之后缓缓放下头部，避免急速下坠感激起宝宝不适。宝宝睡着后可以不着急离开，先观察一下。

步骤 1 的要点：如果宝宝比较难安抚，可以提前 10~20 分钟做准备；睡眠信号不止打哈欠一种；对于易发生胀气哭闹的宝宝，趴在妈妈身上也是比较好的安抚方式。黄昏时，如果宝宝很闹，可以用推车带宝宝出门，推车上可能更容易入睡。

步骤 2 的要点。首次尝试“放下睡”时，所需的安抚时间可能会比 10 分钟更久。尝试把变化提前告诉宝宝，让他有心理准备。白天清醒时也要多陪、多抱，让他多运动（尤其是宝宝坐转转圈、摇椅等），让他感到高兴和舒适，增加他的安全感。

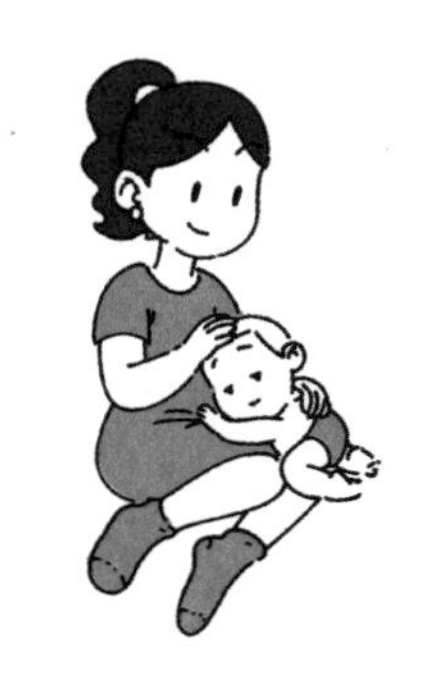

图 4-3 睡前玩耍

在做每件事情时，都向宝宝介绍，比如可以温柔地告诉宝宝“宝贝要准备睡觉啦”，“妈妈把窗帘拉上挡挡光”，“妈妈在铺床哟”，“妈妈给你拿睡衣换上”，“啊呀，尿不湿满了，我们换个新的”，等等。别以为宝宝什么都不懂，他们具有交流的天赋，坚持沟通，宝宝也会慢慢了解你的心意。

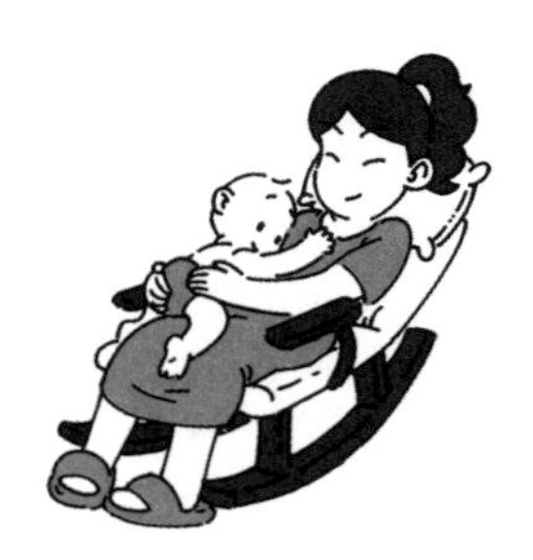

图 4-4 睡前安抚

在睡眠环境的设置上，在宝宝尚未建立起昼夜分别时，白天睡觉时，屋内不要太暗。在催眠曲的选择上，每个宝宝的喜好不同，家长需要坚持不懈地尝试寻找，也可以选择播放雨声、风声、商场人群声等白噪声混音。

通过吮吸帮助宝宝放松。0~3 个月的宝宝，无须卡点喂养，如果他饿了，睡眠仪式中可以加入喂奶环节。安抚奶嘴要在没有乳头混淆风险后才可引入，如果宝宝不喜欢，可以尝试多种。如果宝宝喜欢吃手，可在裹襁褓时仅包住手臂，把手部露出。

通过不同的移动方式和抱姿帮助宝宝放松。爬楼梯、上下蹲起、坐着颠瑜伽球、坐摇椅、包背巾等都能起到类似抱着走的效果。胀气哭闹的宝宝，还可在裹襁褓前采用飞机抱、按摩等方法帮助他排气。在抱姿的选择上根据宝宝喜好，竖抱横抱均可，须注意支撑好宝宝的头部。

在安抚音的设置上，为了达到吸引宝宝注意力的目的，安抚音一般要略高于哭声。“xi”“xu”“shi”“en”等都属于安抚音，音量、节奏可随宝宝情绪的起伏做相应调整。

轻拍。宝宝情绪烦躁时，可适当加大力度和速度，情绪缓和可适当减缓。

使用襁褓。使用襁褓可以缓解惊跳反射对睡眠的影响，这这对于小月龄宝宝比较有效果，大家不妨试试看。

步骤 3 的要点：放下之前和宝宝打声招呼：“宝贝，做好准备，妈妈帮你躺到床上去。”

放床的注意点，包括如果没有裹襁褓，放床的过程中可以将宝宝搂紧，避免激起惊跳反射。对于放下就惊醒，继而哭闹的孩子，可以采用半搂式放下，即将宝宝的身体放床后，家长的一只胳膊仍放在宝宝脖子下面，宝宝上半身仍维持抱姿，等宝宝进入迷糊状态后再抽走胳膊，将宝宝完全放在床上。

如果放小床，拍背部会比较困难，可以侧着身，一手扶住宝宝肩部，另一只手放在宝宝臀侧部，两手交替用空心掌快速轻拍，类似拍手鼓，待宝宝情绪平稳后可以用一只手稳住宝宝，另一只手拍动。如果是带有摇篮功能的小床，则可以一手拍，另一手轻摇小床，有时拍床也是可行的。

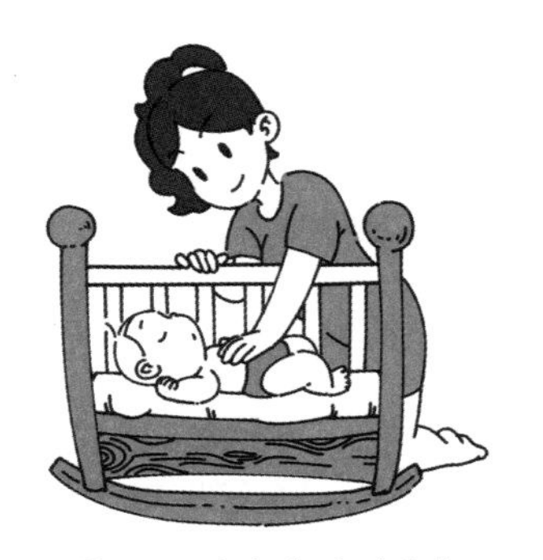

图 4–5 放小床后的安抚

如果放大床。可在放下时顺势侧身躺在宝宝身旁，采用“对面位”“靠背位”“躺搂位”均可，家长可以借助上臂环绕宝宝。在轻拍过程中，家长可闭目养神，减少与宝宝对视。如果采用“对面位”，可将宝宝的大腿曲至腹部，让他模仿在子宫内时的蜷缩姿势，以增加他的安全感。

放床后，可以将安抚物（要注意安全，避免玩具捂住宝宝口鼻）放在宝宝旁边。能够发出柔光和音乐的安抚物比较受宝宝欢迎。

如果只用少量的帮助就可以使宝宝平静，则无须过多安抚。为了避免婴儿猝死综合征，睡着后应将宝宝放至平躺。

② 小睡接觉时

如果小睡中间醒来重复抱起安抚的步骤，坚持几次效果仍不理想，可尝试在醒前 5 分钟提前拍拍宝宝，甚至提前抱起他缓慢走动后再重新放下；如果做不到醒着放下宝宝，可以将他哄至睡着后再放；遇上宝宝饿的情况，妈妈还可以喂一顿迷糊奶。

接觉类似于重新哄睡，需要的安抚可能比入睡时的还多，短期靠运气，长期靠耐心。头几次先尝试原地接觉，实在不行再抱起接觉，已经接上几次觉后可尝试减少接觉时的帮助。如果接觉特别困难或者宝宝醒来时状态好，也可以不接觉。

③ 夜间入睡时

夜间哄睡和白天哄睡过程类似，要注意的是，夜间入睡是白天和夜晚的分界线，睡眠仪式、睡前安抚都需要更长的准备时间。

可进行睡前密集哺喂。晚间入睡前后，宝宝可能会不止一次吃奶（间隔短于白天吃奶的），不要等宝宝已经很困了才喂。夜间吃到睡着是比较常见的，当吮吸节奏明显降低时，妈妈就要尝试取出乳头，宝宝吃完奶如果已经睡着，可以借鉴白天小睡的步骤进行放床。

可进行睡前亲密互动。如果宝宝睡前显得比较烦躁，那按摩既能帮助宝宝放松身体，又能增进亲子感情，是比较好的睡前互动。眉心、头部、手、脚、腹部都是按摩效果不错的部位。

宝宝入睡后，继续轻轻按摩宝宝的身体，能够减少他睡后很短时间再醒的情况。坚持给宝宝进行身体的按摩，对他的成长和睡眠都很有帮助。如果新的睡眠方法让宝宝出现情绪波动，可以边按摩边向他解释缘由。

宝宝夜间入睡后 30~45 分钟就醒，可以安抚，喂一些奶让宝宝继续睡，而不是让他起床。

最好同步睡眠。妈妈最好能够先洗漱完毕，把家务事处理完毕，这样才能安心享受一天之中和宝宝最后的相处时光。照顾小婴儿很辛苦，宝宝睡，妈妈也一起睡，同步睡眠才能保持体力。

④ 夜间醒来时

宝宝在睡眠中有轻微声响时，家长先观察几分钟，如果宝宝不是真的醒来，家长就继续睡。

宝宝哭声很大无法自己平静时，家长要尽快响应，确定是要吃奶就抱起喂，尽量让宝宝保持清醒，多吃一点儿，宝宝吸吮频率降低时就停止哺乳，拍嗝后再把他放在床上，不要久抱。放下后，如果宝宝不醒就不用特地去轻拍，减少互动、干扰。如果宝宝放下就醒，也要先观察几分钟，看宝宝是否能自己睡过去。如果宝宝自己尝试失败，可以参考白天小睡中介绍的技巧安抚宝宝，尽量保持夜间睡眠的完整。

清晨四五点钟排便后，要及时清理，保持环境安静，宝宝有可能还会睡回笼觉。

需要注意的事，包括白天、晚上喂奶的方式和环境要稍做区别，让婴儿逐渐建立起白天吃完要继续玩一会儿，而晚上吃完是要继续睡的昼夜分别。夜间可以夫妻分工，由爸爸负责把宝宝抱起给妈妈喂奶，然后再由爸爸拍嗝、放下。夜间醒来的应对技巧还可以参考后文频繁夜醒部分。

最后再次提醒，小月龄宝宝身体状况复杂，背巾睡、推车睡、抱睡、奶睡是这个阶段常见入睡方式，很难完全避免。

如果宝宝对小土安睡法接受度较高，应该保持信心，耐心坚持。如果发现宝宝接受度差、安抚效果不好，请不要勉强，可以采用你觉得能帮助宝宝的方式优先保证他入睡。

总之，在小月龄阶段对入睡方式不用太过纠结，毕竟我们希望的是妈妈宝宝都更舒适，放松的妈妈才有快乐的宝贝。

3. 小土安睡法在宝宝 4~9 个月的实际操作

本阶段的合理预期：此阶段婴儿夜间睡眠能力逐渐成熟，小睡也出现延长的趋势，可尝试改变“持续抱睡”“奶到睡着”的睡眠状态，并进一步尝试自主入睡。此阶段即便实现自主入睡，接觉可能仍需要稍多的辅助，可以控制夜奶次数在合理范围内而非力求完全消除。

入睡过程中，共通的部分可参考 0~3 个月的实际操作，以下主要描述一些不同之处。

① 白天小睡时

步骤 1 观察

- 结合睡眠信号、醒睡间隔等，判断睡眠的时机。

步骤 2 安抚

- 配合小土安抚技，开始睡眠仪式：拉窗帘、铺床、换睡衣、换尿不湿等，打开催眠曲或自己给宝宝唱歌。
- 宝宝如果烦躁哭闹，妈妈可以抱着宝宝有节奏地走动，配合拍背，不急于哄睡，只是尽量让气氛轻松起来。
- 竖着抱宝宝，让他看一些房间内摆放的物品，将注意力从烦躁和哭闹中转移。
- 如果宝宝仍无法平静，允许宝宝哭一会儿，再尝试分散他的注意力。

- 可以用安抚奶嘴帮宝宝平静下来，此阶段还未接受安抚奶嘴的宝宝则无须引入。
- 安抚 10 分钟左右，可尝试将宝宝放到床上。
- 如果出现抱着也打挺、哭闹的情况，就早点放下宝宝。

步骤 3　放床

- 在第一次放下时，尽量在宝宝迷糊时就把他抱至睡觉的地方放下，不要等他完全睡熟才放。
- 放下后，继续帮助宝宝放松，维持他迷糊的临睡状态。
- 放床后，宝宝可能会哭闹，可顺势让宝宝侧身，如果宝宝对躺着比较反感，多转移他的注意力，避免激怒他，可以握住他的手按摩、和他做小游戏（用手蒙住脸再突然拿开）等，这些温和方式能吸引他维持躺着的状态，减小身体的动作幅度。
- 放下后可以尝试几分钟，这期间可以用言语、轻拍等方式安抚。
- 10~15 分钟后，宝宝一般已进入正式的睡眠阶段。第一次尝试时耗时可能会超过半小时，这期间宝宝可能会有情绪性大哭，妈妈别乱了阵脚，要耐心安抚。
- 如果超过 15 分钟，宝宝既没有睡着，情绪也没平缓，则可以重复步骤 2，抱起宝宝重新轻轻走动至他迷糊后尝试放下。
- 如果再次哄睡失败，但宝宝情绪有所缓和，则可继续尝试哄睡。如果宝宝情绪激烈反弹有被激怒之感，停止尝试，可以抱至他睡着再放或终止此次小睡。
- 宝宝眼睛闭上后，可以将手放在宝宝身上，或者拿开，继续观察，也可以对他进行睡后按摩。
- 如果睡着之后一个周期没到（比如 5~10 分钟）就醒，要及时安抚或尝试继续轻拍，但如果再次出现一会儿就醒，可回到步骤 2 重新哄睡。

步骤 1 的要点：这个阶段可能出现无睡眠信号，或者临睡反而越玩越兴奋的情况，家长需注意观察，及时哄睡。

步骤 2 的要点：减少喂哺次数。4~9 个月宝宝的胃容量，已经增加到能够支持 3~4 小时间隔的喂养，需要减少吃到睡的情况。如果宝宝已经饿了，可以在睡眠仪式前喂奶，拉开他的吃睡间隔。

优化睡眠环境。这个阶段，宝宝对外界事物的兴趣增加，小睡时可将窗帘拉上，暗一些的环境有利于他平静下来，过渡到睡眠状态。这个阶段，不少宝宝已经不再喜欢白噪声，可以用一些宝宝喜欢听的音乐替代。

保持沟通。入睡方式的改变其实是改变宝宝对怎么入睡的预期，所以让他知道你想干什么，把即将改变的信息明确传达给他很重要。在做每件事情时，坚持向宝宝解释；在不清楚宝宝需求的时候，可以猜测他的需求并询问，被猜中时宝宝的反应很可能是不同的，坚持这样的沟通会有利于减少亲子之间的沟通障碍。

应对抗拒睡眠的现象。由于自主意识增强，有的宝宝会出现对睡眠仪式抗拒，听到“睡觉”二字就生气的情况，可以将仪式从简甚至撤销，避免营造出立即要睡觉的气氛，减少宝宝的对抗情绪。

帮宝宝控制身体，学会放松。这个阶段，宝宝已需脱离襁褓，如果出现四肢不受控的情况，可以抱久一点，待到他迷糊时再放下，并在放下后继续压住宝宝的手部。这个月龄的宝宝通常更喜欢竖抱，横抱反而容易哭闹。

应对抱着打挺。妈妈可以温柔地告诉宝宝“趴在妈妈肩上”，或者直接把宝宝放在床上尝试入睡，或者等一会儿再抱起来。

控制摇晃力度和时间。比 0~3 个月时减少一些，可以坐在床上，让宝宝趴在肩头，轻轻地拍他的背或摇晃他。

睡前宝宝可能会吃手，也可以给他准备安抚巾、牙胶（注意牙胶可能容易掉，一掉情绪可能反弹）等。

首次“在床上睡”的尝试，可能要半小时左右，妈妈要有心理准备，不要急躁。

步骤 3 的要点：放下的过程中将宝宝搂紧一些，尽力控制他的四肢，将他放至侧躺位或趴位。

为避免宝宝出现放下就哭闹的情况，放下之前和宝宝打声招呼：“宝贝，妈妈帮你躺到床上去哟。”如果宝宝表示不满，可告诉宝宝“睡觉要在床上的呀”之后隔一两分钟再尝试，也可在宝宝情绪尚未失控时就放床。

如果宝宝在放下时已经睡着，可以尝试在放下后将宝宝轻微唤醒，给宝宝确认睡眠环境和重新入睡的机会。如果宝宝已经过度疲劳或者易被激怒则不要采用这种方法。

应对放下就玩。可以让宝宝玩一会儿，待他烦躁时再抱起，或三分钟后再抱起。抱起之后，等宝宝犯迷糊时再放下。可以让宝宝趴着、翻身、爬，给宝宝抚触按摩（如用拇指按摩眉心、耳朵，用手指梳头）。如果宝宝玩兴正浓，在保证安全的前提下，妈妈还可以离开房间干一些别的事情，等宝宝哭闹了再回来继续哄睡。下次可提前做睡眠准备，把玩的时间预留出来。

应对放下就翻身。可以尝试迷糊一点儿再放。翻身抬头或者是放下就来回滚翻的情况，可以让宝宝尝试翻几下之后，经过宝宝同意，再抱起帮他重新躺好，并告诉他：“宝宝刚才翻身了，妈妈帮你重新躺一下。”

应对放下就爬走、坐起。可以把爬走、坐起的宝宝抱回来重新躺好，帮助他控制自己的身体，可能需要反复几次，他才会真正躺稳。

应对宝宝情绪失控。网上常流传的只用几分钟哄睡宝宝的视频、绝技，其实并不出奇。因为婴儿的注意力比较容易分散，宝宝前一秒瞪大眼，后一秒就睡着的现象也很常见，妈妈要有信心，并有所坚持。还可以尝试逗着宝宝玩一会儿，分散他的注意力，或者重新抱起他走动安抚。

应对宝宝抗拒身体接触。越拍宝宝越烦躁，则不要硬拍，减少身体接触，站着或者躺着陪同即可。

在陪伴过程中，你可能会产生厌恶宝宝或者烦躁的情绪。这时需要先处理自己的情绪，让自己冷静下来。比如可以把宝宝放在安全的位置，交给家人照顾，和宝宝打声招呼："妈妈情绪不太好，去洗手间洗把脸冷静一下，等会儿再回来找你。"等自己心情平复后重新开始陪伴入睡的尝试。

为了避免婴儿猝死综合征，不会翻身的宝宝睡觉时要有人在一旁监护。另外，一定要将睡着后的婴儿放至平躺。如果宝宝已经能够来回翻滚，那么在入睡过程中即便翻为趴睡、侧睡，窒息风险也会大大减小，平放后，若宝宝自行翻滚至侧睡或趴睡则无须重置，但家长一定要保证床上没有毯子、枕头等可能造成窒息的物品，并在一旁看护宝宝。

② 小睡接觉时

步骤：如果宝宝小睡中间醒来，可以试试进行原地安抚或短暂抱起，如果效果不理想，可尝试在他醒前 5 分钟提前轻拍，甚至提前抱起轻微走动，再重新放下。

接觉成功几次后，可以尝试不接觉，看宝宝是否已经能够自己完成接觉。

在集中改变入睡方式期间，接觉的尝试时间比日常哄睡的要长，如果超过半小时可以放弃，但下次仍要接着尝试，意图是培养睡得长的习惯和稳定的生物钟，让宝宝逐渐知道，睡醒后仍要接着睡。先尝试按入睡方式接觉，如果坚持一周仍然接不上，可能是因为宝宝生理尚未成熟，无法自己接觉，可尝试先抱起宝宝，等他迷糊时再放下的方式接觉，或者暂时放弃接觉。

在非集中调整期，如果宝宝醒后精神状态不错，则不必强求他接觉，尝试几分钟失败后，可以让他直接起床，避免引起他的情绪问题。

需要注意的是，在本阶段早期，白天小睡周期仍比较短，接觉会比较困难。可以先改变夜间睡眠的情况，待夜间睡眠稳定后再逐渐改善白天的睡眠，二者并非一定要同步。

③ 晚间入睡时

夜间入睡是白天和夜晚的分界线，方式参照白天的，但睡眠仪式、安抚的时间都需要更长。

吃睡前奶。夜间入睡前后，宝宝可能会不止一次地吃奶，这个阶段如果给宝宝高频率喂奶，他可能会形成依赖奶睡的睡眠联想。因此，夜间入睡前，尽量喂完奶后拔出乳头，留出短暂的清醒时间让宝宝完成入睡过程。继续坚持给宝宝进行身体按摩。

选择夜间入睡时间。7 点较为理想，通常不要晚于 8 点。

取消黄昏觉期间，需要将夜间入睡时间提早 1~2 小时。

宝宝半小时还没有睡时，可以再回到步骤 2，进行一些基本安抚。

宝宝夜间睡 30~45 分钟就醒。可以安抚，喂一些奶让宝宝继续睡。

④ 夜间醒来时

如果宝宝在睡眠中发出轻微声响，不要干扰宝宝，家长继续睡即可，不是故意不理，而是真的睡。

宝宝只是带着哭腔翻滚时，家长要避免身体接触，先观察几分钟，再参照下文选择处理方法。

应对翻身翻不过去，坐或站后不躺下却大哭。刚会翻身但还不会趴睡的宝宝，在夜间容易一翻就醒，醒来就抬头，随之惊醒大哭。此时，可以告诉宝宝把头低下来，及时帮助宝宝复位，并在白天帮他练习翻身。如果宝宝醒后坐起或爬走，告诉宝宝要躺好，同时帮助他躺回去。白天也需帮宝宝多加练习，让他知道坐起后应该如何重新躺好。

在集中改变入睡方式期间，对于确认不饿的夜醒，装睡不回应，观察几分钟。宝宝实在无法睡过去时，可以轻拍他 5~10 分钟。轻拍后宝宝仍然无法入睡，情绪失控时，可将宝宝抱起，然后换个位置重新躺下，整理一下他的衣物等，进行短时间重置，之后视情况抱哄或者喂奶。

平时夜间，宝宝确实饿了，妈妈要及时响应，喂饱，但喂完不要久抱。在确保安全的前提下，本阶段如果亲喂可以酌情躺喂（奶瓶喂养则仍需抱起），避免宝宝彻底清醒，保持夜间睡眠的完整。本阶段要控制夜奶次数，通常 1~2 次夜奶不容易引起频繁的夜醒问题。夜间醒来继续睡比白天时的难度小，所需的辅助也更少。放下不醒则不用特地轻拍，减少干扰。

需要注意的是，这个阶段影响睡眠的因素复杂，宝宝出现睡眠倒退，或者有几天睡得少都是正常现象，家长不要太过焦虑，更不可在倒退期间采用大幅度摇晃、奶睡等激进手段，不惜一切让宝宝入睡。晚间仍可继续实行夫妻分工，由爸爸负责前半夜，妈妈负责后半夜。白天丰富的活动、充足的进食量是夜间安睡的基础。出于安全考虑，1 岁前婴儿都需要仰面入睡，但如果孩子已经能够灵活自由地来回翻身，则无须对夜间趴睡进行干预（同时避免婴儿床上有柔软的会增加窒息风险的物品），一些孩子趴睡时能睡得更长、更稳。

4. 小土安睡法在宝宝 10 个月以后的应用

很多宝宝在这时已经学会了扶站，而生理设定中，人在站立状态是很难入睡的。此阶段也是分离焦虑的高发期，此时采用放任哭泣的方法，宝宝往往会出现严重哭闹，家长事倍功半不说，还有可能引发宝宝长期的情绪问题。因此，小土安睡法是本阶段更适合的选择。

此阶段的宝宝理解力已有很大提高，沟通的作用大大增强，如果能通过沟通让宝宝接受改变，自主入睡的难度也就会随之降低。

① 白天小睡时

由于小睡的能力已相对成熟，如果从这个阶段开始尝试改善他的睡眠，可以白天晚上同步入手。可以通过讲故事、做夸张动作等方式吸引宝宝的注意力，控制他身体的活动范围，使他渐渐平静下来。这个过程中可能要反复帮宝宝重新躺好，可以短时间原地竖抱，整理衣物，拍拍背。注意：此时的抱不是为了哄睡，而是简单的重置。

② 夜间入睡时

这个月龄段不常有打哈欠这样直接的睡眠信号，可以按照时间点安排入睡，在入睡时间前 1 小时左右要做好睡觉的准备，内容可以包括但不限于洗澡、换睡衣、刷牙、和爸爸妈妈一起读绘本等。有的家庭有睡前聊天的习惯，可以提前关灯，陪孩子躺在床上一起回顾一天所经历的事情，引导孩子“抒发”自己的情绪。

如果到睡觉的时间，宝宝还爬着到处玩，可以先温柔地提醒他，多次提醒无效后可以严肃认真地告诉他：“不许乱动了，乖乖闭上眼睛！”让宝宝明白，确实到了要睡觉的时候了。

关灯后家长如果陪睡，可以闭目养神，尽量装睡，宝宝起初翻来覆去，一般会在几至十几分钟后睡着。如果十几分钟后宝宝还没有睡着，那就要找找原因了，可能是他的衣服穿得不舒服，需要重新整理衣服，或者是他要喝水。满足宝宝需求后可以帮他重新躺好。

如果宝宝习惯吃着奶入睡，关灯之后他会哭闹要求喝奶，此时需提醒宝宝，刚刚已经喝过了，喝奶睡觉是以前的方式，现在“奶精灵”飞走了。

如果宝宝哭闹严重，妈妈可以和宝宝讲道理，分散他的注意力，温柔地坚持不喂奶。还可以适当延后入睡，等宝宝困意足一些的时候再尝试入睡。

③ 夜间醒来时

宝宝夜间醒来哭闹要喝奶。此时，他仍处于迷糊状态，家长尽量不应答，且要避免身体接触，如果宝宝已经站立起来，那就帮助他躺好，提醒一下已经发生的变化，从思想上让他接受夜里不用吃奶也能重新入睡的事实。

应对宝宝哭闹严重。如果宝宝有无法停止或减弱哭闹的趋势，可以开灯，把他抱出房间进行唤醒，等宝宝情绪平复再重新尝试让他入睡，也就是牺牲暂时的睡眠量，换取对新的入睡方式的适应和接受。注意：一旦已经开始执行睡眠改善措施，即便让宝宝暂时少睡一些，也尽量不要恢复原先的方式（喂奶或者抱哄），避免引起宝宝的疑惑。

天热或是室内比较干燥时，可以在床头准备一杯水，宝宝醒来时，给他喂点儿水之后再帮他重新躺好。

5. 技巧汇总

① 尝试时机

在宝宝情绪不错的时候进行尝试，宝宝心情不好或者已经出现了对抗的情绪时就不要勉强。首次尝试之前，安抚要充分。

② 宝宝心情好 + 运动足 + 少干预

有时候，妈妈只注意到了要减少干预而忽略了前两条，发现不干预宝宝，他就没办法入睡，这造成宝宝和妈妈都很有挫败感，整个过程中，宝宝哭闹也格外严重。建议在方法执行期间，至少比平时多 1~2 小时的非家庭内活动时间，多陪宝宝玩他喜欢的游戏，尽量让他保持心情愉悦。

缺乏运动的宝宝好比鼓鼓的气球，小心翼翼都无法稳住，而充分运动后，宝宝就不容易“弹起”了。

③ 尝试沟通

让宝宝了解你的意图，试着去解读他传递出的信息，这很关键。

妈妈们的经历 宝宝6个月，在改变入睡方式过程中，宝宝的哭声经历了不同声调的改变，我似乎可以听出他不同的诉求：不明白这是干什么、委屈的哭，不习惯没有乳头，难受到哭，气急败坏的哭，哭得太厉害停不下来的哭，累得受不了又放松不下来的哭。针对不同的哭声，我会说些不一样的话，用不同的力度拍宝宝的背，指导思想是声音保持镇定和温柔，不要带着“哎呀，宝宝你受罪了”之类的不舍得，也不完全是充当白噪声，更多是在一小波哭泣停止时开始说，把哭当成他的表达，和他对话。这对宝宝的影响可能不大，他不一定能听得懂，但确实能帮助妈妈保持冷静。妈妈的冷静非常关键，稍微抽离些才能听出哭声的变化，不会心烦意乱。

④ 限制身体活动

婴儿在疲倦时容易兴奋，肢体活动也会异常活跃，而身体不受控时就不容易进入睡眠状态。对此，不同月龄有不同的处理方式。

在0~3个月时，可以用襁褓限制住身体，减少肢体活动对睡眠的干扰。

4个月后，可以用握手、按手臂、搂住等方式辅助，也可以用在宝宝手心画圈、握住他的手放在你的脸上等充满爱意的小互动，来减少宝宝对睡眠的抗拒。

宝宝会站后，可以用分散注意力，甚至做游戏等方式吸引宝宝缩小活动范围，尽量不让他感受到要立即入睡的压力，避免他升级为直接的身体对抗。限制活动会引起宝宝哭闹，但这种哭闹的时长一般在10分钟以内，当能量释放掉后，哭声会减弱，宝宝身体随之放松，并进入临睡状态。

⑤ 分散注意力

玩具（拨浪鼓、摇铃）、夸张的声音（响指、笑声、拍床声、有节奏的音乐声）、肢体动作（广播体操、点头、抬头）等都能吸引宝宝的注意力，使他跳出睡前大哭的状态，保持情绪平稳，这需要妈妈耐心多尝试，前文有详细介绍。

⑥ 场景再现

如果宝宝被突然的改变惊吓到，或者在翻身时受惊，可以尝试在他清醒的时候进行练习，为他讲解小土安睡法每一步的缘由，使他增加宝宝的理解，使他减少抗拒。

⑦ 递进式安抚

宝宝被抱着都会打挺、哭闹时，不妨在睡眠仪式结束后就在床上开始入睡尝试。这样既减少了宝宝直接的身体对抗，又能增加之后再抱起时的安抚效果。

持续轻拍效果不好时，可以尝试递进式安抚，或只在宝宝烦躁情绪明显加强时给予安抚。先尝试低力度安抚，无效之后再增加安抚力度。比如，一开始先用拍和声音，实在效果不好才抱，而不是一上来就抱。

打个稍不恰当的比方，在菜场买菜，对方开价 10 元，如果你希望 8 元买到，很可能要出价 7 元甚至更低，上来就说“8 元行不行”，那么最后的议价空间就只能在 8~10 元了。

⑧ 轮换式安抚

一种安抚方式无效时可以换另一种，如果每种都试了一遍还是不行，可以从头再试一遍，或许刚刚失效的办法又能发挥作用了。

⑨ 善用重置

宝宝醒来会翻会爬，家长需要帮助宝宝重新躺好，甚至重新开始哄睡。

在抱起宝宝时要告诉他你要做什么，如“妈妈帮你重新躺好”，“妈妈抱你起来转一下”等，便于宝宝接受和理解。

事情已经一团乱麻时（宝宝哭闹完全无法安抚，也停不下来时），不要在“乱麻”中试图破解，可以用重置的办法重新开始，快刀斩乱麻。要注意的是，重置的抱和抱睡的抱是有区别的，重置过程中可能会需要抱宝宝，但这种抱是短暂的，抱睡的抱则是长时间的，二者目的和应用均不同。

⑩ 延长最长连续睡眠时间

小土安睡法在夜间的实际操作，应尽可能保证睡眠的完整性。如果宝宝的睡眠已经稳定了一段时间，比如连续睡 5 小时不醒，排除特殊原因外，应该坚信宝宝睡眠过程中不饿，减少在这个睡眠阶段中的干预，并逐渐延长这个最长的连续睡眠时间。

比如：晚 7 点入睡，第一顿夜奶在 12 点的宝宝，妈妈可尝试在 12 点宝宝醒来时先装睡，观察几分钟，发现宝宝无自行睡去的迹象，再拍拍，抱起重置，仍无法安抚再进行哺乳，其他夜奶照常。宝宝第二天仍在夜里 12 点醒来时，妈妈做同样操作，观察几天，看宝宝醒来的点是否已经推迟至凌晨 1~2 点，他的最长连续睡眠时间是否得以延长。

⑪ 考虑宝宝的个性

如果是性格倔强、反应激烈的宝宝，可以由原先的抱着走并晃很久，到逐渐减少走动、晃动的频率，缩短抱的时间，用几天甚至十几天的时间从摇晃向动作幅度比较小的哄睡方式过渡，再逐渐尝试放在床上。

6. 常见疑问

① 小土安睡法应用的疑问

问：采用小土安睡法，一般多久能见效？

答：每种方法的效果因人而异，一般开始集中调整后应坚持至少一周。如果情况允许，可以视宝宝的接受度，将调整内容分解为更温和的步骤，调整期也就会延长至 1~2 个月。比如改变抱睡，不是由抱睡直接变为床睡，而是改抱走为抱坐，改抱坐为半搂，最后是在床上睡，每一步都用几天时间完成和巩固后，再进行下一步。

0~6 个月的宝宝，从难度比较低的睡眠入手，如夜间入睡顺利和稳定后，再攻克其他时段的睡眠，如白天小睡。6 个月以上，可以同步改善白天和夜晚的睡眠，家长依据宝宝的个性和原有的睡眠状况酌情决定。同步进行，效果可能更好，有利有弊。

婴儿会对所看到、接收到的信息延迟模仿，事发时，他可能没有反应，但不代表他没往心里去，可能要多经历几次他才能理解和接受。

问：大概会哭闹多久？

答：最初，哭闹一般持续半小时左右，个体有差异。不顺利的情况可能出现在首次尝试引导时，有 1~1.5 小时的哭闹，但一般来说调整睡眠顺利的话，第二天哭闹就会缩短到十几分钟，常见的反弹易出现在第三天和第五天。

问：小土安睡法是否更适合在大床上睡眠？

答：在大床上更易操作一些，但小床也并非不可以。

② 处理特殊情况的疑问

问：如果宝宝哭闹，我首先跟他沟通，但是沟通完他还是哭闹，需要怎么办？

答：有时候睡前哭闹是困导致的，安抚不了就不安抚，让宝宝通过哭来释放一下情绪。虽然这时沟通看起来无效，但可能宝宝已经听进去了，只是暂时还接受不了而已，下次再沟通时，难度会降低。

问：宝宝明明很困，但是放床上就兴奋了，不哄不睡，怎么办？

答：看着很困但放床就兴奋是比较高发的问题。建议将放床的时间稍微提前一点儿，等到开始闹觉才放床就有些晚了。但太早容易引起宝宝反感，家长的耐心也会受影响，家长要在实践中不断摸索，把握尺度。

问：在宝宝不是很困的时候就放床开始拍，然后他开始哭闹，我坚持继续拍，宝宝安静一下然后又哭闹，如此反复，最后实在哭得太大声就抱起来，一抱起来就睡着了。此时是该抱起来还是坚持不抱？

答：采用递进式安抚，可以抱，但睡着后就要放下，酌情而定。

问：感觉宝宝已经快要睡着了，情绪平稳，可就在最后一刻，他又开始大哭起来，一定要爬起来，不肯躺着，无法安抚，怎么办？

答：可能是由于不够困，尝试让宝宝再疲劳一些。如果在这种情况下还哭闹，可以增强安抚，以尽快入睡为原则，或者先停一会儿，过一会儿再尝试入睡。

问：哄半小时或 1 小时，宝宝还不睡，怎么办？

答：如果家长认为哄睡时间太长（具体时长因宝宝原有睡眠基础而有所差异），则需要从身体原因、入睡时机等方面重新排查。白天小睡哄的时间过长会导致又到了吃奶时间，或者困意已过，可以暂时放弃入睡的尝试，等待下一次睡眠信号。

③ 和具体月龄相关的疑问

问：宝宝 3 个多月，白天晚上睡前都要抱走摇，经常半小时以上。尝试小土安睡法，可她一困就大声地哭，需要坚持继续拍，还是抱起安抚？

答：可以在宝宝还没有开始发脾气之前就放床，另外如果哭闹严重，可以尝试抱起，但不要频繁，能坚持还是应先坚持。此外，在戒掉抱睡期间，要增加非睡眠时段高质量的陪伴和拥抱。

问：宝宝5个多月，哄睡全程需要一直按手，否则他很容易小手乱挥，突然惊醒。下一步如何培养他自主入睡和接觉呢？

答：在宝宝能够自由翻身之后，帮他尝试其他安全的睡姿，可以减少需要按手的情况。另外入睡比较容易之后，减少按手的时间，以陪躺装睡为主。在减少按手期间，宝宝可能会出现入睡时间延长的情况，这是暂时的，不用慌。

问：宝宝6个多月，靠吃手入睡，我们按住他的手后，他没法吮吸，反抗得厉害，怎么办？

答：吃手是宝宝的自我安抚，无须特意阻止。

问：宝宝8个月，不让抓胳膊，强按会剧烈反抗，频繁翻身及坐起，无法自己接觉只能奶睡接觉，怎么办？

答：放床后先不做任何反应，等宝宝哭闹一会儿，再看看他是不是容易放下了。哄不住的时候，过一会儿再安抚，有时反而会更有效。

④ 与反复相关的疑问

问：引导已经有效果了，但是睡眠状况突然反复了，怎么办？

答：集中调整期一般为一周，在此期间，需宝宝暂时牺牲睡眠量，来适应入睡方式的变化，固化新的入睡习惯。如果睡眠状况出现反复，宝宝哭闹严重，可放弃当次睡眠或倒回上一步，而不是直接倒退回原先的哄睡方式。比如设定10~20分钟的哭闹时限，之后宝宝的情绪还没有平复再重新抱哄或喂奶，但下一次睡觉时，依旧需要坚持同样的时间。

新的入睡方式建立并巩固，宝宝进入日常睡眠期后，可以在出现特殊情况时采用多种入睡方式，比如出门睡在推车或安全座椅上，偶尔抱睡等。

如果宝宝因为生病等原因产生睡眠倒退，一般2~3天后即要回调，如睡眠倒退的时间太长，则容易彻底反弹。

7. 方法的利弊分析

我以前刚接触睡眠知识的时候，觉得自己了解真相了，信心满满。随着接触的内容、案例越来越多，我反而有些迷茫，明白没有“一刀切”的真理。小土安睡法和所有方法一样，也存在优势和弊端。

① 方法的优势

简而言之，小土安睡法就是拍睡、陪睡、装睡相结合，它的优势如下。

- 家长在陪伴并帮助孩子入睡时可以躺着进行，相比抱哄，更节省体力，也避免了宝宝长期依赖奶睡可能产生的频繁夜醒。
- 由家长陪伴宝宝度过改变过程中的哭闹时光，尤其在分离焦虑期，避免哭泣、独处可能对宝宝的情感造成的伤害，也减少了反复抱放带来的宝宝和家长双重的情绪崩溃。
- 方法简明，细节丰富，家长有较大的自主调整空间，相比其他方式更易被老人接受。
- 小土安睡法在白天小睡和接觉上相对其他方式有优势，成功率更高。

② 方法的弊端

小土安睡法是从实践案例中总结的方法，还在完善中，同时相对温和，劣势如下。

- 比较耗费时间，见效相对慢一些，更考验家长的耐心。
- 可能需要持续陪睡，要注意让宝宝适应不同的人，适应逐渐减少的陪睡。

在研究婴儿睡眠的过程中，我无时无刻不感受到共性，也时刻在感受个体差异。我想说的是，没有什么方法能够一揽子解决所有问题，没有什么事情能像变魔术那样立竿见影，耐心恒心才是成功的法则。

下面介绍一些其他的方法，供读者参考借鉴，更多内容请查阅方法对应的原著。

潘特丽温和去除法

伊丽莎白·潘特丽在《宝宝不哭之夜间安睡秘诀》一书中，介绍了潘特丽温和去除法，用以减少含着乳头睡觉的情况。

第一步：宝宝醒着并且起劲吃奶，吃着吃着慢慢闭上了眼睛，并且吮吸速度慢下来；你慢慢移开乳头；宝宝张着嘴向你移动，寻找乳头。

第二步：你托住宝宝的下巴，告诉他不吃了要睡觉；宝宝不接受、哭闹。

第三步：你重新将乳头放进他嘴里，默数 10~60 秒，再次尝试拿走乳头，用按摩、搂在怀里、言语安抚等方式让宝宝平静。

第四步：如果宝宝仍不接受，重复第三步，循环 2~5 次甚至更多次；成功则进入第五步。

第五步：宝宝最终动了一下，慢慢合上他的小嘴，睡着了。用 10 天左右的时间让宝宝知道他不含着乳头也能睡着。

嘘 - 拍法及抱起放下法

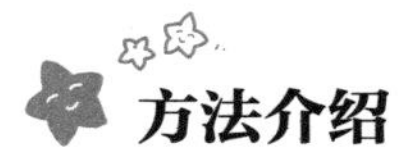

方法介绍

特蕾西·霍格的《实用程序育儿法》一书中介绍了抱起放下法，下文是段落摘选。

当孩子（满 4 个月后）哭的时候，你走进房间，试着用言语安慰他，轻轻把手放在他的背上，在宝宝 6 个月大之前，你还可以采用嘘 - 拍法。你一边在婴儿耳边发出嘘嘘嘘的声音，一边轻拍他的背部……如果这样也不能让他安静，你就抱起他，把他的头放在你的肩膀上，用稳定、有节奏的动作拍他的后背中间，就像闹钟嘀嗒、嘀嗒的声音……当感到他的呼吸更沉了，并且身体开始放松时，就轻轻地把他放下，让他的身体侧着躺，以便你依然能够接触到他的背部……宝宝睡着之后，你通常还要继续拍 7~10 分钟。

对于稍大一点的婴儿，嘘 - 拍法可能会干扰睡眠。因此我们只需要把手放在孩子的背上，让孩子感觉到我们的存在。如果他还不停止哭泣，就把他抱起来，他一停止哭泣就立即把他放下，一秒钟都不要迟疑。你是在安慰他，而不是设法让他重新入睡——那是要他自己来做的……

哪怕他一离开你的肩头就哭，或者在你把他放到婴儿床上的过程中哭，你还是要把他放到床上，如果他哭，要再抱他起来。这种做法隐含的理念是你给他安慰和安全感：你可以哭，但是妈妈就在这里，我知道你觉得重新入睡很困难，但是我在这儿帮助你。如果你把他放下时，他还在哭，就再把他抱起来。

如果你的方法正确——他哭的时候抱起来，哭声一停止立即放下——最终他会消气，哭得没那么厉害。

我在很多案例中发现，在有些情况中，严格的一停哭就放有可能会导致过于频繁的抱起放下，反而激怒孩子。但抱太久又导致宝宝放不下，等于延续了抱睡。这个度的拿捏相对难以把握一些，当然也有不少应用得好，顺利的案例。

> 我们必须教孩子如何自己入睡，以及半夜醒来如何重新入睡，父母应该主动采取措施，为婴儿养成良好的习惯打好基础。但是遇到困难的父母都没有这样做，而是顺从婴儿，他们没有意识到这样会导致婴儿形成各种各样的坏习惯。
>
> 他不是因为恨你才哭，也不是因为你在伤害他，他哭是因为你在试着用不同的方法让他入睡，他觉得受挫。当你试图改变孩子的某种习惯时，孩子会哭，他觉得受挫。
>
> 当你努力教婴儿睡觉时，没有折中的办法，你可以做的最糟糕的事情是半途而废。你可能不得不继续一段时间，不断抱起、放下，要做好打持久战的准备……记住，如果你像以前坚持旧方法一样来坚持新方法，情况就会改变。但你必须要有耐心，坚持到最后，它最终会起作用的。

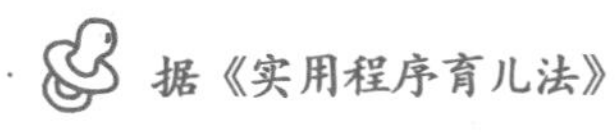

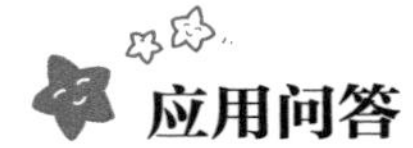

应用问答

这本《实用程序育儿法》是我的睡眠养育启蒙书，我在实践中也根据自己的理解做了变通，在这里介绍我在关于“抱起放下法”的咨询中，遇到的最常见问题。

问：孩子哭了，我把他抱起来，但一抱就睡了，怎么办？

答：开始很难次次都在宝宝清醒的时候就放到床上，一抱就睡表示离入睡所差的安抚量很小了。基于这种情况，下次可适当降低安抚，也就是不用抱起，改用稍弱的安抚，如拍、唱、说话、按住手、扶住肩等，相信时间稍长就可以让宝宝入睡。

问：抱起打挺怎么办？

答：打挺可尝试更换抱的姿势，有节奏地走几步，没有用就要把宝宝放下。放下之后，宝宝一般还会哭，但其实也没有太多能做的了，继续用言语安慰，陪着孩子，让孩子哭一下，发泄一下情绪，一般他哭一阵子会平静一些。

问：宝宝被放下之后不哭不闹开始玩怎么办？抱着就开始笑怎么办？

答：得检查哄睡时机是否恰当。如果宝宝确实已经醒了很久，需要再抱起继续哄，一般抱着走几步他就能迷糊起来，或者抱起放下几次。换句话说，时机合适的话，不哭不闹的状态无法持久，宝宝实在清醒了，可以暂时放弃这次小睡。

问：反复放下了几次，结果越哭越厉害怎么办？

答：说明前几次的安抚没有奏效，孩子被反抗却遭到拒绝这个事情激怒了。这时候其实很考验意志，反复地抱起，要向他解释这么做的目的，并说明无意激怒他，且以后要避免频繁抱放。

问：夜间睡眠突然比原来还差了，2 小时一哭怎么办？

答：可能是入睡方式突然转换引起了孩子的迷惑和情感波动，或者孩子受到了惊吓。在这个过程中，尽量将意图完整清晰地传达给孩子，安抚好孩子，孩子一般会比较快恢复。

怀中哭泣法

威廉·西尔斯在《宝宝安睡魔法书》中介绍的方式和怀中哭泣法颇为接近。

18个月大的时候，孩子夜间出现的问题就好对付，如果他还是醒得太多以至于你应付不过来，尝试在他睡觉的时候“装死”，让父亲来应付几个晚上（可以喂水、抱着走）。也许孩子会继续哭，没关系，他并不是没人照顾，他会学会晚上不吃奶。

这种入睡方式和中国传统上断奶的方式最为接近，也就是靠不给奶，改变吃奶入睡的习惯。家长还是可以抱着宝宝，唯独不再给奶，但要注意抱哄也可能成为一种依赖，使得夜醒问题继续存在。

> 你不能强迫孩子睡觉，但是你可以创造条件让他愿意睡觉……在较长的一段时间里，孩子晚上醒来1~2次吃奶是没有任何问题的，夜间哺乳不会持续到永远。在孩子的一生中，他在你怀里度过的时间、吃奶的时间，睡在你床上的时间相对来说都是很短的。但是，他会永远记得父母对他的照顾。
>
> **据《宝宝安睡魔法书》**

妈妈们的经历 宝宝20个月，第一晚刚开始哭了，我没理他，第二天外婆问他为什么哭，他说“喊妈妈，没听见，害怕，哭了”。当时我就躲到洗手间泪流满面，然后跟他保证以后妈妈一定会听见，后来他哭我会轻轻在他耳边说妈妈在这，睡觉了。他哭得厉害没法靠近时，我就在旁边看着他，时不时摸摸他的手。第二天外婆问他昨晚妈妈听见了吗，他笑着爬过来搂住我的脖子说妈妈听见了，那一刻我好开心。我觉得让宝宝哭是有伤害的，但是这种伤害是可以弥补的。从我家宝宝的表现看，他就是在发泄，他对不给奶了非常不满意，这对他来说真是件大事，很伤心的大事，让他发泄完了就好了。对我来说，陪着他是更好的选择。

韦氏渐进法

出自金·韦斯特的《韦氏婴幼儿睡眠圣经》，韦氏渐进法（适用于已满5个月的宝宝）内容选摘如下。

一开始，你应该在孩子身边，在两周左右的时间后，逐渐远离，直至能够回到自己的房间。

对宝宝的安抚：让宝宝躺在婴儿床里昏昏欲睡，家长坐椅子上，如果宝宝哭，可以轻摇或者轻拍他，但不要太频繁，尽量不要抱起（抱也只在婴儿床上方），直到宝宝睡着。

1~3夜：家长坐在婴儿床边的椅子上。4~6夜：椅子移到大门与婴儿床之间。7~9夜：椅子移到门边。10~12夜：椅子移到门外。

这种方式相对步骤多一些，让宝宝逐渐适应而非一步到位。这种思路也可以用于与孩子分房睡的过程。

孩子们很容易就会变得程序化，每三天做出一些变化——或者至少三天。对于你的孩子来说，拖延会令计划更难进行，而不是更简单。如果你在某处停留超过三天，孩子就会期待你在那里待上更长的时间，当你试图拉长这个距离时，他就会变得烦躁或者恼怒。

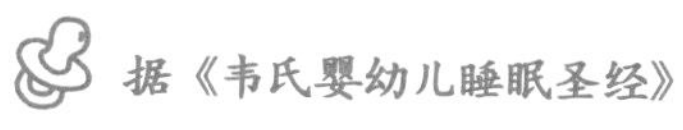
据《韦氏婴幼儿睡眠圣经》

法伯法

法伯法出自理查德·法伯的《法伯睡眠宝典》，方法内容节选如下。

适当推迟（30~60分钟）就寝时间，早晨在和平时一样的时间起床，不增加白天小睡的时间。就寝时，将孩子安顿在他自己的床上，不能抱着他或者摇着他，确保他入睡时的睡眠环境与半夜醒来时一致。如果孩子在半夜醒来时，哭闹不休，家长可以试试表里提供的等待时间，有意识地逐渐增加等待时间。在每次等待之后，家长都应该走进房间看看孩子，停留的时间不应该超过两分钟。表里的数据不仅适用于夜间睡眠，还适用于白天小睡。如果孩子经过半小时还睡不着，或睡了一会儿醒来哭闹，家长应终止这个小睡。

表 4-1 放任孩子哭闹的时间长度

第几日	第一次 放任时间（分钟）	第二次 放任时间（分钟）	第三次 放任时间（分钟）	三次以后 每次放任时间（分钟）
1	3	5	10	10
2	5	10	12	12
3	10	12	15	15
4	12	15	17	17
5	15	17	20	20
6	17	20	25	25
7	20	25	30	30

让孩子在半夜醒来时感觉自己仍旧处于入睡时的环境里，周围的一切都处于可控状态。家长帮助孩子重建睡眠环境的第一步，就是要充分认识到这是一个辛苦的过程，要抱着体谅的心态，耐心地坚持下去，直到孩子适应新的环境为止。改变旧的睡眠环境会违背孩子的意愿，孩子一开始肯定会产生抵触情绪，会大哭大闹，家长要学会对孩子说不，想办法舒缓这种抵抗情绪，绝对不能放弃。

只要坚持，少则几天，多则几周，孩子的睡眠就会有所改善。

法伯法的争议比较大，也因为操作相对简单明了，知名度很高。有人用了几天见效，相见恨晚；也有人在应用中，宝宝哭闹太长，效果甚微。

婴儿没有时间概念，并不能准确感知逐渐延长的时间，从这个角度看，该方法中的参考时间表，并无太多实质依据。此外，在有些情况下，家长进屋，反而会使宝宝哭得更厉害，完全起不到安抚作用。

在实际案例中，我发现用这种方式，一旦出现睡眠状况反弹，宝宝的反应会很激烈，对于白天小睡的改善效果不如夜间的好。应用在白天小睡时，可能有的宝宝哭满30分钟仍无法入睡，加上需要留宝宝一个人在屋内，在有些案例中，甚至引起了宝宝长期短觉及情绪问题。

我从遇到过的应用案例中节选了两个颇具代表性的“成功”和“失败”案例，希望这些真实的感受能启发你的思考，从而更灵活地运用这个方法。

效果不错的摸索示例

下面是来自小小高妈妈的分享。

以前的情况：宝宝5个月大，混合喂养，无奶睡习惯，全靠抱哄，但越大越难哄，从横着抱满屋走动、唱歌哄，发展到后来必须竖着抱哄，各种晃，再后来，抱在怀里也哭。白天小睡单次30~40分钟，接觉极难，晚上哄睡后一般夜醒2次，夜间睡眠时间8~9小时。

改变的契机：产假结束，家里只剩腰不太好的外婆照看宝宝，我担心她无法承受持续抱哄。

一天早上，我哄了将近40分钟，浑身是汗，胳膊疼、腰痛，而宝宝从刚开始哄睡时的沉默不语逐渐演变为哼唧、尖叫、大哭。我想与其抱着也哭，还不如学习自主入睡，于是将他放到小床上，裹好铺盖，然后走出房门。

我严格按照法伯法要求，等待足够的时间（不超过 2 分钟），再进屋安慰，也不抱起，用聊天的口吻跟他说：“宝贝你要学会自己睡觉。”

小土注

转变有一些突兀，如果能够提前准备，可能过程会更顺利。宝宝一个人在屋内时，应使用睡袋，而非被子，避免缠绕、窒息的风险。

第一天，早觉时，宝宝持续哭了 40 分钟后，终于睡着，并且一口气睡了 1 小时 20 分钟！第一次自己睡那么长。接下来的中午觉他只花了 13 分钟便入睡了，但是睡了 45 分钟后又哭醒，哭了不到 3 分钟就又睡过去了，又睡了一个 45 分钟哭醒。下午这一觉用了不到 5 分钟就睡着了，8 点入睡，中间凌晨 2 点 50 分醒来吃奶，然后再睡到早上 6 点 45 分醒来。

小土注

从进展情况看，这个案例算哭泣量较小的。白天哭泣入睡并未影响夜间入睡，可能与原先夜间睡眠情况基础不错，并无奶睡联想有关。

第二天，宝宝早觉和午觉断续哭泣入睡的时间越发短暂，分别是 7 分钟和 5 分钟，并且各睡了 1.5 小时。晚上那一觉更是令人欣喜，宝宝居然没哭，只是哼哼唧唧了 5 分钟就睡了。同样一次夜醒喂奶，夜间总共睡了 11 小时！

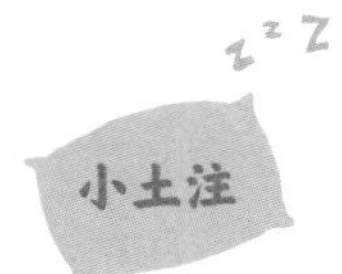

第二天也进展顺利，同样属于众多案例中比较顺利的情况，也体现出抱哄的转变比奶睡的转变容易一些。

第三天，是法伯法引导期间倒退最厉害的一天，首先是宝宝早觉时断续哭的时间延长，哭了30分钟才入睡，但是这个觉只睡了短短30分钟便哭醒。用法伯法接觉，哭醒后我没进去抱起，而是等待、观察，但是宝宝30分钟都没有成功再次入睡。中午觉更折腾，入睡时宝宝只是断续哭了5分钟，又只睡了30分钟就哭醒，之后哭了15分钟再次入睡，也只睡了35分钟就又醒了，两觉加起来1个小时5分钟。

小土注

出现倒退，甚至比一开始进行改善时还令人倍感折磨，但这是比较常见的现象，不必慌乱，可能第二天宝宝就恢复了。

第四天、第五天。出现睡前几乎不哭，只是哼唧几声就睡过去的现象，唯一的不同在于，宝宝早觉只睡了40分钟就睡不下去了，醒来不闹但也没有再想睡下去的信号。即便会自己入睡了，宝宝小睡的时间也并不能固定，也是波动性的变化的。可能某几天上午总是只睡45分钟左右，但是相应的午觉通常就会睡2小时以上，也可能某几天上午、午觉都平均睡1个半小时。

经历了这个过程后，宝宝自我睡眠能力提高了，不易受外界环境打扰，睡眠过程中如听到意外声响也顶多就是睁一下眼继续睡。睡眠时长显著延长，在以前会醒的时候，都是自己晃晃、翻翻身就又睡过去了。他每次睡够醒过来都是笑眯眯的，醒过来后不声不响，自己玩儿，家长去看时，永远第一眼就看到他笑容满面！在引导过程中，他睡前哭那么多次，每次醒后依然是笑脸，没有因此产生心理受损、精神不佳、记恨家人的表现。

小土注

这个案例总体要解决的问题不复杂，过程也比较顺利，和宝宝月龄不大、脾气不差、夜间睡眠基础好，以及原先的喂养方式并不混乱等因素有关，也是“减少干预，改变入睡方式”的结果。

效果不理想的摸索示例

祺儿妈妈给我们分享了自己运用法伯法的经历。

之前的情况：白日里醒着的祺儿活力充沛，喜笑颜开。外婆带着玩儿？没问题！爸爸抱？没问题！走在花园里、马路上，看见谁和谁笑，经过的人愿意停下来和她玩儿上一会儿。但她睡觉不能没有妈妈，1~2 小时醒一次。我希望她能学会自己睡觉，不用含乳头、不用抱、不用晃，困了躺下就睡。

宝宝 9 个月大时，我抱着一线希望尝试了法伯法。

第一天晚上，祺儿哭了 1.5 小时睡着。第二天下午，哭了 1.5 小时，晚上哭了近 1.5 小时。第三天上午，哭了 1 小时，下午哭了 2.5 个小时。祺儿在床里哭，外婆在门外哭，爸爸妈妈还鼓励她，这是为了宝贝好，哭是因为她不愿意改变，养成新习惯就好了。

可是，一向被称为“开心果”的祺儿变成了忧郁的小孩。下午带她出去玩，笑容都不见了。除了妈妈，她对谁都不感兴趣了。外婆碰一碰她，小家伙会以为是要把她抱走，急得大哭。路人停下来逗她，她看也不看人家。晚饭的时候不停地吃，小肚子胀得滚圆还伸手要。她惊慌的眼神一下触动了我，这是因为怕睡觉而不肯吃完晚饭吗？果然，抱着她一靠近楼梯，她就抽泣起来，最爱的洗澡也成了一种酷刑，她像受了惊吓的小动物，不知该逃向何处，一边哭，一边抓着澡盆，一边偷偷用哀伤的眼神看向我。眼看我抱她走向小床，她整个身子蜷缩着，不踢了，不打了，只是紧紧地蜷着。没有了反抗，我反而不敢，也不舍再将她放下。

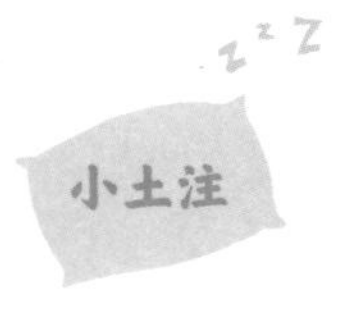

这个案例中，宝宝白天哭泣的时间过长。为宝宝改善小睡时，宝宝超过半小时仍无法入睡，应尝试中止当次小睡。妈妈还可以先从夜间睡眠着手改善，稳定后再尝试白天的。

第三个晚上，宝宝在大床上入睡后才移到小床上，清晨醒来又接受了乳头安抚。本以为这样就会回到从前，可祺儿依然忧郁，依然怕上楼，怕小床，怕生人，怕妈妈离开。我才明白，她不是不认生，不是没有分离焦虑，而是因为有足够的安全感来应对，才不觉得它们可怕。

是我们大人的无知导致她的睡眠受到人为干扰，促成她对乳房的依恋，我理应自己承担这后果。我不希望她生活在恐惧中，被无助感淹没。于是，法伯法就这样终止了。

小土注

对于较为敏感的宝宝，改善睡眠的方法引起明显的情绪问题时，家长可考虑中止执行，选用更为渐进的改变方式。

哭声免疫法

哭声免疫法是非常知名，也是争议非常多的方式，在马克·维斯布朗的《婴幼儿睡眠圣经》一书中介绍了比较多的相关案例。此外《从0岁开始》《百岁医生教我的育儿宝典》《超级育儿通》等书中，也都谈及一些类似的方式，这些方式都多少引发了争议，大家看的时候一定不要盲从。

这种方法的步骤颇为简洁：完成睡眠仪式后，放床，家长离开房间，放任宝宝哭，直至睡着为止。更简要地说就是放下走人。

当父母进行睡眠训练的时候，婴儿在晚上的哭闹肯定会暂时性加剧，当你的宝宝哭声变得刺耳的时候，我的意见是一次耗尽与逐步耗尽相比，哭闹的总量会少一些，因为前者可以更快起效。

据《婴幼儿睡眠圣经》

虽然有人反馈有效，但我不推荐采用这种方式。目前也并没有完全可靠的研究能系统地阐述这种方式带来的长期、短期的影响。改变婴儿的入睡习惯，除让他们觉得别无选择，被动接受外，还有很多其他方式可以选择。

此外，应避免留下孩子一个人。有研究认为父母在屋内、在屋外非但区别很大，甚至有质的差别，尤其对于有分离焦虑的孩子来说，更是如此。父母离开房间是出于希望宝宝学会独睡的考虑，结合国情来说，大部分家庭不是分房睡的，而且家里人手多，陪伴入睡的人力条件也具备，不需要照搬离开房间的要求，即使开始分房睡也可以考虑更温和的渐进法。

妈妈们的经历 根据我爸妈的描述，我当年应该属于被哭训练出来的孩子。妈妈要上夜班，倔强的我拒绝吃一切配方奶，一直哭到送奶为止。某天晚上，妈妈有事没有送，我哭了一晚上之后第二天就能睡整觉了。

妈妈们的经历 宝宝一直睡得不好，到6个月左右用了哭声免疫法。建立规律作息，锻炼他独自入睡的能力，减少夜间哺乳的频率。一共用了一个月左右，宝宝晚间夜醒的情况有了改善，而且也可以自己睡着，有时候要哭几分钟，有时候不用哭就可以睡。但是他白天的小睡完全不行，他每次都哭够书中要求的1小时，我们不得不终止这样的小睡。最后使我决定停止用这种方法的原因是原本很开朗的他明显变得郁郁寡欢，不笑，不跟人交流，任我们怎么逗他，他都不爱搭理。我也确实觉得这样每天从早哭到晚（白天的几次小睡，他基本上都是在哭泣中度过的，或者干脆就是吃奶几分钟后就迅速睡着）对宝宝的性格没有好处，所以我放弃了。

关于不同方法的思考

睡眠既是行为问题，也掺杂了心理因素，家长要多“换位思考”，想想孩子行为背后的心理因素，“先处理情绪，再解决问题”。

没有一种方式能解决所有问题，每种方法都不完美，但都可能出现在生活之中。共同之处在于改变原有的行为习惯，不同之处在于实现的方式和能达到的效果。

婴儿缺乏睡眠易导致注意力不集中、脾气暴躁，影响身体发育。而睡眠剥夺也会造成家长的情绪失控，给夫妻关系、亲子关系带来危机。所以睡眠问题马虎不得，当问题严重时，必须积极寻求解决之道。

也许有人会反驳：“我家宝宝小时候睡眠也很不好，长大了自然就好了！”的确，这个可能性完全存在，而且比例不在少数。但同样地，还有很多无法自然好转的例子，我每天都会收到关于睡眠求助信息，言语之间透出的焦急、苦痛、无助，令人不忍，这也促使我走上睡眠研究的道路。

改变入睡方式，难免会听到宝宝不同程度的哭泣，家长常会担心这是否会对孩子的心灵有影响。我想可以类比，出生就和家长隔离，住在保温箱十几天的早产儿，得传染病需要隔离治疗的宝宝，他们在治疗过程中，哭泣的时间更长、强度更大，但伤害一定持久且不可逆吗？亲子互动产生的感情在日日夜夜地累积，短期单一事件的影响力始终是有限的。

放任早期的睡眠问题延续到幼儿时期，会使得解决问题的难度、不彻底性大大提高。手术是痛苦的，但痛苦的根源并不在手术，而归根于疾病。夸大手术的危害反而会延误治疗，造成更大的损失。是否进行手术是需要权衡利弊后综合考虑的。

从另一个角度看，改善睡眠这个过程并不舒适，本身会伴随痛苦。如何使这个过程对心理、生理的影响降到最低，就是我们父母肩负的责任。

有时候是孩子年龄没到，所以怎么调整都收效甚微，还有时候靠调整身体状况、作息规律，进行温和陪伴就能够改善睡眠，所以我们能做的是耐心观察，浇水施肥，静待花开。不盲从，也不轻易放弃。

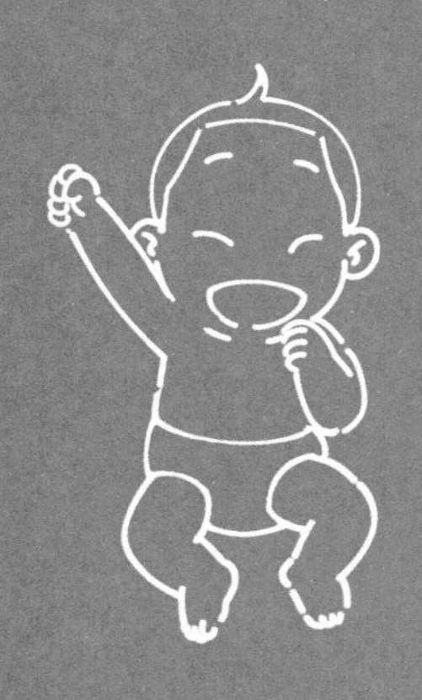

第五章

—

利用睡眠引导
突破难点

抱睡、奶睡、入睡难、小睡短、夜醒频繁是睡眠困扰中占比最高的几个问题，本章针对这些问题，谈谈解决对策。

解决抱睡问题

妈妈们的经历 我家宝宝只能一直抱着睡，想把他放下，我膝盖刚弯他就哭开了，只好一直抱着，我的腰已经受不了了。

妈妈们的经历 75天的宝宝，白天不抱睡就只睡半小时，抱着就能睡久一点儿。他一放屁就会醒，如果一直被抱着，除了放屁的时候哭几声，哄哄就可以继续睡。

抱睡非常普遍，国内几乎家家都有经历，尤其老人更是喜欢这种方式。抱睡可以细分为两种情况。

抱着入睡：抱着婴儿，走动摇晃至婴儿睡着。

始终抱睡：婴儿需要被抱着入睡，并需要在睡的过程中始终被抱着。

抱睡为什么这么普遍

宝宝生理不成熟、家长安抚技巧欠缺时，抱睡让睡眠变得容易一些，不失为一个减少哭闹，增加睡眠量的简单办法。从宝宝的偏好来讲，客观上抱睡确实更有吸引力。

睡着后：抱着入睡后再移动到床上这个步骤，降低了宝宝突然醒来的概率，而且入睡和醒来的环境是一致的，不容易让宝宝因为突然警觉起来而惊醒。

睡眠中：

- 怀抱、温度、包裹感发挥着类似襁褓的作用。
- 抱睡常伴轻微晃动，和睡在车里、秋千里、摇篮中一样，靠摇动助眠。
- 宝宝和养育者靠得更近，能够获得一定的心理慰藉。
- 上半身比仰卧位置高，被抱着的时候，宝宝能获得比仰卧时更强的舒适感。尤其对于有胃食管反流的宝宝来说，抱睡的舒适度更高。

睡眠周期结束时：持续抱着，在单个睡眠周期结束时，如果宝宝醒来，妈妈一般会接着拍拍，走动一下，这个尝试类似于接觉，让宝宝得以转入下一个睡眠周期，延长了睡眠时间。

从原理上看，用背巾背着睡、放在汽车安全座椅里睡、用推车推着睡和抱睡类似。特别要提到的是，对于早产儿来说，肌肤的接触、拥抱对身体发育和睡眠都有益处。

持续抱睡，在满3个月后，宝宝比较容易破除，这和婴儿摆脱襁褓的时间点接近，也和宝宝入睡即是浅眠转成入睡深眠的时间点吻合。但也有很多孩子抱睡的习惯持续更久，乃至一岁，这更大程度上是睡眠习惯导致的。

抱睡有哪些弊端

最直接的，长时间抱着会使看护者的腰肌、手腕劳损，一些人甚至由此患上椎间盘突出、腱鞘炎。对于独自带孩子的妈妈，抱睡占用的时间太多，也减少了可能的做家务、休息时间。

《婴幼儿睡眠圣经》一书的观点认为："睡眠中的振动或者移动会导致大脑处于一种浅睡眠状态，并削弱睡眠的恢复力。"抱着睡着后放下，还容易造成睡眠环境不一致，宝宝睡不长可能与此有关。

睡眠内力发展受外力存在制约，抱睡从某种程度上剥夺了婴儿学习入睡的机会。“亲密育儿”并不是要一抱到底，绝不放下。养成了这样的习惯，将使宝宝对睡眠条件的要求变得苛刻。

持续抱睡如何改善

1. 将欲取之，必先予之

改变抱睡时，尽量在白天互动的时候，多抱一抱宝宝，满足宝宝对拥抱的需求，可能减少宝宝在睡眠中对抱的需求。

2. 注意放宝宝的技巧

可先让臀部着床，再将头部放在床上，放床后，不要马上将手抽出，稳定 1~2 分钟再抽手。抽手的时候，要提前跟宝宝打招呼，并结合拍动、给宝宝侧身、按手等辅助安抚措施。哄睡时，可以在手臂处垫个毛巾，放床时连着毛巾一起放下，避免产生温度变化让宝宝惊醒，待宝宝睡稳一点儿，再将毛巾撤离。

有位网友曾分享过一个国外的帖子，其中介绍了不容易弄醒宝宝的姿势。前后手臂的位置，由放下时不易取出的缠绕式转变为平行式。

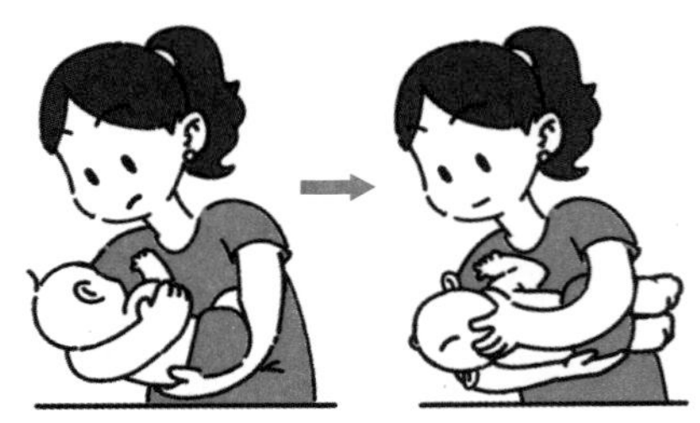

图 5-1 放床姿势

3. 注意放下后的安抚

陪睡时，妈妈和宝宝面对面，两人均大腿和上身呈 90 度，宝宝的脚落在妈妈大腿面上，蜷曲会让宝宝觉得舒服，头可以暂时枕在妈妈手臂上。妈妈宝宝面对面时，也可以遮挡一些视觉刺激。

尝试原地安抚，用拍动、唱歌、耳语等一切能使宝宝平静的方法。等待几分钟，如果安抚不了，再把宝宝抱起来，拍他的背，抱着走动。

很多人正是被一次放不下的经历吓到，从此再不敢尝试，其实宝宝也在成长，一次放不下，可以过几分钟再试，第一次难，不代表次次都难。

4. 等宝宝进入深睡眠时再放床

对于 3 个月内的宝宝，实在放不下的，还可以试着在 20 分钟后，宝宝进入深睡眠时再放下。

超过 3 个月的宝宝，睡眠模式正逐步转变，入睡后直接进入深睡眠，抱睡相对容易改变，不那么容易放下就醒。家长要意识到宝宝身体的变化，给宝宝尝试入眠的机会，不用总是抱睡。

5. 尝试在宝宝还没睡着时放床

完成睡眠的主体是宝宝自己，家长需要激发他的本能，多给机会练习，不要让他依赖于抱睡。从增强睡眠能力等根本处着手，让宝宝适应在迷糊状态下自己入睡，才能“习惯成自然”，降低入睡难度，增加睡眠量。

常见疑问

问：宝宝可以接受放下睡，但睡不长，怎么办？

答：尽量放在床上睡，宝宝开始会不习惯，睡得短，但一般逐渐会稳定。参见本章节后面讲的“小睡短”部分，如果宝宝很快又醒或者半小时又醒，可尝试接觉。超过 4 个月的宝宝可以多尝试醒着直接在床上入睡，有利于睡长。

妈妈们的经历 宝宝 101 天了，之前需要抱哄 10 分钟，睡着坐下 20 分钟进入深睡眠，放床，重新抱哄接觉会成功，但她睡 20 分钟最多半个小时就醒。这

种状况持续近2个月了，依旧没有好转。我觉得是抱哄的时间太长，反而造成了睡眠依赖。今天尝试抱哄到平静、迷糊时，放床轻拍安抚，入睡成功了！相当于是醒着放床，她自己会哼唧、蹬腿，我就按住拍拍她，她一会儿就睡着了。

问：所有能做的都试过了，但睡眠状况就是改善不了，怎么办？

答：尤其对于0~3个月的宝宝来说，抱睡有时很难避免，如果宝宝缺觉，则需优先保证睡眠时长。改变抱睡的条件不成熟，操作比较困难的时候，不要勉强，成长需要时间，什么都做不了的时候，不妨耐心等待，抱睡不会一直延续下去，家长的心情要放松。

问：有的人认为，宝宝需要抱是因为缺乏安全感，有的人又说不要抱睡，会让宝宝养成坏习惯，究竟何去何从？

答：抱能发挥作用的原因很多，并非只提供安全感，多抱宝宝对他的身心发育有益，但凡事须有度，超出家长和宝宝的承受能力就不合适。3个月之内实在放不下宝宝，也无须勉强，抱睡总比不睡好，但从长期来讲，早期就多尝试在宝宝迷糊时放床，锻炼他自主入睡的能力，对他更有帮助。

问：抱睡要完全避免吗？入睡一点儿也不能晃吗？

答：条件不成熟时，试图完全避免抱睡，可能会令家长和孩子都有挫败感。在0~3个月，轻微摇晃能够帮助婴儿更好地获得舒适状态，只要宝宝不产生依赖，家长不过度使用，轻微摇晃是可以帮助降低入睡难度的。

妈妈们的经历 *宝宝满100天前，有过抱着踱步30分钟，甚至1小时才睡熟的时候，100天后慢慢减少抱睡时间，看睡熟了十几分钟、十分钟、几分钟，就放在床上。因为一直在缩短抱睡时间，9个月后，娃已经发展到不喜欢被抱着睡，一定要在床上睡，不然就会抗议了。我认为，你做的干预越少，给予宝宝自我学习的空间就越大。*

摆脱奶睡的困扰

妈妈们的经历 2岁多的宝宝，一直有吃奶睡觉的习惯，夜间会醒5次左右。我之前一直希望宝宝能自己长大，自己睡整觉，但是目前没有看见改善的迹象，太苦恼了，疲惫不堪！

奶睡指靠喂奶使婴儿睡着。宝宝入睡过程中吃奶和睡眠中始终需要含着乳头都是奶睡。奶瓶或亲喂都能养成奶睡的习惯，但亲喂养成奶睡的习惯更常见，也称作“喂迷糊奶”。

宝宝喝奶为什么能睡着？

婴儿吃手、吃奶嘴都能有滋有味。喝奶能填饱肚子，也同时提供了婴儿喜欢的吮吸、怀抱，满足了他们和母亲亲近的天性，舒适感充分。吃奶很耗费体力，若再恰逢婴儿疲劳，很容易就会睡着。母乳里含有的促进睡眠的成分在夜间达到高峰，这也是宝宝吃完易睡的原因之一。

奶睡的起因是什么

家家有本难念的经，在一些情况中，妈妈们依赖奶睡有一些不得已的苦衷。

原因一：为了追奶，或担心孩子饿。

妈妈们的经历 亲戚都一致认为我奶少，宝宝没吃饱。我压力特别大，夜里宝宝一醒，我就担心他饿了，赶紧喂他，逐渐使他形成了奶睡的入眠习惯。

原因二：没有帮手，哄睡太累，只能默默喂奶。

妈妈们的经历 宝宝1岁了，夜醒次数一点儿都没减少反倒增加了，可能是以前图省事，一哭就给他奶吃造成的，现在我又累又怕。

原因三：听不得哭，怕哭声吵醒家人。

妈妈们的经历 婆婆惯孙子，听不得哭，一哭她就抱起，边走边唱歌哄睡。我也惯孩子，又怕吵醒家人，夜里孩子一哭，就给他吃奶堵嘴，所以现在宝宝睡觉必须奶睡。

此外，误读“按需喂养”，吃睡不分，迷信“亲密育儿”，轻易给宝宝贴上“高需求”标签等，也造成了奶睡习惯的根深蒂固，这是很多母乳亲喂妈妈夜醒频繁持续数年，少数持续至宝宝2~3岁的原因之一。

不管是母乳喂养，还是睡眠养育，我们最终都希望母婴都有更好的状态，在改善这些问题上，不但要有一腔热情，更要有相关的知识，才不至于南辕北辙。

之前的需求现在变成了习惯，最终会变成一件让父母讨厌的事情。这种情况表示夜间育儿已经失去了平衡，必须强制性地让宝宝慢慢夜间断奶。

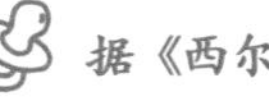

据《西尔斯亲密育儿百科》

奶睡和睡眠问题有关吗

我曾在网上看见一位妈妈提问：“宝宝1岁多了，每夜还要醒四五次，不喝奶就哭闹不止，怎么办？”有人回复：“这是完全正常的，妈妈为了孩子辛苦点儿是应该的！”

这样的回答完全没有意识到奶睡可能引起的睡眠问题，指责、道德绑架，只能让母亲限于苦熬的困境之中，着实可惜。

一条微博调查谈及“你宝宝的睡眠为何变糟糕？”的问题，近400条评论里，提及“奶睡”的高达60%多。在我做的网络调查“16个月以后的睡眠回顾”中问及“之前宝宝的睡眠问题主要是什么引起的？”，家长票选中，排名最高的也是“依赖奶睡、抱睡”。

很多人会认为，宝宝吃两口就睡，不用哄觉很省力。在头三个月里，确实影响不大，问题也不明显，但宝宝更大一些时，延续依赖奶睡的习惯，产生问题的可能性也会增加。

宝宝依赖奶睡，混淆了吃和睡的界限，有了牢固的吃奶入睡联想，就可能形成对给奶就睡，无奶不睡的习惯。入睡困难，夜醒频繁，厌奶等问题都可能与此相关。

1. 依赖奶睡影响进食

妈妈们的经历 有人说夜奶夜醒不影响小孩发育，就我个人经验来说，改善夜间奶睡后，宝宝最近睡得好，也长胖一些啦。

宝宝夜间频繁进食会导致白天食欲欠佳。宝宝习惯困的时候吃奶，也会影响清醒时进食的意愿，造成厌奶。

2. 依赖奶睡的关联现象： 越醒越多、越睡越短

妈妈们的经历 宝宝 6 个月了，有次躺着喂奶后，他睡着了，我以为找到好方法，不用抱睡了，于是一发不可收拾，总是奶睡。从那之后，宝宝睡眠越来越不好，发展到现在，一点儿自主入睡的能力也没有了，总是睡 45 分钟的觉就醒，必须抱睡或者奶睡。宝宝睡不好，大人更是跟着疲惫不堪。

吃不了几口就睡着，易导致婴儿只吃到前奶，而无法吃到脂肪含量高，比较扛饿的后奶，这样易短时间又饿醒。此外，前奶的乳糖含量高，摄入过多，容易引发胀气，影响安睡。更关键的是这改变了婴儿对入睡方式的预期，习惯性夜醒也与此有关联。

这样的例子不胜枚举，所以“夜奶不要紧，想吃就敞开吃”的说法，

是严重的误导。控制奶睡的频率虽然不省力，却能避免最糟的情况。

为了让宝宝睡好，母乳改配方奶，可行吗？

生活中，人们可能会发现，母乳喂养比配方奶喂养，更容易导致宝宝夜醒频繁、睡得短。

一个广泛流传的解释是：配方奶比母乳更难消化，能扛饿。其实这个说法并不能解释全部原因，反而想当然地掩盖了问题。

睡眠和吃有关联，但相对独立，最终决定睡眠的是大脑，而不是胃。古人说“食不宁则寝不安”，“若想小儿安，三分寒来七分饱”是有一定道理的，过饱不一定就能睡好，反而可能引起消化不良，让宝宝睡不安稳。睡前喂米糊之类的想法也是一样的想当然。

配方奶喂养的婴儿睡得更好，背后真正的原因如下。

- 易于分清饿和困的需求。配方奶喂养，量明确，宝宝短时间再醒，看护者不会再度喂食，减少了对睡眠的干扰。母乳亲喂的量不明确，妈妈们难免会信心不足。孩子睡前因困哭闹，恰恰喂奶就能止哭，于是妈妈很容易把两件事关联起来，判断为“我奶不够，孩子没吃饱”，陷入发力追奶，睡前必喂奶的恶性循环中。
- 吃睡易分开，尝试入睡机会多。配方奶喂养躺喂的比例低，宝宝吃奶时间短，不易吃着入睡，即便吃到睡着，家长也会取出奶瓶，宝宝含着奶嘴睡的情况少。而母乳亲喂，睡着后的吮吸行为常被误判为仍在吃，宝宝吮吸时间过长，吃完会稍稍清醒，再尝试入睡的机会少得多。
- 喂养周期长。配方奶确实更扛饿，进食量更直观，易于形成规律的作息。

了解了这些原因，就不难理解发挥作用的更多是喂养、入睡和习惯，而并非配方奶本身。从改善睡眠的角度看，母乳喂养只要多加注意，宝宝一样可以睡得很好。妈妈们也不用发出“辛苦喂母乳，却不如配方奶的孩子睡得好”这样的感慨了。

还想鼓励一下母乳亲喂的妈妈：美国儿科学会（AAP）、世界卫生组织（WHO）都支持前6个月进行纯母乳喂养，也就是除了母乳，不用添加任何其他食物，也包括配方奶。“母乳最好”不是空洞的大话，而是有数据、示例、权威支持的科学论断。贸然引入配方奶，还会影响母乳的产量。

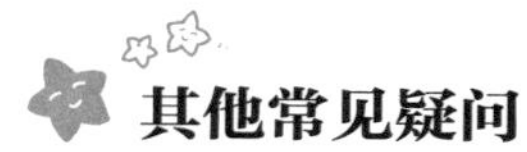

其他常见疑问

问：要绝对避免奶睡吗？

答：奶睡是自然的，也是母乳亲喂的妈妈和宝宝独有的亲密接触方式，没有必要刻意避免，尤其在夜间，完全避免很难。只是要避免滥用奶睡，控制奶睡的次数，尽量在宝宝尚未完全进入睡眠状态时结束哺喂，逐渐延长吃奶和睡着的间隔，给宝宝机会学习入睡。

问：宝宝吃奶时睡着了，要叫醒吗？

答：有时候宝宝恰巧睡着了，也不用强硬叫醒（尤其夜间），但让宝宝在吃奶时保持清醒，有利于增加进食量，宝宝基本吃完时，需终止喂奶。此外，有种增强入睡能力的方式“小叫醒”，是要求睡着后叫醒的。

问：宝宝大概隔多长时间吃奶？怎么算吃饱了？

答：过于频繁的喂哺一般并非每次都因为宝宝饿了(猛长期等除外)。吃奶量有个体差异，仅做参考。

在白天的喂哺频率大致如下。

新生儿：约2小时喂一次；1~3个月：2~3小时喂一次；3个月以上：3~4小时喂一次；添加辅食后喂哺间隔更长。

在夜间，喂哺的间隔一般长于白天的。4个月以上的宝宝连续睡

6 小时不饿是常见的，7 个月以上的宝宝有一些能睡到 10 小时。当然要结合具体情况，饿了没有及时得到能量补充，会对宝宝的身心有负面影响。

满月后至 3 个月，宝宝每月体重的增长符合其自身的生长曲线则说明喂养是充足的，还可以借尿不湿的重量、挤出母乳瓶喂来辅助判断。

问：不喂奶会不会让宝宝没有安全感？

答：这个问题妈妈们最有发言权，引用两条比较典型的留言。

妈妈们的经历 *宝宝不到 4 个月，母乳亲喂，每晚喂 1 次夜奶。以前也是奶睡，发觉宝宝会多醒 1~2 次，现在睡前喂饱后安抚。宝宝哼唧 10 分钟左右，自己睡着。我觉得，不能以增加安全感为由，放纵孩子，母亲的安抚也是安全感的来源之一。*

妈妈们的经历 *我之前迷信安全感，夜奶无数，我累宝宝也累。做完睡眠引导之后，我们全家都觉得好轻松，宝宝以前睡不好，都是哭醒，现在白天一醒他就笑，趴在床头喊妈妈，不像之前总是哭。*

问：有人说大了要断夜奶，有人说那是宝宝的需要，就这么一两年，到底我该听谁的？

答：需求是可以被引导或者误导的，是否断夜奶需要看母子双方的状态和意愿，不能一刀切，说到了哪天就一定要断。宝宝的需要也并非只有一味满足一条路。

奶睡的类型及建议

奶睡按使用的时间段大致分 4 类：A 白天入睡、B 白天接觉、C 夜间入睡、D 夜间醒来。

A类、B类: 不建议过多使用,0~3个月的宝宝入睡困难时可以酌情选用,到4个月后应逐渐减少、避免奶睡。

C类：可以保留，但应有意识地避免让宝宝吃到完全睡着，逐渐留出吃完迷糊后，翻滚入睡的时间。

D类：0~3个月的宝宝习惯性频醒未出现时，家长要多观察，排除一些可以不用喂，让宝宝自行睡去，或短时间抱哄、轻拍就能安抚的情况，饿了及时喂，别让宝宝哭醒； 4个月后，在集中减少频醒的调整期，难安抚时，1~2顿可及时响应，其余的夜醒尽量不要喂奶，靠别的方式完成再次入睡。开始会耗费较长时间，但随着时间的推移，两次入睡间的时间间隔会逐渐变短。

如何判断到底哪顿夜奶可以免去？将第一个长觉后的那顿夜奶免去，或者结合之前的经验，尝试每顿都不奶睡，在平时喂夜奶的几个时间点观察宝宝，看他在哪个时间点不吃夜奶的情况下也容易入睡，那么这个容易入睡的时间点的夜奶也更易于戒断。

改善奶睡如何入手

预期决定潜意识。靠吃奶安抚的夜醒，有点儿像例会，时间固定，到点就自动醒来。索性有一天在宝宝醒来的时候，明白地告知他，这个“例会”今天没有了，以后也不会有了，宝宝就能渐渐不再因“要吃奶”的预期醒来，从而渐渐改掉这种习惯。有些宝宝断了夜奶就不再夜醒也与之类似，因为人的潜意识能多少影响到睡后何时醒来。

靠别的方式替代，或者直接尝试自主入睡，帮宝宝树立“不需要靠吃奶，也能睡着”的意识。这个过程中哭闹在所难免，父母要做的是情绪上认同，但仍然要传递出“睡觉不靠吃奶”这个信息，最终帮宝宝接受新的入睡方式。

宝宝已经依赖奶睡时，可以尝试从下面几点改善。

- 减少奶睡联想：不要总是睡前吃、吃到睡，发现宝宝吃到睡着时要及时取出乳头。
- 减少夜间过度干预：宝宝只是哼唧时，妈妈先装睡或观察几分钟，确认是要吃奶才喂，而不是不假思索地喂奶。
- 多种安抚方式并存：用拍、抱、推车等方式适当替换奶睡。
- 尝试自主入睡：从成长的角度看，由婴儿期逐渐过渡到成人成熟的睡眠，正是奶睡、抱睡向自主入睡的转变，本章前半部分正是针对这个问题的。
- 信心很重要：家长依赖奶睡主要是不熟悉其他安抚方式，也对宝宝是否能接受其他安抚缺乏信心。

我经常看到这样的留言，“以前都能奶睡，现在喂完还没睡着，烦恼”，或者“抱着、哄着睡着了，一放下又醒”。换个角度看，这恰恰是孩子学习和适应自己入睡的宝贵机会！不剥夺，不把这个当烦恼，而当成契机，心态上会截然不同。

很多示例中，宝宝的睡眠状况在改变抱睡、奶睡，实现自主入睡后，有了很显著的改善。增加练习，树立信心，看问题的角度变了，也许就真的有所改观。这里分享两个小窍门。

小窍门1“狼来了”。吃到迷糊时，就跟宝宝轻声打招呼：“看你吃得差不多饱了，要拿走奶啦。”如果宝宝抗议，可以暂停行动，等几秒，再次打招呼，反复的无行动预警，会帮助宝宝放松下来。拿开乳头后，如果宝宝大哭，表示不同意，仍可以把乳头送回，再过几秒，宝宝又迷糊了时，再度试图拿走乳头，如此反复。假以时日，逐渐留出吃奶后醒着的时间，类似潘特丽温和去除法。

小窍门2“小叫醒”。宝宝在臂弯里入睡或者喝奶睡着后，轻微叫醒，用几秒的时间，让宝宝确认周围环境，重新入睡。

妈妈们的经历 宝宝睡眠量偏少，我一直当成是个体差异，没有在意。他5个月时，我上班后因为累，让他养成了频繁吃夜奶的习惯，结果他每晚10点多才睡，全天睡眠不超过12小时。从10个月开始预备断夜奶，强化睡前程序和规律作息，坚持在断夜奶的时候陪伴安抚，循序渐进逐顿断夜奶，改变奶睡。宝宝在11个半月时，正式告别了夜奶开始睡整觉。晚上偶尔从小床上坐起，只要帮他躺下就会继续入睡，没有哭闹；13个半月，正式断奶的时候他完全没有哭闹，断奶非常顺利。现在他17个月，每天睡眠总量超过13小时，固定在夜间8点半~9点入睡，即使妈妈不在家也没问题。

妈妈们的经历 我家宝宝1岁半，晚上睡觉一直是奶睡，每晚醒5~6次都是少的。15个月左右时，我试着跟她说：“宝宝长大了，以后妈妈拍着睡吧？”她真的听懂了。睡前先喂饱她，我拿出乳头试着拍睡，她很不习惯，翻来覆去，哼哼唧唧，时不时地往怀里钻想吃奶，我一直轻声安抚说：“宝宝长大了，不吃奶睡了，妈妈拍拍。”宝宝很纠结，也在试着不吃奶，半个小时后总算睡着了。夜里醒了好多次，每次都要吃奶，我一直轻拍安抚，不喂。宝宝不像小时候那样撕心裂肺地哭了，每次哭不到一分钟就又睡着了。第二天早上，她一睁眼就给了我大大的笑容，从那以后，晚上睡前先吃奶，感觉差不多了，我说：“宝宝咱们关灯睡觉吧。”宝宝接着就吐出乳头，一点儿犹豫留恋都没有，关灯，翻身，睡觉。以前还要拍拍，现在什么也不用我做，静静等5分钟就完全睡着了，我下床都不再会吵醒她，她也不会像以前那样总打哈欠了，睡眠质量提高了好多！

入睡难怎么办

妈妈们的经历 宝宝哈欠连天，但哄半天就是不睡！我抱得手要抽筋了！宝宝困了哄成半闭着眼睛时静静放下，但他突然抽一下就醒，还有时什么征兆都没有，眼睛就突然睁开了，或者左扭右扭醒了。

解决入睡难可以从几方面入手：排查睡眠问题的原因、了解何时需要安排入睡、掌握安抚技巧、形成规律作息、尝试改变入睡方式。

宝宝放下后不踏实，很难睡稳，一方面由于0~3个月宝宝入睡后是浅睡眠，另一方面也考验家长放下的技巧。

问：宝宝5个半月了，白天睡觉一直很困难，如果不抱不哄就无法入睡，放下睡的时间短，一般不超过1小时，常常半小时就醒，抱着能睡2小时。但是晚上吃吃手，晃晃脑袋，自己就能睡。这说明她能自己睡啊，白天怎么这么累人呢？

答：不同时段的睡眠入睡难度不一样，晚上入睡最简单，其次上午、中午、天亮前、傍晚。且白天小睡比夜间睡眠成熟得晚，年龄所限，如果一下子让宝宝全部自己睡，肯定会引发不适应，可由易到难练习，增强宝宝入睡能力，让他逐渐驾驭更难的睡眠。

破解小睡短

妈妈们的经历 好不容易哄睡，睡半小时就醒了！醒来就哭！哭醒就不睡了！然后叽叽歪歪不高兴的样子！

想增加小睡时长，需了解这些相关内容：睡眠周期的演变 、避免过度疲劳和抱睡、保持睡眠环境一致、接觉、入睡能力、作息规律等。

小睡短的成因：一种是在睡眠周期转换的过程中受到外力干预，形成一直短睡的习惯；另一种是因为小睡要到 4~6 个月后才会逐渐更成熟。还有两种原因同时作用的情况。

小睡短的破解方法：如果宝宝入睡时安抚过多，等到接觉时会无招可用。所以，降低接觉难度得从入睡入手。入睡时，宝宝所需的安抚少，接觉也会跟着容易一点儿。宝宝已经学会自主入睡，却还是不能睡长时，先尝试接觉，仍然不行，不妨安心再等等。

小睡短很糟吗？以前看过另一本书有“少于 45 分钟的小睡不能称之为小睡，半小时的小睡无济于事”的说法，我一直对这话印象深刻。但我自己也有打瞌睡几分钟后缓解困意的经历，宝宝也有偶尔睡得短，却笑嘻嘻醒来的时候，加上接触了较多案例，我的观点发生了转变：小睡短没有那么可怕，能睡长自然是好，但偶尔不能也要放松看待。

何时能熬出头？ 6 个月前，小睡能睡长比顺利入睡难度高很多，6 个月（尤其 1 岁）后，年龄增长，睡眠周期延长，宝宝一旦顺利入睡，能睡得比较长。

改善频繁夜醒

妈妈们的经历 *我家宝宝前半夜 2 小时一醒，后半夜 1 小时一醒！*

夜醒是最为复杂的睡眠问题之一，涉及几个相关概念：习惯性夜醒、奶睡、梦中喂食、唤醒去睡，前几章节的内容也都需要了解。

夜醒的类型

了解夜醒的次数。下面这张图将每个月龄段不同家长的投票（总投票数 3613）汇总统计起来。入睡至起床称夜间，5 分钟以内无帮助睡着的，未计入。投票只是示意，并不很精确，但不难看出，养育是艰辛的，在宝宝出生后很长一段时间内，2 次左右的夜醒都是颇为常见的，好消息是，从趋势上看，夜醒是逐渐减少的。

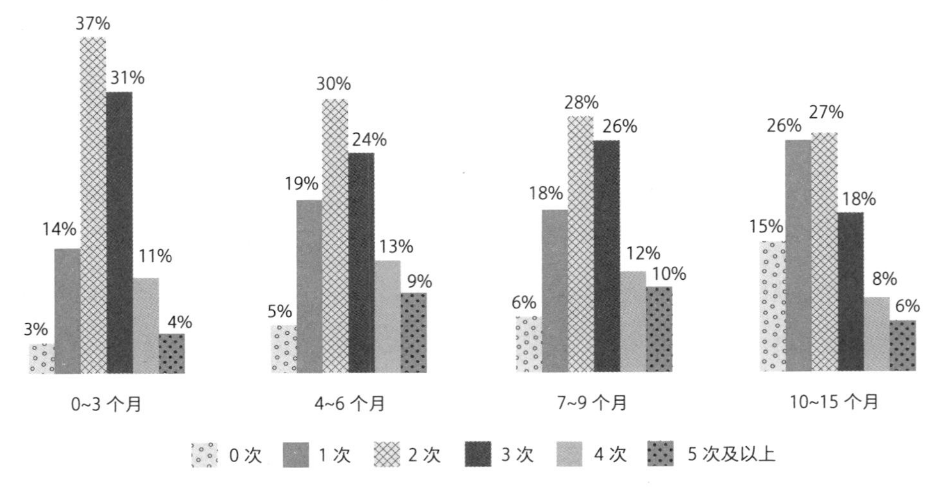

图 5–2 不同月龄夜醒次数的家长投票

了解夜间的易醒点。以晚 7 点入睡为例，夜间易醒点是凌晨 3 点或者 5 点。如果宝宝醒得稍多，易醒点在 7 点 45 分、11 点、3 点、5 点左右。更为频繁的夜醒，易醒点大致是 11 点、1 点、2 点半、4 点、5 点、6 点，甚至还要加上 9 点以及入睡后的 45 分钟。

按照宝宝夜醒后的表现，夜醒主要有以下几种。

一吃完放下不用哄就睡了；醒来一抱就睡，几分钟就能放下；光哭，喂奶、抱无用，要折腾 20 分钟以上；要吃或抱很久（15 分钟以上）才能睡；直接醒来玩（半小时以上）。

投票中，以“吃完放下不用哄就睡”最多，虽然宝宝每次都要折腾很久或是醒来玩使人焦躁，但比例上并不多。

在妈妈们的留言中，发现夜醒按次数分主要有三种。

第一种是前半夜醒得多，表现为 1 小时甚至 45 分钟就醒一次，后半夜相对安稳。

第二种是后半夜醒得多，表现为前半夜有 4 小时以上长觉，后半夜 1~2 小时一醒。

第三种是整夜都醒得多，表现为夜醒不分前半夜后半夜，又称超频夜醒。

在不同月龄家长的投票（总票数 1192）中，第二种都是最多的，其次是第一种，最后是第三种。这个统计主要用来分析夜醒，所以将夜醒较多的情况单独列出，下图显示了该类型在投票中的占比，数据不是非常精确，但也表明后半夜的频醒更为常见。

值得注意的是，整夜的频醒在 0~3 个月时比例并不高，但到 4~6 个月、7~9 个月时反而高了。我认为这体现出随着年龄的增长，不良睡眠习惯对夜间睡眠的影响增大了。

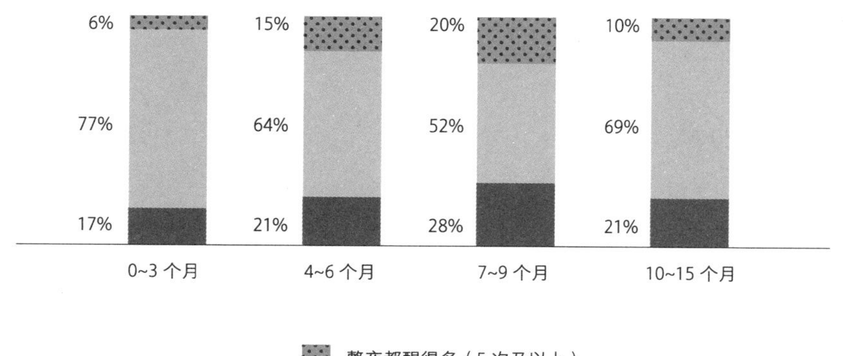

图 5–3 不同月龄频繁夜醒的时间段分布情况

夜醒的成因

第一种更可能和胀气、过饱、消化不良、热、白天受惊吓、睡前情绪波动、下午（或傍晚）觉过长过晚、过度疲劳等因素相关。

第二种则更可能与奶睡的睡眠联想、习惯性夜醒、肠道异常活跃有关。

夜醒，尤其后半夜，常常时间精准，在每个睡眠周期结束时易醒。

长期的夜醒频繁一开始往往是由生理原因引起的，而这种不良的睡眠习惯没有及时调整，渐渐演变为长期的习惯。

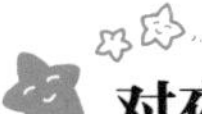

对夜醒的合理预期

长期夜醒频繁主要靠纠正，但一直睡得不错的孩子突然夜醒显著增加通常都是有特殊原因的。

宝宝的睡眠能力没有大人的成熟，会醒是正常的，只有醒太多才提示异常。家长对于整夜觉不要抱太大的奢望，也不要太悲观。（关于整夜觉和夜奶次数在第一章中有详细分析）。

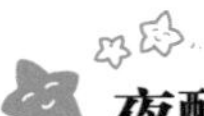

夜醒的改善

睡眠问题严重与否，和家长的感受息息相关。宝宝 7 点睡着，可能父母因为家务、工作拖拖拉拉到 12 点才睡，后半夜宝宝醒得多时，正是父母最困的时候，只想着怎么把哭闹应付过去，而没有精力理智观察、处理。

夜醒的改善比较复杂，可能涉及整个睡眠引导的步骤，对此前文已有较多讲述。这里汇总一下，日常夜醒改善的几个小技巧。

表 5-1 改善夜醒的小技巧汇总

时间段	小技巧	应对要诀
白天	按摩、抚触	帮宝宝放松身心，有益于睡眠
	增加运动量	足够的运动量是高质量睡眠的基础，给予宝宝每天至少 2 小时的室外活动
	适量睡眠	白天既不要让宝宝睡太少，过度疲劳，也不能让宝宝睡太多，以免造成晚上不困的困境
	高质量的陪伴	白天上班的妈妈尤其要注意到家多陪陪宝宝，睡前有至少 1 小时的互动和专心的陪伴，让宝宝和妈妈亲近的需求得到满足，有助宝宝安睡
入睡前	密集哺喂	临睡夜间长觉前，宝宝也会像有预感，吃得比白天频繁，这是正常的。睡前 2 小时内，可能有几次密集哺喂，让宝宝吃饱再睡，才不易饿醒
入睡后	陪睡	有些情况下，妈妈会发现，宝宝睡小床时易醒，但如果有人陪睡，或者是在大床上就睡得很踏实，这种情况是存在的，陪睡可能改善睡眠状况
	同步睡眠	宝宝睡了，家长也尽量要跟着一起睡，这样才有体力和耐心来处理夜醒问题，而不是宝宝一醒就赶紧喂奶。夫妻俩可以分工协作，爸爸守前半夜，让妈妈好好睡几小时，妈妈负责后半夜
夜间醒来	躺喂改抱喂	在一些反馈中发现，把宝宝抱起来好好喝奶，而不是两个人一起躺着，宝宝迷糊随便吃两下入睡，能够减少夜醒的次数，算是先苦后甜
	瓶喂	很多的家庭中，宝宝夜里一哭，全家人一起催着妈妈喂奶，很少有说可能不是饿，哄哄看行不行。如果睡前把母乳挤出来瓶喂，亲眼看宝宝吃了一瓶下去，要是隔 1 小时醒，家长一定不会首选继续喂奶。用瓶喂可以让爸爸也参与，减轻妈妈的负担
	避免过度干扰	有时候宝宝只是在浅睡眠，或者正在尝试继续睡，会发出一些动静，如果不去拍他，他哼哼唧唧十几分钟也就会过去了。但有时，因为家长第二天要上班等各种原因，会忍受不了宝宝的哼哼唧唧，会第一时间抱哄、喂奶、拍动，反而干扰了宝宝。仅仅听到哼唧时，家长应尽量装睡

（续表）

时间段	小技巧	应对要诀
夜间醒来	延长最长连续睡眠时间	尽可能保证睡眠的完整性，如果宝宝已经有一段时间连续睡 5 小时不醒，排除特殊原因后，应该相信宝宝不饿，减少在这个睡眠阶段中的干预，并逐渐延长这个最长的连续睡眠时间
	减少夜奶次数	如果确认宝宝在白天获得了足够的营养，减少夜奶次数也可能改善频繁夜醒。母乳喂养，用 1~2 周逐渐减少单次哺乳的时间。配方奶喂养，则减少每次夜奶的量
	入睡半小时后醒	及时安抚，不要让宝宝彻底醒来
	大哭不止可叫醒	如果是突然爆发的大哭，还可能需要家长及时响应，排查原因。半梦半醒之间，宝宝可能大哭不止，尝试开灯或者用声音叫醒宝宝，止哭后让他尝试重新入睡，不要让他彻底清醒太长时间
	半夜起来玩	调整作息规律，增加活动量，尽量装睡别陪玩
	破除定点醒	尝试唤醒去睡，梦中喂食

妈妈们的经历 打好“三戒”组合拳，睡眠质量得改善！一戒迟睡，提早进入睡眠状态；二戒奶睡，保持自然入睡状态；三戒躺喂，提高宝宝喝奶质量。经过三日努力，宝宝的睡眠时间由晚上 9 点半提前到 7 点半，睡眠时长由 2 小时延长到 4~5 小时，夜醒次数由 5 次减少为 2 次。

妈妈们的经历 以前偷懒怕麻烦，迷迷糊糊就喂，一夜不知道喂多少次，宝宝必须含着乳头睡，不然就闹。15 个月断夜奶时，宝宝哭闹了好多天，但是之后能睡整夜觉了，大人、小孩都舒服多了。

妈妈们的经历 宝宝 8 个月，夜醒后延迟一会儿再哺喂，缩短喂奶时间，并帮她保持清醒，如果宝宝不小心睡着了，吃完奶轻轻唤醒一下再让她睡。几天下来，完全打破了零点必醒的魔咒，夜醒时间推迟到了 4 点左右。

妈妈们的经历 宝宝 8 个月，从 7 个月开始频醒，差的时候 1 小时一次，好的时候 2 小时一次。原本躺喂，现在坚持夜间抱喂，频醒减少了 2~3 次。

妈妈们的经历 我家宝宝3~6个月时，3点之后1小时醒一次，最近快7个月了，随着他大了和天气转凉，他慢慢自己变成只夜醒2~3次了。我是奶睡，做的引导是形成作息规律、晚上不哭不叫就不干预。

给母乳亲喂妈妈的小提醒：要保证母乳的供应量，减少饥饿影响睡眠的情况。猛长期等特殊时期，要多留心观察，增加日间喂哺量。断夜奶时循序渐进，避免因供应量骤然减少，产生乳腺管堵塞、乳腺炎等问题。

断奶那些事

自然离乳是很多母亲的理想，但也许因为工作或身体状况，常有无法继续哺乳，只得将断奶提上日程的情况，这个过程很令人煎熬。

什么是断奶

断奶，并非宝宝不喝奶了，更准确地说是断“母乳亲喂”。

其一，宝宝接受除亲喂以外的喂养方式（奶瓶、吸管杯、杯子等），接受配方奶，即母亲不需要自己再产奶了。

其二，宝宝断了吃奶和睡眠的联想，不靠奶睡也能顺利入睡以及接觉（断奶睡），这在奶睡一节中也有介绍。

如果断奶是由于母亲不能产奶，仅仅是需要改换喂养方式，夜里到了要喝奶的时间，用瓶喂就可以了。过程中所涉及的引入奶瓶的时机及技巧、引入配方奶的注意点，在前文介绍过。

“断奶了就睡得好了”的说法靠谱吗

拨开现象看本质，断奶的主体是摆脱奶睡，转变为自主入睡的过程，实现了自主入睡后，睡眠相应有所改善。但宝宝睡得不好，并非只有奶睡一个原因，我遇到过不少断奶后照样起夜很多的情况，夜醒没解决，母乳也再追不回，颇为可惜。

要想宝宝睡得好，重点是培养他的睡眠习惯和能力，改变入睡方式，而非匆忙断奶，也不用熬着等断奶，等离乳。

从范围上讲，断了吃奶和睡眠的联想（断奶睡）< 断夜奶 < 断奶。传统的断奶时间表上是“断奶 → 睡得好”的转变，其实更合理的顺序是“断奶睡 → 睡得好 → 断奶”。没有了“为了睡得好”这个压力，很多妈妈，尤其职场妈妈，可以喂母乳更久。

断奶的具体过程

1. 前期的心理、生理准备

① 时机选择

不在宝宝生病期间，不在生活发生重大变化期间断奶，考虑到婴儿的营养需求，一般至少到宝宝 1 岁之后才慢慢减少，而非集中式地突然减断。

② 心理准备

对宝宝来说，断奶可谓出生后最大的一个槛，产生情绪问题也很正常。虽然他们理解能力有限，但提前沟通，还是可以减少变化带来的冲击。

对家长来说，是要全家行动一致，对过程的难度有所预期。选择爸爸也有空的时间断奶，可以让妈妈多个帮手。

③ 生理准备

对于宝宝来说，要先比较好地接受配方奶。

对妈妈来说，是逐渐减少产奶量，避免突然减产引起乳腺炎等问题，乳房太胀的时候可以适当挤出来一些减少胀痛，逐渐拉长挤奶的间隔。

2. 过程中的注意点

缩短喂奶的时间、降低喂奶的频率，渐渐过渡到不喂，可尝试从以下几个方面来应对过程中的难点：哭闹，无法入睡。

① 尝试从源头上减少哭闹

白天高质量的陪伴让宝宝安心，让他明白不吃奶并不意味着妈妈的远离，更不意味着失去妈妈的爱。

用“奶精灵”“乳房受伤”“长大的小兔子不吃夜奶”等各种讲得通的故事，来帮宝宝更好地理解和接受断奶这件事。给宝宝“不吃奶也能睡觉，睡得香”之类的言语安抚，让他确立自主入睡的信心。民间还有抹辣椒油、风油精、紫药水等断奶的方法，靠“断念想”发挥作用，在方式上有争议，不到万不得已，不要轻易尝试。

除妈妈之外，宝宝还有其他可信赖的人将降低断奶难度。

工欲善其事，必先利其器，这些都是慢功夫，需要一段时间的提前准备，没有捷径。

② 靠安抚来缓解断奶的影响

宝宝对奶的依恋主要还是依赖奶睡引起的，源自困又睡不着的痛苦感觉。就像大人失眠却努力自己睡，这需要很大的勇气和毅力一样。断奶前就应给宝宝逐渐增加自主入睡的学习，入睡能力强的孩子，断奶的痛苦也小一些。

小土安抚技中有比较多的安抚技巧：按摩、催眠曲、抱哄、转移注意力等等，都可以应用于断奶期间。

③ 其他技巧

视转变难度，采用瓶喂、抱哄、轻拍等其他方式帮助入睡。宝宝 9 个月后，家长可减少帮助，让宝宝直接过渡到自己入睡。

加大宝宝的活动量，把握睡眠时机，降低入睡的难度。宝宝超过 1 岁，可以尝试在断奶期间晚点入睡，靠身体的疲劳，降低入睡难度。

可参考本章前半部分介绍的方法，转变入睡习惯。

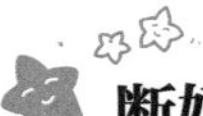

断奶常见的疑问

问：是不是先用抱睡代替奶睡，然后再用抱起放下代替抱睡会比直接断奶睡容易点？

答：因人而异，渐进式更容易被宝宝接受，但往往方法越复杂，结果变数越多，要结合宝宝的情况来抉择，两种办法在理论上都可行。

问：晚上爸爸陪是否比妈妈陪好？因为妈妈一抱，宝宝就要喝奶。但宝宝晚上醒了抗拒爸爸，还是要找妈妈抱，看不见妈妈会大哭不止。晚上爸爸陪是不是会对宝宝造成伤害？

答：妈妈一抱就要喝奶，可以采用贴创可贴之类的方法来“断念想”，这样妈妈抱着的时候，宝宝吃奶的联想就会减弱。有妈妈在，孩子一般会选择妈妈，而拒绝爸爸，这很常见。宝宝实在反应很大，妈妈可以适当在睡眠时段回避和宝宝待在一起。

爸爸的参与其实是一个不错的办法，要让爸爸平时就多陪宝宝，熟悉了就会减少被拒绝的情况。有爸爸在，至少保证孩子有人照料、陪伴。

问：我是想喂到两岁的，可现在真的坚持不住了，大人、孩子都睡不好，身体都差了，脾气也变坏了！我也想先断夜奶，可是家人说先断夜奶折腾哭几天，以后全断奶又得折腾哭几天，不如直接一次断掉少遭罪，该怎么办？

答：只断夜奶确实会难一些，也可能出现一些反复。如果能先断掉夜奶，之后全断奶是比较容易的，一般不会遭两道罪。况且喂母乳从营养、心理等方面都有优势，能喂久一点对孩子更好。折中的办法还可以尝试将母乳挤出来用瓶喂，这样保住了母乳，也降低了断奶难度。

问：夜奶是一顿顿断好，还是一步到位把所有夜奶都断了？

答：一般以“9个月~1岁”为分界，这之前，生理上仍然是需要夜奶的年纪，一顿顿断好；这之后，生理上是不需要夜奶的年纪，一步到位比较好，要避免引起宝宝混淆。

问：断奶期间，妈妈需要回避吗？

答：个人认为非睡眠时段不用回避，妈妈的陪伴很重要。但睡眠时段，要视具体情况而定，打一个不太恰当的比方，类似于把烟放在眼前谈戒烟，可能反而增加了难度。妈妈回避一时，也许会容易一些。有些孩子对妈妈的依恋强，妈妈不在时，念想没弱反而增加了伤心，更影响入睡。妈妈可以采用紧身衣、贴创可贴等措施，以示区别，帮助宝宝减弱念想。

妈妈们的亲身经历分享

妈妈们的经历 我家宝贝1岁1个月时，我给乳头贴上了创可贴。第一天晚上8点睡觉时，我关掉家里所有灯，和宝贝一起躺下。她不一会儿就蹭上来了，我就告诉她奶破了，不能吃了，她哼唧了一声，咂巴着嘴睡着了，此后三天一直如此，断夜奶成功。

妈妈们的经历 宝贝1岁了，断夜奶的时候是挨着我睡的，半夜她醒来要吃，我就不给，然后抱起她慢慢和她说，先理解她，然后告诉她是大宝宝了，妈妈爱她。一直抱着到她睡着，前面两天哭得最厉害，后面就慢慢好了。

妈妈们的经历 断夜奶花了1周时间，搂着抱着，在他耳边讲话，三天就基本接受，出现了轻微反复，就结束了这个过程。等到断奶更痛快，我们在外度假，他玩得太高兴，结果忘记了吃奶，喂了22个月到这就顺其自然地断掉了。现在他偶尔提起之前吃奶的事，表情自然温馨。

这一章主要介绍了如何利用睡眠引导突破难点。随着大脑发育，宝宝的睡眠也会越来越成熟，只要大方向把握住，一切都会往更好的方向发展，不揠苗助长，也不越俎代庖。

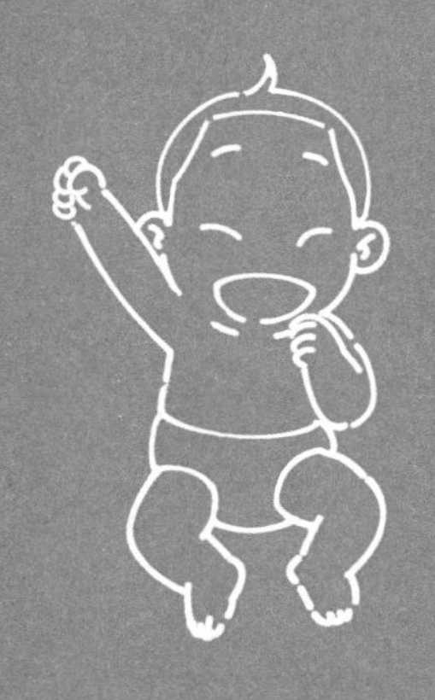

第六章

—

0~3 个月宝宝的睡眠

小小的他们非常柔弱，细细的胳膊，细细的腿，红红的皮肤，让人禁不住小心翼翼，真是“含在口中也怕化了”。那闭着眼睛吃奶的小样子，用歌词形容就是“怎么爱你都不嫌多”。不过，惹人怜爱的小家伙哭起来却充满力量，让人血压升高、头皮发麻，平日颇为沉稳的大人瞬间就慌作一团……

0~3 个月宝宝的睡眠模式

0~3 个月宝宝的概况

对婴儿来说，出生前后面对的是两种截然不同的生活方式。从温暖恒温的羊水中来到空气里，仿佛从“火星”来到地球，不通言语，又视力有限，肢体无法自控……所以早期尤其需要父母悉心呵护：常常拥抱、抚摸、和他们说话，及时响应哭泣，让他们觉得新家也很温暖，从而更好地适应新生活。

视觉角度。新生儿眼中的世界还不是清晰的，他们只能看清 20~30 厘米内的东西，他们被抱在怀里时，刚好能看见亲人的脸。这也许并非巧合，而是造物主饱含深意的安排。新生儿喜欢对比强烈的黑白图，喜欢看人的表情。亲人的笑脸就是他们眼中最美的图画。

听觉角度。新生儿喜欢类似母亲子宫内的声音——白噪声，在过于安静的环境中，他们反而不适应。妈妈唱的歌、发出的“嗯嗯噢噢”的声音都可以帮助抚慰他们。

嗅觉角度。婴儿嗅觉敏感，能闻出妈妈身上独特的奶香，仅仅换个人抱，他们都能敏锐地察觉到，他们能感受到的比成人想象的多。

情绪。他们有“翻脸比翻书还快”的特点，前一秒还是天使，瞬间可能就翻脸大发雷霆，反之亦然。在宝宝出生后很长一段时间内，这种情绪突变都会存在。做好充分的心理准备也许能减少你的抓狂时刻。

大运动的发展，遵循“从头到脚”“从躯干到四肢”的规律，所以头部的控制是第一步。在 6 周左右，很多宝宝都会短暂地抬头，待到满 3 个月，宝宝能把头抬起来，并保持一段时间，眼睛会对焦、追视，手还会击打。

虽然婴儿还很小，但已经可以开始互动。换尿布、吃奶、抱起前，记得和他们打声招呼，让宝宝有所准备，比如“妈妈在”“妈妈给你换尿布啦”“妈妈要去客厅拿个东西，你自己玩一会儿”“宝宝要准备睡觉啦”，等等。

在和婴儿互动时要注意言语简洁，语气抑扬顿挫，语速慢一些，并配合一些大幅度的肢体语言（手臂、头部动作），这样能够吸引他们的注意。

在快满 3 个月时，新生儿变得越发活泼漂亮，对外界的兴趣也愈加浓厚，和家人互动更多。原始反射（如握持）正逐渐消失，取而代之的是有意识的、受控的行为。

这个阶段的猛长期大致在 2 周、3 周、6 周、3 个月时。

0~3 个月宝宝的睡眠模式

胎儿绝大部分时间在睡觉，出生后的一周也延续着这样的生活。吃奶就是宝宝清醒时的主要活动，这很费体力，吃完差不多又该睡了，可谓“不在吃奶，就在准备吃奶或者为吃奶善后”，标准的“吃了睡、睡了吃”的状态。

新生儿的父母可能会低估宝宝所需要的小睡量。0~3 个月的婴儿每日推荐的睡眠时长是 14~17 小时，出生的头几天时间还更长。他们的一天不以昼夜严格区分，而是被划分成 6~7 个觉。平均醒睡间隔在 1 小时左右，短的甚至只有 30~45 分钟。

1. “婴儿般的睡眠”——期望越高失望越大

几乎人人都听说过“婴儿般的睡眠”，当真的看到婴儿睡觉时才会恍然大悟——童话里都是骗人的。真相是，婴儿比成人花在活动性睡眠上的时间比例更高，家长至少有一半时间可以观察到动静，宝宝看起来觉更轻。

0~3 个月，入睡后遵循“快速眼动睡眠 → 浅睡 → 深睡”的顺序，3 个月后转变为“浅睡 → 深睡 → 快速眼动睡眠”。

处在浅睡中的宝宝不时手挥动一阵，睁开一下眼睛，小嘴咂吧咂吧好像在吃奶，甚至发出哼哼唧唧的声音，看起来像要醒似的。

转入深睡后，宝宝很安静地躺着，呼吸更均匀，几乎没有任何动作，你甚至忍不住伸出手去一探鼻息。所谓“婴儿般的睡眠”仅仅在这个阶段呈现。

2. 给 0~3 个月宝宝的睡眠建议

早期就可以引入睡眠仪式，小睡一般提前 15 分钟左右进行睡眠仪式，夜间入睡，进行睡眠仪式的时间要更提前一些。

要把握睡、醒的节奏，避免过度刺激和疲劳，夜间早点入睡。

睡眠周期结束，宝宝睡很短时间哭醒常意味着没有睡够，家长应试着安抚宝宝继续睡。

白天室内不要太暗，小睡不要连续睡超过 3 小时，帮助宝宝建立起昼夜的分别。

迷糊但还醒着时将宝宝放床睡觉，在宝宝状态好时，多勇敢尝试，但不必强求完全避免抱睡、奶睡。

入睡方式多样化，抱睡、奶睡之外，推车、摇篮、秋千、背巾都可以在睡眠困难时作为辅助，以能让宝宝顺利睡够，妈妈不过于疲劳为目标。

> 当你抱着他睡觉时，用心抱着他，并且细细品味每一个笑容，每一次躁动以及每一声浅浅的叹息。相信我，当我说“你会怀念这一切”的时候，你真的会的。在你的记忆中，即使是筋疲力尽的深夜也会披上一层迷人的色彩。
>
> 据《宝宝不哭之夜间安睡秘诀》

不可不知的高发问题

下图是本阶段所面临的睡眠困扰的票选结果（参与人数 515 位），投票并不很精确，单反映出一些共性问题。下面将这占比较高的 6 个问题逐一解析。

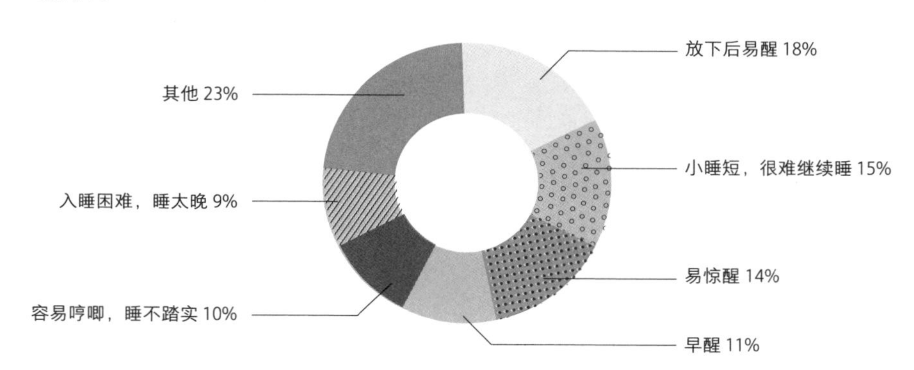

图 6-1 0~3 个月宝宝睡眠高发问题投票结果

放下后易醒

表现为抱着睡着后，一放下就醒；即便刚放下时没醒，几分钟后仍容易醒。

很多人都会遇到这种现象，我曾看到过一个形象的比喻，“哄睡以后把宝宝放到婴儿床上那一刻太刺激了，跟拆弹似的”。

下表中分析了原因也阐述了对策，在第五章难点突破的抱睡中也有细说。新生儿阶段很难完全避免抱睡，家长无须过多纠结，多学习和实践第二章的“小土安抚技”。

表 6-1 宝宝放下后易醒的原因和对策解析

易醒原因	对策
放下时宝宝尚处于浅睡，动静较大，被惊扰醒来	尝试等宝宝睡沉一点儿再放
放下时，头部位置低，产生坠落感，引起惊跳反射	缓缓放下，先将屁股放床，稳定后再放头部
怀抱和床上的温度不一致引起惊醒	抱孩子时可在宝宝颈部垫一块毛巾，放下时连毛巾一起放下
胃食管反流，放躺时，宝宝胃中含有胃酸的流质上返至咽喉、口中，形成刺激，导致醒来	吃饱不要立即睡，吃完拍嗝，竖抱一会儿；把宝宝的上半身垫高，或让他睡在有倾斜度的推车里
宝宝入睡时在怀抱里，醒来感觉换了地方，睡眠环境不一致，惊醒	尝试让宝宝躺着入睡，而不是睡着之后再转移到床上

问：常听人说“小时候不能多抱，抱会抱上瘾，会把孩子宠坏”，是真的吗？

答：这是非常错误的观点，爱能通过肢体接触体现和被感知，有研究显示，早期哭泣得到及时响应的孩子，在将来有更稳定的情绪，哭得更少。早期受到更多爱抚的孩子，能成长得更好，爱也是他们心里安全感的基础。小树要经历风吹雨打，才能长成大树，宝宝现在还只是刚冒出的“小新芽”，需要爱和呵护，才能更好地成长。

当然，这里不是鼓励家长 24 小时抱着，千万不要矫枉过正，睡觉还是少全程抱，醒时和孩子充分、恰当地进行互动，让孩子感受关爱。

> 几乎所有研究人类发展的学者都认为，在早期阶段，宝宝不会被宠坏，而你应当努力去缓解他的不适。
>
> 据《从出生到 3 岁：婴幼儿能力发展与早期教育权威指南》

> 最初的几个月时，婴儿只有一些有限的情绪调节能力，在过于紧张时，他们会离开不愉快的刺激，咧嘴和吮吸，但他们仍然难以忍受，需要大人的安慰，帮助缓解紧张情绪。如果养育者不善于调节婴儿的压力体验，经常处于应激状态的脑结构就不能正常发育，导致儿童容易焦虑、冲动，调节情绪的能力减弱。

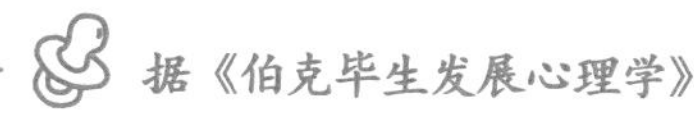
据《伯克毕生发展心理学》

小睡短

表现为好不容易睡了，但睡着 30~45 分钟后就醒，比定闹钟还准。

前文讲到，婴儿一个睡眠周期长度是 30~45 分钟，周期转换是整个睡眠链上最易醒的点。新生儿小睡短是常见的现象，在一定范围内也是正常现象，如果宝宝醒来精神状态不错，就无须太过纠结。

宝宝睡很短，醒来就哭，通常意味着没有睡够。有时家长不知道宝宝需要继续睡，立即就开始逗着玩，过度干预，宝宝就会习惯性睡得短。宝宝在单个睡眠周期结束后醒来，可尝试接觉，鼓励宝宝继续睡。在本阶段，可以使用摇篮、秋千、推车等辅助设备，降低再次入睡的难度。

易惊醒

表现为一有动静，宝宝就手足乱舞，也会表现出受到惊扰的样子。

这种现象也颇为普遍，主要的原因有：

- 小婴儿神经发育尚不成熟。
- 与惊跳反射相关。
- 肌张力高，缺乏维生素 D 导致血钙水平低等状况。

发育原因导致的易醒不必多说，会随着成长明显好转，耐心会换来惊喜。而解决肌张力高、缺乏维生素 D 等问题，则需要进一步寻求医生的帮助。

这里重点谈第二条，惊跳反射，宝宝突然下坠、听到巨大声响，都会激发这类反射，表现为手张开，仿佛要努力抓住什么，突然抽动、打挺、哭喊。惊跳反射一般在出生后的 3~6 个月消失。

婴儿被声音惊到，常常会有较长时间的哭闹，民间也称“宝宝被吓到了”，迷信一些的人，还会通过“叫魂”来缓解。

处理这种状况首先要注意减少突兀的声音。比如，睡觉时关窗，以免汽车喇叭声吓到宝宝；播放一些背景噪声，使环境音不那么明显等。此外，通过裹襁褓、搂压等方法，也能够帮助婴儿稳定身体，减少惊吓。

早醒，到早上睡不踏实

表现为凌晨四五点后，会扭动很久、哼唧，感觉宝宝不踏实，还可能在此时排便。

这种现象比较普遍，但目前针对这个细节的儿科研究不多。根据对留言的分析和整理，可能的原因如下：

- 5 点左右，天已经逐渐亮了，环境和半夜有明显的差异，使宝宝受到干扰。
- 此时的气温全天最低，可能对宝宝的身体造成一些刺激。
- 经过前半夜的沉睡，肠道进入活跃期。夜奶太过频繁时，此现象尤为明显。

主要改善方向：家长早睡，睡前多给宝宝做按摩、排气操，室内加遮光窗帘，避免早上过度干预，等等。这个问题在第十一章有详细讲述。

早醒在各个年龄均有可能发生，如果尝试改善无效，也不必过于烦恼，在这个阶段，作息上更需要成人去配合宝宝。

睡觉动静大，容易哼唧，睡不踏实

表现为老是哼唧，不踏实，有时会使劲、脸憋得通红，小腿向上乱踢，发出嗯嗯声，腿伸直紧绷，像伸懒腰等等。

俗语里说的“抻”“长个儿”“使劲”正是对应这类现象。我家宝宝小时候也经常如此，抻的样子和声音令人感觉他很难受。那时候不懂，只以为他在长个儿，后来研究睡眠，才明白原因。

1. 浅眠时的表现

哼唧、会动是浅眠的常见表现，家长不用过度干预。

妈妈们的经历 我家宝宝 2 个月了，也补充维生素 D，每天按摩肚子，但是早上 5 点左右还是会抻。有时闭眼，有时睁眼，有时拍两下就不动了，有时根本按不住，也不哭，屁也不多，醒透了就不抻了。

2. 胀气、腹部不适

排便或排气时，肚子要用力，肛门却要放松。小婴儿还不太能很好地协调，所以这些对成人来说再普通不过的事，他们做起来颇为费力。加上胀气和肠蠕动，就使得此时的婴儿看起来比较痛苦。

解决办法：妈妈要注意排查饮食，让宝宝减少摄入容易引起胀气和不适的食物，避免食用引起宝宝过敏反应的食物，如蛋白质含量高的奶制品、豆制品，过多的糖分等；给宝宝进行腹部按摩、吃完奶后多拍嗝，还可以用飞机抱、握住双腿踩自行车等动作排气。

妈妈们的经历 宝宝本来一觉可以睡7~8小时，这几天一会儿醒一次，肚子拍起来很响。我猜测是由于厌奶，他每次只吃到前奶，导致肚子胀，帮他按摩放屁后，他能从夜间12点左右睡到早上7点。

根据美国儿科学会推荐，要多让宝宝在清醒状态时趴着活动，这样好处很多：可以锻炼颈部肌肉，增加运动量，防止仰睡造成的扁头，给学爬创造条件，也能够缓解胀气、腹痛。

一项专项研究表明，当宝宝们趴在爸爸妈妈的胸口上玩耍，与父母进行直接的身体对话的时候，宝宝的身心是最放松的，他们的呼吸更加平稳、有规律，身体内能量的分配更加合理有效，成长更迅速，产生的压力也更小。

据《与宝宝同眠》

问：宝宝吃完奶睡着了，要叫醒吗？还要拍嗝吗？

答：本阶段的宝宝吃奶常会睡着，要尽量让宝宝保持清醒，多吃一些，尤其有黄疸时。此外，无论瓶喂还是母乳亲喂，在宝宝吮吸速度明显放慢，并未完全睡着之前，即可进行拍嗝。夜间实在拍不出来，可以酌情放弃。如果宝宝易吐奶，吃完奶需要竖抱一会儿再放下。

下图是一些常见的拍嗝姿势。

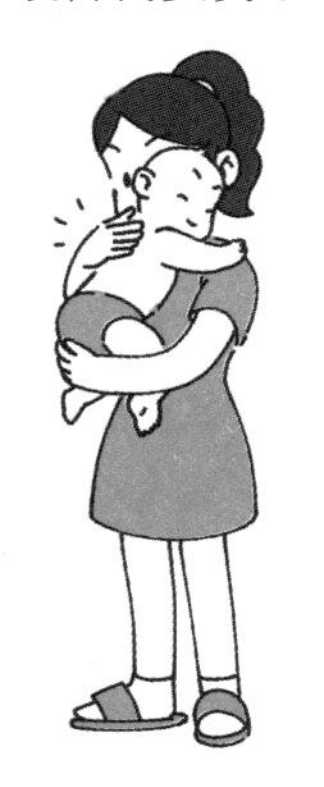
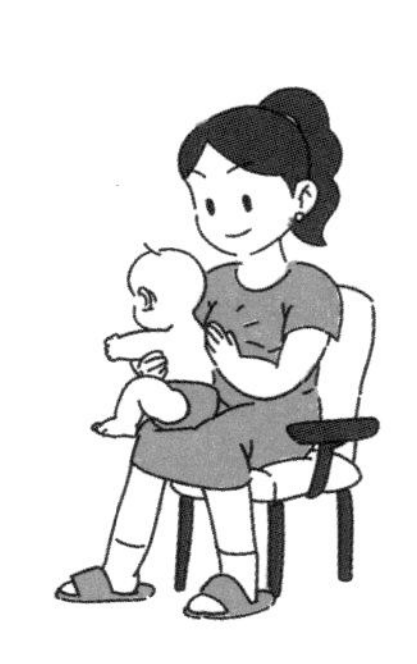

图 6-2 常见的拍嗝姿势

入睡困难、睡太晚

表现为白天不睡觉，很困了就是不睡，夜里 11 点以后才睡觉。

小婴儿入睡困难常和过度刺激、安抚不足有关。可参考之前入睡难、入睡晚的内容。

妈妈们的经历 我家宝宝足月出生，1.5~2 个月时，白天根本不睡，一天总共只睡了 6 小时，很发愁，后来发现他是已经困过头了。

一个电视都没有看过的人直接去看 3D 电影，夜里难免辗转兴奋。同样的，婴儿刚出生不久，家长不能把他当成一个普通来访的亲戚，不停地嘘寒问暖、唠嗑，拉着参观这、参观那，安排各种宴请。

他只是个小婴儿，首先要吃饱睡足，然后才谈得上精神生活，得避免过度刺激。越困可能越难入睡，类似成人熬夜喝完咖啡再去睡觉，那种感觉会不舒服。

对于 0~3 个月的宝宝来说，有时出门经历温和的刺激，比如看风景、听鸟叫、逛商场等，反而比在家易睡。也就是说，刺激不能少，但强度得适中。

八个高频困惑

新生儿状况复杂，除了常见的高频状况，家长还常有下面这些困惑。

是不是没吃饱才睡不好的？

不一定！睡不好的原因很多，没吃饱只是其中的一个可能因素。并且人们容易对“是否吃饱”做出误判。

首先，婴儿出生时，自带很多的反射以帮助他们适应新生活。随着成长，这些反射有的会逐渐消失。和喂养密切相关的是觅食反射和吮吸反射：用手拨动婴儿的面部或嘴的时候，他们会将头转向手的方向，如果把手指放在他们嘴里就自动吮吸，俗称为“找乳头”，这个现象在出生前就有，一般到出生后 4 个月左右消失。人们看到宝宝自动吮吸就觉得他是饿了，其实“能继续吃”不等于“饿”。

其次，宝宝的吮吸需求和困前哭闹比较容易被吸吮母乳安抚住，但并不表示没吃饱就是哭闹的起因。正如，成人心情不好时，大吃一顿后心情好转，但不代表肚子饿就是心情不好的原因。哭闹的原因很多，得具体分析。

最后，新生儿的胃容量有限，刚出生几天的宝宝的胃容量只有大概 10~20 毫升；出生后一周时，胃容量大概是 45~60 毫升；到一个月时，大概 80~150 毫升。从这些数据看，小婴儿不容易吃不饱，反而容易被过度喂养。

3 个月的婴儿奶量为 500~750 毫升 / 日，4~6 个月的婴儿奶量为 800~1000 毫升 / 日。宝宝体重正常增长，排尿量充足，符合自己的成长曲线就证明日常饮食充足，可适当排除没吃饱导致的睡眠不好。

宝宝晚上入睡前会吃很久，进食量很大，这是为什么？

夜间长觉前，宝宝会像有预感似的，吃得比白天频繁，就像长途旅行前为车加满油，这是常见的现象。

对策：了解了这种需求，妈妈可在晚上增加哺喂频率，比如宝宝 8 点多入睡，妈妈尝试在 7 点、8 点都喂一些，分几次；喂完为避免吐奶刺激，阻断困意，要及时拍嗝。

妈妈们的经历 宝宝刚满月，喂完奶，正欢欣着今晚的任务完成得漂亮，结果忽然宝宝全吐了……那感觉，就像终于写完文档，却死机没保存。

此外还要注意，睡前奶过长过频还可能是宝宝很困的表现。

宝宝困时，想靠吸吮安抚自己，但吃太多又容易引起腹胀等不舒适的感觉，进一步想要更多安抚，陷入了恶性循环，容易过度喂养。

对策：区分饿和困的吸吮，注意安抚技巧和睡眠时机，哺乳之外还可用抱、安抚奶嘴来安抚宝宝，别等宝宝饿极、困极再喂。

妈妈们的经历 宝宝 1 个多月，晚上提前一小时喂好，睡前再补点儿，这样临睡前那顿吃得不急，没吐。我看她吃得不起劲了，拍好嗝，把她放床上包起来，她没抗议，6 分钟之后睡着了。第一次睡这么早！

我的宝宝会昼夜颠倒吗？

妈妈们的经历 宝宝快 3 个月，下午 1 点睡觉，3 点都叫不醒，下午 5 点勉强叫起来（如果不叫起来就会睡到凌晨 1 点然后清醒），吃奶，玩，洗澡，吃奶，7 点半睡觉，每天半夜 0 点准时醒！后半夜基本就当上午过，玩 1.5 小时睡 1~2 小时，时醒时睡的状态会持续到次日下午 1 点。

之前提到过昼夜颠倒的现象。白天相对明亮，宝宝维持日常活动量、睡睡醒醒，夜间幽暗、安静，宝宝持续睡，逐渐自然地建立起昼夜分别。

宝宝发生这种长期的昼夜颠倒，是把白天当成晚上那样睡了。

对策：白天应避免过长（超过 3 小时）的连续睡眠，要把宝宝叫醒吃奶、活动。有些已经昼夜颠倒的宝宝，后半夜才入睡，然后一上午昏睡不醒。这种情况类似倒时差，需要从早晨按时叫醒入手调整。

宝宝吃手要不要管？安抚奶嘴能用吗？

一般在满月左右，宝宝就会爱上吃手这项娱乐活动了，这一爱好会持续很久。关于吃手的问题，为什么吃？能不能吃？要不要干预？请进一步参考第十二章的内容。

在 6 周左右可以尝试引入安抚奶嘴，过早可能会造成宝宝乳头混淆，过晚则会增加引入难度。

目前国内对安抚奶嘴的认同度并不高，尤其祖辈们，常视之为洪水猛兽。推上含着安抚奶嘴的宝宝，在小区里溜达一圈，准有好心的老人前来劝阻。

我的观点是能不用就不用，但如有需要，控制使用频率及场合是没有太大危害的。关于安抚奶嘴，在第十三章有详细的阐述。

总而言之，吃手和吃安抚奶嘴都有利有弊，合理使用，就能扬长避短。

母婴同床危险吗？趴睡危险吗？

美国儿科学会推荐母婴同室不同床，不推荐新生儿与父母同床，也不推荐趴睡，因为两者都存在风险。这在第十二章，睡眠安全健康问题中专门进行了强调。

在国内，并不是所有家庭都有条件分床。但母婴同床时，一定要重视安全问题，防范窒息风险，不要在困倦时压到宝宝，有抽烟、酗酒情况的家长不可以和新生儿同床。更多“睡在哪”的问题见第十三章。

婴儿活动能力有限，国内很多家庭习惯把婴儿放在沙发上睡，或是在床上放太多的枕头、软垫，这种大面积的柔软布料容易捂住宝宝的口鼻，造成窒息。从安全角度讲，睡袋、连体衣都比盖被子、毯子安全。

放在小床就醒，是没有安全感吗？

表现为放小床容易哭闹，容易醒，和父母一起睡大床就醒得少。

在头 3 个月，放下就醒比较常见，即便放大床也是如此。婴儿确实存在希望更靠近父母的需求，但睡小床不如大床安稳的情况，主要是习惯和预期所致，并非完全出于没有安全感。

从出生起就让婴儿习惯睡在小床上，相对会比较容易养成独睡的习惯。

要不要给宝宝睡扁头？

民间有用米枕头固定头部，仰着刻意睡成平头的习俗。据我妈讲，我小时候就是枕在《新华词典》上的。

这个习俗起源于满族，是为把头睡扁，使得脸部增大，显得印堂饱满，留辫子时更好看。彼时以此为美，但时移世易，现在早已不流行大脸了，并且使用这样的定型枕还可能带来安全风险。

宝宝出生时，头骨尚软，加之头部肌肉还不发达，甚至无法自如地转头，容易一直朝一个方向睡。头骨因此受到挤压，产生变形，短短几个月，就可能睡偏头。这不但影响美观，还会导致五官不对称，甚至引发更严重的后果。

所以，父母最好能够常帮助宝宝变换头的方向。如果同床，因为宝宝习惯面朝妈妈睡，妈妈可经常变换和宝宝之间的相对位置。同时，宝宝醒着的时候，不要一直躺着，要多趴着活动。

总之，以预防为主。如果偏头已经形成，可以咨询医生，必要时通过戴头盔进行矫正。

为什么宝宝无法自主入睡？

睡眠由大脑控制，睡眠能力也随着大脑发育的日渐成熟而成熟。自主入睡很重要，但在这个阶段确实有难度，不放弃改变宝宝的睡眠习惯，也无须强求宝宝这时候一定要学会自主入睡。

我发现，会纠结宝宝无法自主入睡的多半是新手父母。不少人在经过一段时间的现实打击后，要求都很快降低，变为“小祖宗只要肯睡，怎么都好说”。

特殊身体状况的影响

这个阶段最影响睡眠的因素当属身体状况，这里介绍本阶段常会出现的一些身体状况。有些情况或许读来惊心，但生命奇妙之处也在于此，正因为过程艰辛，成长才更激动人心。

早来的天使

早产儿，又称未成熟儿（premature infant），有“早来的天使”一说，指胎龄超过 28 周，但不满 37 周的活产婴儿。他们由于发育未成熟就出世，比足月儿消化吸收能力弱，吸吮和吞咽能力也相对差一些，呼吸系统、神经系统的发育也有相应的不足之处。

早产儿也更容易遭遇睡眠问题，父母应尽量安抚他们，以保证更充足的睡眠，这对他们的成长很关键。如果要改变入睡方式，也需参照矫正月龄制订计划，并适当降低期望值。

早产儿矫正月龄的计算公式：矫正月龄 = 出生后实际月龄 -（40- 出生时孕周）/4 。以 36 周出生为例，在实际月龄 4 个月的时候，相当于矫正月龄 3 个月。

“袋鼠式育儿”的这种身体接触尤其能够帮助早产的婴儿更快地赶上发育的步伐。对于刚出生的宝宝来说，妈妈的怀抱被公认为是一种良好的抚慰剂。多抱宝宝、多亲吻宝宝的肌肤、多用爱抚与他们交流，这些带着爱意的动作有助于新生儿快速地从诞生后的孱弱状态中脱离，逐渐变得健康强壮。

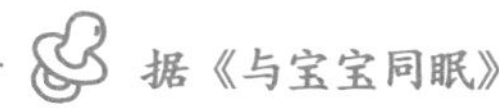

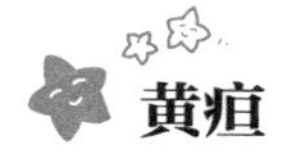

黄疸

新生儿出现黄疸非常常见，早产儿出现黄疸的比例更高。

生理性黄疸，黄色分布在面颈部及躯干，但前臂、小腿、手心不明显，一般可自愈。病理性黄疸则会波及手心、脚心黄染，需要引起家长相当的重视，并及时就医。

为了让宝宝能够多吃、多拉，尽早代谢、排出胆红素，有医生建议每 2 小时就叫醒喂一次奶。

胃食管反流

胃食管反流，指食管下端括约肌不适当弛缓或经常处于松弛状态等功能障碍，引起胃内酸性内容物反流入食管的现象。

新生儿的胃呈水平位，胃底肌与贲门肌还未发育完善，易发生胃食管反流。打嗝和轻微的吐奶都是正常的，并不能称为病症，6 个月后大多都能自行好转。

但如果宝宝吐奶量特别大，体重增长缓慢，则可能是病症，需要寻求专业医生的帮助，甚至酌情用药物来缓解。目前在国内，这方面信息缺乏，第十二章具体介绍了一些华人妈妈应对孩子胃食管反流的经历。

湿疹的影响

在儿童皮肤问题中，湿疹是最常遇到的情况。很多新生儿都患有湿疹，只是严重程度不同。湿疹易痒，会导致睡眠不宁，要注意给婴儿使用保湿的润肤霜，严重的情况需要及时就医用药。让宝宝舒适，他才可能安睡。

肠绞痛

肠绞痛的主要表现是长时间的、无法安抚的大声哭闹。肠绞痛常见于出生后 2 周 ~4 个月的黄昏或半夜，一般随着肠道发育的成熟，3~4 个月之后，会自行消失。

婴儿哭闹的原因很多，需要将肠绞痛和胃肠胀气、胃食管反流、疲劳过度等哭闹区分开。飞机抱、按摩以及遵医嘱使用药物都可帮助缓解肠绞痛。

妈妈们的经历 *宝宝 2 个月出现肠绞痛，傍晚、半夜 12 点左右、早上 4~6 点哭闹，在床上拧来拧去，脸憋得通红。后来尝试将医生开的药加入奶中，拍嗝放屁容易了，使用后第三天晚上就能安睡了，缺点是有时容易溢奶。*

莫名黄昏闹

婴儿大哭难哄以黄昏时段最为显著，民间称为“黄昏闹”。这既有可能是胀气或肠绞痛所致，还可能是由于白天睡眠量过少，导致累积了一天的疲劳在黄昏爆发。

妈妈们的经历 黄昏哭闹我是误打误撞解决的，那时想，既然6点左右开始哭闹，就试试提前哄睡，5点半开始洗澡、抚触、喂奶。刚开始宝宝也要哭很久才能哄睡，两周以后基本吃完奶就可以睡了，也就是跳过黄昏觉提早睡晚觉。

其他状况

1. 打完疫苗，睡得反常

很多疫苗的说明书里面都提到疫苗对睡眠的影响。国内打疫苗的社区卫生服务中心常常业务繁忙，人多吵闹。环境嘈杂加上打针，双重刺激，使得宝宝回到家后很可能要闹几晚，家长对此得有心理准备。

2. 猛长期

婴儿的成长并非呈线性均匀发展，通常认为在2周、3周、6周、3个月、6个月都会出现猛长期，一般持续几天而已，而最初的三个月是猛长期最密集的时段。猛长期体重、身高会有更快的增长，食量比平常大，吃得更频繁，也可能会醒得更多。家长要及时发现宝宝的需求，相应地增加喂养频率以及延长喂哺时间，为宝宝加油。

3. 维生素D

维生素D促进钙在肠道的吸收，防止低血钙性抽搐。美国儿科学会建议婴幼儿从出生后不久，即开始每日补充维生素D 400IU，1岁以后每天摄入600IU。如果是配方奶喂养，若配方奶中已添加维生素D，每天喝足量配方奶的婴儿则不需要额外补充维生素D。早产儿、双胞胎对维生素D需要量更大。我遇到过小月龄的孩子由于家长没有注意补充维生素D，导致钙的吸收量减少，从而使宝宝易抽搐，睡眠中易惊的案例。

4. 枕秃

从两三个月开始，一些宝宝就有了枕秃的苗头，有人会把枕秃和缺钙联系在一起，其实并非如此。枕秃主要是婴儿毛囊发育不成熟导致的，加上易出汗，头长时间和床接触摩擦，就容易形成脱发，随着成长会自然好转。

5. 脐疝

很多新生儿肚脐都是外凸的，哭闹时甚至会鼓出包块，这就是脐疝。家长要注意学习安抚宝宝，减少有脐疝的宝宝的哭闹，避免情况恶化。脐疝一般随着年龄的增长都能够自愈，严重的情况需要就医。

给新妈妈的话

还没来得及回味生产的一幕幕，顾不上自己丑丑鼓鼓的肚子、隐隐作痛的伤口，也放弃了精致的妆容、自由自在的生活，新妈妈们就这样开始了“衣衫褴褛”的“奶牛”生涯。

新妈妈们面对稚嫩的新生儿，有再多的准备，也常会措手不及。万事开头难，这里给新妈妈们列出了一些细节供参考，也希望新妈妈们得到鼓励。

科学坐月子

中国有坐月子的生育习俗。生产后，连轻微的日常活动都会遭到家人的反对：“不好好坐月子，要落下病根的！”除此之外，还有一些奇葩规矩：

不能刷牙，不能洗澡，不能开窗，不能抱孩子，三伏天也不能开空调……

新妈妈在产褥期确实需要休息，但要科学坐月子，整天躺着、不刷牙、不洗澡，并不利于身心的康复，也不利于妈妈和宝宝的互动。

坐月子时，“侧切伤口”是诸多困扰中较突出的一个，可能会疼半个月，甚至几个月。如果愈合缓慢，可以去医院使用远红外烤灯每天烘烤伤口，保持干燥，以便更快痊愈。

关注产后抑郁

妈妈们的经历 为什么当妈不能抱怨？！产后身材不恢复，抱娃不能穿高跟鞋，孕前衣服基本报废，护肤品要慎用，吃东西要忌口，在家邋遢得像大妈，出门大包小包像赶春运。素颜是好听的，忙起来脸都没空洗，逛街总看表，出门用分钟计算，各种肩周炎、腰疼。吃的是饭，挤的是奶，还被说矫情公主病，谁试过谁知道。

很多家庭都多少有优待孕妇，而忽视产妇的问题。其实产妇经历了身心的巨大转变，在产后3~10天，她们容易出现情绪不稳定，这是正常的。但大概有10%~15%的人会持续地情绪低落，也就是人们常说的产后抑郁。这可不是矫情病，感觉不好，就要治疗。在这个阶段，家人的关心和理解尤为重要。

每个新妈妈都有自己的苦楚，不管是剖宫产、侧切还是乳头皲裂，当伤口火辣辣地疼，翻个身都一身汗时，新妈妈都会忍不住想：“到底要多久才能好？会不会一直这样？”这种心理压力，对产妇精神状态的影响不容小觑。

我想对读到这里的你说：“请坚信，不管是几天还是几个月，一切的困难都是暂时的，一定会柳暗花明！”

顺利母乳喂养

母乳喂养的重要性毋庸置疑，妈妈是宝宝的“粮仓”，更得吃好喝好，宝宝出生后多让他吸吮，争取早开奶、早下奶。

1. 按需喂养

宝宝刚出生时，一天至少喂养 8~12 次，1.5~2.5 小时的间隔都是有可能的。夜奶 3 次左右，甚至更多。这个阶段要按需喂养宝宝，提高进食效率。

2. 喂养的姿势

坐喂时，准备一张有靠背的椅子，放上靠垫、脚凳，给身体各个部分以支撑，配合哺乳枕，可以缓解长时间喂奶的疲惫。

夜间，不要宝宝一有动静就塞乳头，如果他总吃两口就睡，吃的都是富含乳糖等成分的前奶，吃不到脂肪含量更高的扛饿的后奶，反而睡不安稳。由于婴儿尚小，为了安全起见，最好不要躺喂，以免妈妈自己不小心睡着，阻塞宝宝的呼吸。如果宝宝真的饿了，就抱起来好好喂一顿。

3. 防范乳腺炎

月子期是乳腺炎高发期，一旦出现乳房疼痛，请及时向医生寻求帮助，不要擅自处理。要特别注意宝宝含乳的姿势，避免乳头皲裂。

4. 避免乳头混淆

乳头混淆是指家长因为各种原因过早或频繁地给宝宝使用了奶瓶喂养，导致宝宝不会或者不愿意吮吸妈妈的母乳的现象，这也是目前母乳喂养失败的一个重要原因。对于特殊需要喂配方奶的情况，建议用勺子替代奶瓶，以防止乳头混淆。配方奶可以让爸爸来喂，如果他们参与得早、付出得多，以后带宝宝的积极性也会更高，爸爸的参与也能让宝宝更快乐。

如果你和大多数新手父母一样，那么恐怕你也会感觉到自己的角色总是在专业和业余之间来回摇摆。会感觉被责任鞭策着。不仅如此，还有许多育儿专家提出了许多相互矛盾的建议，反而加深了你的困扰。不过在你彻底丧失自信之前，请记住这一点：现在站在这里为人父母的你，其实是那些自远古一直延续下来的成功父母们的子嗣，你是这链条上的一部分。你和你的宝宝之所以存活了下来，其实是因为你遗传自世界上最优秀的家庭，是最好的母亲、最有保护能力的父亲还有最强壮宝宝的最佳组合。相信你自己的感觉，放轻松。

据《卡普新生儿安抚法》

本阶段作息安排参考

观察日常的吃喝拉撒，有利于判断宝宝的需求。俗话说“好记性不如烂笔头”，可以用记事本或手机软件进行作息记录。

在宝宝出生早期，完全规律作息可遇不可求。这里只是提供一些可行的生活安排，时间仅仅作为参考，并非要教条执行。放松心态，一切以孩子的状态为准。

具体的入睡细节，可参照“小土安抚技”和“小土安睡法”。

3 月龄示例 A：理想化的基本作息

作息安排介绍：这种作息安排参考了《实用程序育儿法》中的 E.A.S.Y.

作息[①]，大致 3 小时喂一次奶，白天共安排 4 个小睡。免去了睡着时喂食，改为后半夜第一次夜醒喂奶。如果宝宝需要进行睡着时喂食，可以安排在夜里 11 点，妈妈正式就寝前，但第二次夜奶最好不要早于凌晨 5 点。

这种作息安排比较理想化，小睡时间均较长，睡得短的宝宝执行起来有难度，如果无法做到，可尝试增加小睡次数。

一些父母下班比较晚的家庭，无法在 7 点半就安排宝宝入睡（2~3 次夜奶），入睡时间可以在此作息的基础上顺延 1 小时，安排在 8 点半左右，但不宜再晚。

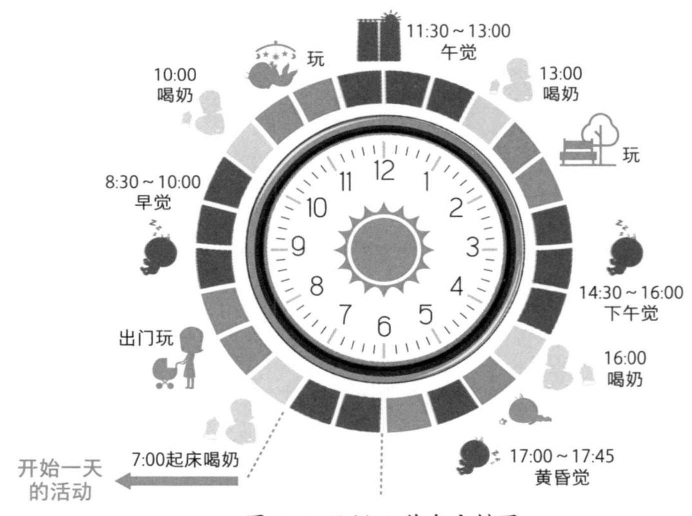

图 6–3　示例 A 作息安排图

3 月龄作息示例 B

作息安排介绍：这种作息安排考虑到了 3 个月左右，有些宝宝有早醒和需要接觉的特殊情况。这款作息并不理想，但可以作为过渡方案使用。

① E（Eat）：吃；A（Activity）：活动；S（Sleep）：睡觉；Y（You）：给自己一点儿时间。

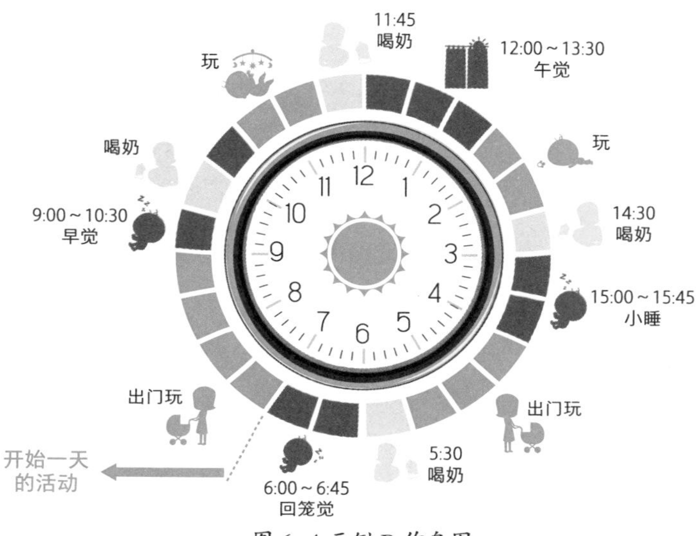

图 6-4 示例 B 作息图

3 月龄作息示例 C

作息安排介绍：这种作息安排适合早觉偏短，但午觉能睡长的宝宝。午睡间安排吃一顿迷糊奶，同样是作为过渡，需要及时调整。

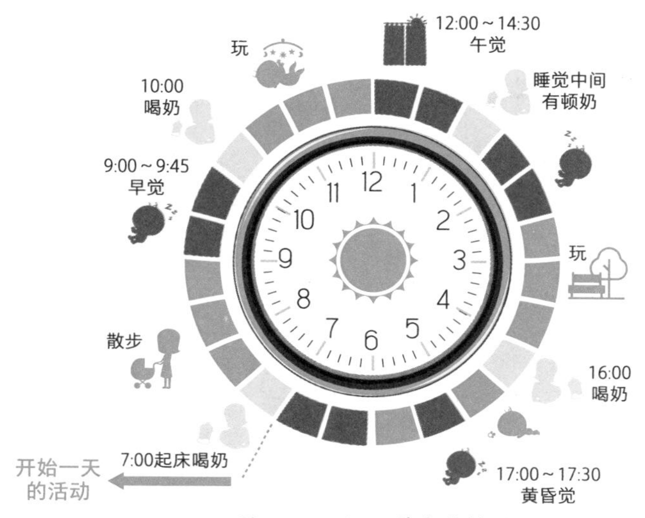

图 6-5 示例 C 作息安排图

3月龄作息示例D

作息安排介绍：这种作息方法，白天安排的睡眠量少一些，夜间睡眠时间较长，宝宝午觉能睡得比较长，小睡次数由4次减为3次，但下午醒和夜间入睡之间间隔较长，得注意宝宝是否会过度疲劳。

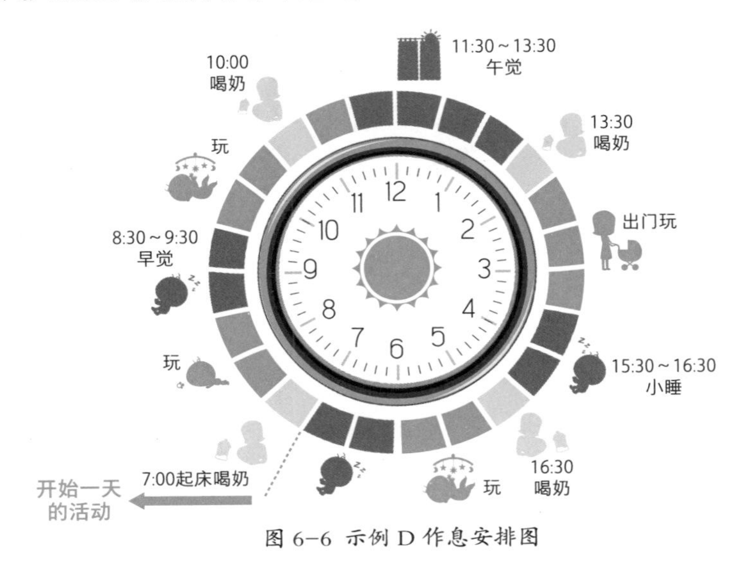

图6–6　示例D作息安排图

妈妈们的睡眠摸索实录

妞儿妈小舒的分享：头三个月的睡眠状况演变实录

妞儿出生时刚好37周，出生体重3.1千克，身长51厘米。做这个记录的时候她12周，约6.5千克，身长约61厘米。

1. 宝宝的睡眠问题

第一个月：从出生起，白天频繁喝奶，晚上8~10点喝比较久的奶，开始睡长觉。

我每天会等着她 11 点到凌晨 1 点间醒的那一次，喂饱再睡觉。

在我睡觉后，她只需要 1~2 次夜奶就能睡到天亮。夜里她基本上一次能睡 3~4 小时。

小插曲：夜里容易还没有喝饱就睡着了，一旦她“消极怠工”，我就捏她的脚，她睡着就换尿片，接着换另外一边乳房喂奶。

奶越来越多，喂的时间也越来越短，从开始的每边乳房喂 20 分钟到后来，每边喂 15 分钟，到喂 12 分钟，喂 10 分钟，最后每边喂 7~8 分钟。再后来，2 个月后，她的夜奶需求变小了，一边喂 5 分钟就怎么也不喝了。

第二个月：随着醒着的时间增加，睡眠开始成为困扰。

白天不像第一个月，不再只要喝饱什么都好说。惊跳反射加上手舞足蹈，她总使劲揉脸，把自己揉醒。

白天开始抱睡，但放下就醒，开始使用背巾，看她困时哄睡，背起来可以睡 2 小时以上。如果是抱着她入睡，抱 20 分钟试着放下。

夜间睡眠无规律，时好时坏，相比第一个月，夜奶次数增多到 2~5 次。

第三个月：睡眠能力一下子提高不少，也开始有规律了。

白天还是抱睡，但是相对容易放下了。放下她后，她总是很快醒，小睡很短。

每天晚上 6 点左右开始犯困，我喂点儿奶，给她洗澡、按摩，接着喂奶，仍然是奶睡为主，睡前频繁喝奶，喝很久，一直要到 9~10 点才算真的睡着。

夜里醒来后像第一个月一样，喝完奶可以立即入睡了。9 周左右，夜里规律地 2 点醒一次，5 点醒一次。7 点醒来起床。

夜里断断续续哄睡和喂 2 小时奶很累，于是尝试改变奶睡。

2. 改善方法

尝试改变。在我确信宝宝喝饱后，晚上入睡用背巾背起来哄睡，身体紧贴，加上走路的轻微晃动，她几分钟就睡了，睡得也沉。有时候背起来后，她还会一直吮吸我胸口，我把她的头和我胸口分开，不让她吮吸，她很快就睡了。

改变哄睡方式后，第一天在10点多又喂了1次，我睡觉后，半夜里只喂了1次夜奶。后来都保持着12点前喂1次，后半夜喂1次，直到天亮。

快12周时，宝宝睡了5小时的整觉，晚上从9点上背巾，一直睡到凌晨4点半！3点半时我涨奶醒来，好惊讶她没醒，第一件事竟然是检查她的呼吸。

小土注

本案例是比预产期提前了三周出生的宝宝，所以早期比较容易出现长时间睡不醒的状况。如果宝宝兼有黄疸现象需要叫醒吃奶，多吃多拉促排胆红素。惊跳反射严重时，可以引入襁褓。

宝宝晚间入睡频繁吃奶，在一定范围内是常见现象，家长也要注意排查是否因为宝宝白天睡得比较少，导致晚上过度疲劳，吮吸需求增加，可以尝试提前晚上入睡的时间。

背巾是0~3个月宝宝的哄睡“神器”，尤其对一个人带孩子，又要干家务的妈妈，背巾能够省不少力气。

小土注

一些宝宝在临近3个月时已经能够在夜间6~7小时不吃奶，妈妈无须担心，也不用特地叫醒喂奶。

球球妈的分享：7 周开始的睡眠调整

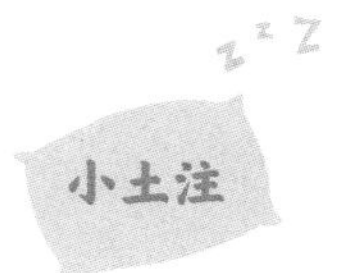

原案例很长，受限于篇幅，也为了更方便阅读，整理成表格形式。对于 0~3 个月的小月龄宝宝，家长能够抓住睡眠的时机，掌握安抚技巧，帮他们缓解身体不适，有助于改善睡眠状况。“时光不语，静待花开”送给这个时候的你。

1. 月子里的情况

白天，宝宝从上午 11 点左右开始，到整个下午结束，基本上都在哭闹中度过，有时哭累了可以睡上一个小时，偶尔睡 3 小时的长觉。

夜间，7 点半左右洗完澡，吃完奶就睡着了，夜里 3 小时左右醒一次，醒了不哭，吃奶后继续睡。

夜奶通常 3~4 次，宝宝能睡到第二天 9 点左右，每天睡眠 13~14 小时。

2. 第二个月的变化

白天，宝宝睡眠仍旧不好，早上睡饱了醒来时是一天中情绪最好的时候，他可以自己躺着玩一个小时。接下来，开始轻微地哭闹，于是我抱起来逗他继续玩。一段时间以后，他已经非常困了，继续哭闹，抱着也不管用了，因为他太疲惫，好容易睡了，放下就醒。到了下午，他情绪非常焦躁，最终歇斯底里地大哭以后才能入睡。

夜间入睡。以前吃完睡前奶就睡了，现在是吃完奶似乎睡着了，放下没多久就哭醒，抱起来一直大哭，哄十几分钟才能重新哄睡，放下又醒，如此循环反复，常常要放下 4~5 次才能真正进入夜间睡眠。有几次甚至闹到夜里 12 点，哭到声嘶力竭后才睡，睡着了还一直抽泣。

出了月子，我独自带孩子，承受着心理和生理的双重压力，焦虑、累、睡不够，又心疼宝宝，感觉日子很灰暗。

3. 决心改变

宝宝7周大时，我开始接触睡眠知识，并分析了存在的问题：

白天无规则养育，进食睡眠完全无规律；频繁哺乳，有时候隔一个多小时就吃一次；难入睡，不会自己睡觉，需要哄睡；入睡后放床就醒；白天需要抱睡；脾气暴躁，总是大哭；夜间入睡需要反复哄睡，最终总是崩溃式入睡。

具体的改善过程如下表。

表6-2 球球的睡眠引导笔记

时间节点	细节描述	
睡眠引导的第一阶段（出生后7~10周）	计划	记录作息，逐渐建立进食和睡眠的规律
	具体做法	在宝宝吃好并且玩了一会儿后，及时捕捉到他的疲倦信号，开始哄睡；通常清醒1.5小时以后，球球的疲倦信号就是轻微的烦躁，不想躺着；发现这个信号后，我开始竖着抱，轻轻晃，拍背，配合轻哼，开始哄睡
	效果	最初的两天，哄睡稍微有点儿困难，慢慢就相对容易了，通常哄睡20分钟，睡着以后，偶尔放下后不会醒来。实施计划2周后效果显著，每天大哭的次数明显减少，夜间哄睡也相对容易了。妈妈基本上可以知道宝宝一天中会在哪些时候哭，哭泣的原因是什么
	遗留问题	需要持续抱睡
睡眠引导的第二阶段（出生后10~12周）	计划	解决抱睡的问题
	具体做法	原来哄睡是竖着抱，睡着了横着抱，等球球睡踏实了再放床。现在，竖着抱睡，睡着了直接放
	效果	很让人惊喜，第一次就成功了。虽然第二次和第三次放床失败了，但经过了两天的调整，放床睡基本上不成问题。经历了2周的放床睡后，球球醒来不怎么大哭了
	遗留问题	原来抱睡还能睡40分钟，偶尔还能接觉，放下睡后，一觉通常只有30分钟，而且很难接觉

（续表）

时间节点	细节描述	
睡眠引导的第三阶段（12 周后）	计划	尝试自主入睡
	具体做法	趁他迷糊的时候就放在床上拍，成功过几次
	效果	如果他自己在床上入睡，就可以自己接觉，睡上 2 小时。哄睡越来越容易，把握好疲倦信号以后，抱起来哄睡 5~10 分钟就可以睡着
	遗留问题	大多数时候还是需要抱起来哄睡，晚上睡觉通常需要奶睡

4. 后续情况

球球足月出生，9 个月前体重增长曲线一直在 97% 分位，是个胖娃娃，加辅食以后，逐渐回落到 80% 左右。身高增长曲线也一直在 90% 分位左右。全母乳到 11 个月，他身体一直很健康。目前球球 1 岁 1 个月，经历了 4 个月时 4 觉并 3 觉，9 个月时 3 觉并 2 觉，目前还是白天 2 觉。因为我觉得哄睡难度不大，没有尝试做进一步改变，仍然是白天抱哄，晚上奶睡，偶尔也可以让他自己翻几下身，慢慢睡着。夜奶 1 次，在凌晨四五点时喂。

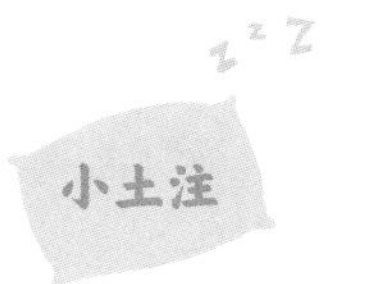

我关注了很多素未谋面的孩子妈，大家居住在全国各地，可每天关心的、念叨的，都差不多是宝宝吃喝拉撒这几样。人生漫漫长路，多拉一趟，少睡一会儿其实完全不能算个事，却占据着妈妈的脑海，甚至这些事目前就是妈妈们生活的全部。

头三个月是最难熬的，生活经历了翻天覆地的变化，到本阶段末，新妈妈们基本也都由“抱怨”转成“认命并乐在其中”了。大家都说，养娃就像升级打怪兽，得一关一关地过，下面一章讲述 4~6 个月宝宝的睡眠。

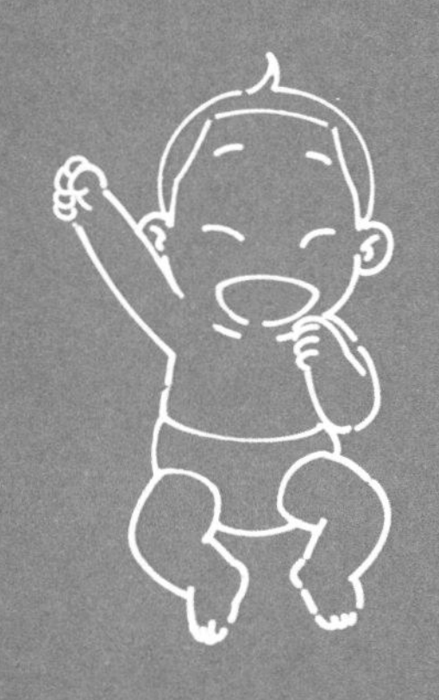

第七章

—

4~6 个月宝宝的睡眠

按照中国传统，百天是值得庆贺的大日子，是孩子成长的里程碑。

婴儿进入第四个月，皮肤变得光洁白皙，眼神也丰富起来，脖子能较稳地支撑头部。对身体的控制能力从头部逐渐向四肢扩展，手逐渐有意识地触碰、抓握，还会开始热火朝天地学习翻身。

百天之后，婴儿对环境的兴趣增加，出门在外反而不容易入睡，这和前三个月出门就睡不同。这种变化还表现在他们吃奶不再那么专心上。此外，婴儿见到陌生人会焦虑的情况初步显现。

除了喜欢出门玩，宝宝们还喜欢躲猫猫，研究家中标签等小细节，啃咬牙胶，等等。

我遇到不少宝宝在 3 到 4 月龄期间会睡得不好，表现为小睡变短，起夜次数增加。从感受上来说，妈妈会觉得宝宝在经历睡眠倒退。

4~6 个月宝宝的睡眠模式

结合各类睡眠书籍以及美国国家睡眠基金会推荐的睡眠时长，这里针对 4~6 个月的宝宝，列出一些更细的睡眠数值（数值为均值）。

表 7-1 4~6 个月睡眠时长参考

区间	小睡醒睡间隔（小时）	白天小睡（小时）	夜间睡眠（小时）	连续睡眠时长（小时）	全天睡眠量（小时）
4~6 个月	1.5~2.5	3.5~5	10~12	5~8	13~15

第四个月左右，小睡会先进入深睡眠，也正是在此阶段，很多宝宝从需要“持续抱着睡”向“睡着后能放床”转变，从 4 觉向 3 觉过渡。第五个月，小睡更加规律，一些夜醒也逐渐有了固定的苏醒时间和醒睡间隔。第六个

月时，早中晚 3 觉的格局已经比较明朗，早上、中午睡得长一些，傍晚打个小盹儿。

第六个月算是个节点，传统的怀中哭泣法（尤其应用于小睡）通常要求宝宝的月龄达到 6 个月（至少达到 4 个月）。

由于个体差异，白天、夜间睡眠量的分布会有所不同，如果宝宝小睡短，相应的夜间睡眠会更长，相反如果宝宝易早醒，白天小睡时间则会相应变长。

和最初三个月的睡眠相比，本阶段的睡眠有这些变化：一般睡着之后放下后不易醒，全程抱睡减少，小睡时间点逐渐稳定，作息逐渐规律，夜奶间隔逐渐固定化。

仍然存在的老问题：小睡还是不长，比之前更依赖奶睡，夜醒频繁，入睡困难。

新增问题：出现睡眠倒退，有的宝宝夜里会起来玩 1~2 小时。

妈妈们的经历 宝宝现在快 6 个月了，从 4 个月开始，由原来的夜醒一两次变成无数次。2~3 个月的时候，吃了奶放床，可以自己入睡，4 个月开始完全奶睡，只能靠吃奶继续睡！他醒得也频繁了，以前夜里最长一觉可以睡 5 小时，现在最多 2 小时，白天也睡不好。

问：这到底是怎么回事？什么时候才能好？

答：在睡眠领域，这种现象称为睡眠倒退期（sleep regression），类似的睡眠倒退还可能会出现在第八个月、第十八个月。主要由大脑发育、大运动发展等因素引起，且有个体差异，并非所有孩子都会经历睡眠倒退。

睡眠倒退一般持续 2~3 周甚至 6 周。一些案例中，阶段性的生理因素造成睡眠倒退，但造成睡眠倒退的生理因素消失之后，家长没有及时注意到变化，会导致宝宝形成长期的睡眠问题。

妈妈们的经历 在煎熬中到了5个月，宝宝的睡眠依然没有好转的迹象。

妈妈们的经历 从过了百天一直熬到快9个月了，睡眠没有丝毫好转。

下面针对高发状况的详细分析也包含了睡眠倒退期的应对办法。

高发状况详解

我曾做过调查，在1271人参与的网络投票中，除却小睡短、夜醒等老问题，高发的睡眠问题包括：翻身影响睡眠、早醒、择人哄睡（睡觉认人）、半夜起来玩、吃手、厌奶。而且会有大概3种问题同时出现，下面就逐个解析。

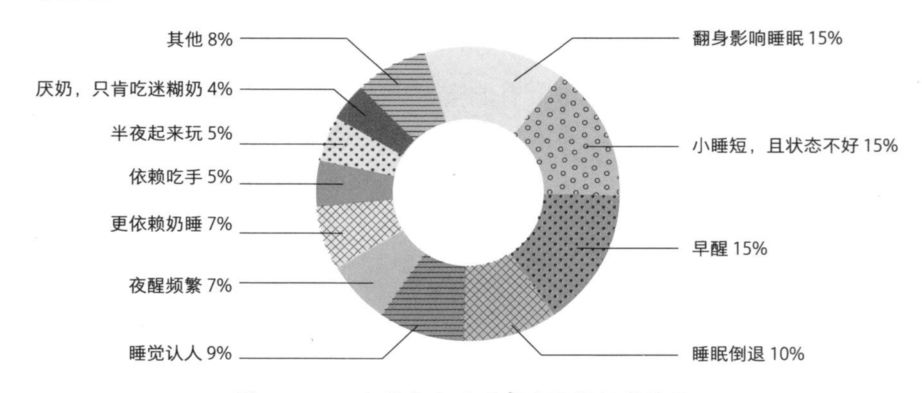

图7-1 4~6个月宝宝睡眠高发问题投票结果

半夜练翻身的小孩

妈妈们的经历 宝宝还只会仰卧翻成俯卧，后半夜控制不住地翻身，翻不回来就会很生气，哭醒，翻过去就练抬头，但又不会自己趴下。

妈妈们的经历 我家宝宝已经会来回翻身了，半夜闭着眼翻一个多小时才继续睡，抱起就打挺，放下继续翻。

翻身影响睡眠的问题主要在第四五个月高发，主要影响后半夜睡眠，对小睡也稍有影响，妈妈们纷纷对此表示崩溃。

1. 学翻身的内容及过程

翻身有两种：从仰卧翻到俯卧；从俯卧翻到仰卧。

国内的孩子，一般仰卧的时间多，多数是先学会从仰卧翻到俯卧，几周或几个月后，学会从俯卧翻到仰卧，即学会连续翻滚。国外的育儿百科书中提及多数孩子先从俯卧翻到仰卧，这和清醒时趴着的时间长有关。

2. 为什么翻身这么影响睡眠？该如何应对？

对这个细节现有的研究不多，下表总结了原因以及相应的对策。

表 7-2　翻身影响睡眠的原因和对策解析

原因	详解	对策
睡眠中，大脑复习白天学习的内容	翻身对睡眠的影响参见第一章对高发睡眠现象的解读。一位妈妈是这样形容翻身期的："我们要是突然学会飞也会非常兴奋。"还有些孩子白天被抱着的时间过多，缺乏练习机会，晚上就"补课"来了	白天要给足机会和时间练习，宝宝熟悉后，新技能带来的兴奋、焦虑就会减轻
睡眠中，不受控的身体动作使婴儿受到惊吓	婴儿大脑发育尚不成熟，睡着时肢体运动没有被完全抑制，翻身等梦境很容易在肢体上复现，进而导致婴儿惊醒	宝宝仅仅是翻动，不是真的醒时，尽量不做干预；翻动过于频繁，可通过按住、搂住、枕头卡位、穿睡袋增加翻身难度等方式控制身体，减轻给睡眠带来的影响；如果宝宝翻不过来，已经哭醒，及时帮助宝宝重新躺好，安抚他再次入睡（安抚不等于喂奶）；白天做一些场景模拟，演示睡梦中发生的情况，降低宝宝惊醒后的恐惧感

（续表）

原因	详解	对策
睡眠基础不好	一些家长前期没有重视睡眠问题，翻身期的状况，不是睡眠问题突然出现，只是暴露了出来	重视睡眠能力的培养，从睡眠时机、入睡方式等多方面进行改善

最终治本的方式恰恰是接受暂时的睡眠倒退，不试图用尽办法催睡，耐心陪伴等待，让孩子适应这种变化。

此外，翻身期也是坠床的高发期，如果让宝宝睡小床，夜间喂奶后，妈妈要记得及时把围栏升起，防止宝宝掉到小床大床之间狭小的空间里。

问：宝宝在小床里不断翻身惊醒，抱到大床睡会好一点儿吗？

答：可能会有帮助，虽然并非所有情况均是如此。如果宝宝被翻身惊吓，可以及时安抚。

妈妈们的经历 我家的小床已经算是比较宽的了，但宝宝每次睡得正香，翻身碰到栏杆就醒，还不时把手脚伸到栏杆缝里，拿不出来就哭醒，睡大床没这方面的困扰。

妈妈们的经历 我女儿一直自己睡小床，前几天发烧放大床睡了会儿，感觉是小床好睡，她碰到障碍物偶尔会醒，但在大床上翻个没完更容易醒。

我还遇到过一位妈妈，和宝宝同睡大床，宝宝翻身时一脚踹在她乳房上，结果引发乳腺炎。如果宝宝动静太大，相互影响，家长还是应该考虑分床睡。总之，大床小床各有利弊，酌情而定。

问：宝宝翻身期学会了趴睡，趴睡睡得更踏实，需要帮他翻回来吗？

答：确实有不少妈妈发现，趴睡仅仅是睡眠姿势的小转变，却延长了睡眠的时间，减少了夜醒的次数。如果宝宝已经能够自如地从趴睡翻回仰睡，就不需要翻回来。关于趴睡是否安全的内容参见第十二章。

3. 悦渲妈的分享：大运动影响睡眠

宝宝已经养成睡前习惯，能自行入睡，能接觉，我以为她不太容易遇到严重的睡眠问题。但可能是因为她大运动发展太快，来回翻，独坐，从趴到坐、站，都在一个多月内一气呵成，结果她自己适应不了，严重影响了睡眠。

① 大运动对睡眠的影响

4~5 个月，翻身期：一开始宝宝只能翻身一次，无法翻回来。所以往往在睡着时，突然翻身把自己吓醒。

5~6 个月，来回翻身期：很容易撞到小床的边缘，基本是翻两次就撞到了，然后会醒，会哭。

6~7 个月，从翻身到坐，或从趴着到抓着床栏杆站起来：这两种动作基本是同步出现的，半夜，她翻着翻着就坐起来，然后顺势就站起来，之后闭着眼大哭。有时站起来没站稳就摔倒了，被吓哭。

② 改善的经验谈

睡前坐起来或者站起来的情况：宝宝明明很困，但放到小床就坐起来，甚至站起来，总是哭闹不睡。我通常给她奶嘴、安抚巾甚至牙胶，让她有点儿事做，这样注意力就不放在运动上了。困倦、不饿，又有事做的时候，比较容易睡着。

③ 半夜坐起来或者站起来

我曾尝试过在她闹的时候喂奶，因为她原本半夜不吃奶，所以作用不大。

后来的做法是不管。因为有几次我发现她自己坐着不知道在干什么，但我实在很困，就自己睡着了，再醒来，发现她也睡了。

如果她大叫或者喊我，我就起来抱抱她，安抚一下，甚至用背巾背她一会儿，一般也能哄睡着。最难的一次是夜里两三点，她非常清醒。于是，我背着她在露台吹了20分钟风。

此外，白天的活动要足够，多爬多玩，宝宝心情好，运动量大，也有利于睡眠。

天没亮就醒

早醒也是这个阶段常见的问题，尤其夏季更为突出，在第十一章中有详细叙述。一般可以用这些改善方式：遮光；重新调整作息，推迟或者提前入睡时间；睡回笼觉等等。如果这些方式都无效，也不要太担心，随着宝宝的成长，这种状况会自行好转的。此外，家长早点睡和宝宝同步作息也会改善晨起的感受。

睡觉时尤其认人

妈妈们的经历 *半梦半醒间会抬头看有没有人，没人就大哭着醒来，一来人就睡！夜晚闹觉挑人哄，只要妈妈。*

这个阶段婴儿对养育者有更深的依恋，陌生人焦虑、分离焦虑初现，这是常见的现象。

问：宝宝只有奶奶哄才睡，别人包括妈妈哄都哭闹，有时睡到中途睁眼看看旁边，是奶奶就能自己入睡，是别人就哭，怎么让他跟别人睡呢？

答：宝宝如果能够完全无须陪伴就入睡，就不存在这个问题。不过很多孩子在这个阶段未必能够做到无陪伴入睡。睡眠在一天中既普通，又特殊，成人都有认床的现象，小孩子睡觉认人就更常见。宝宝能接受足够熟悉的人陪伴睡眠，这是前提。如果宝宝和其他人也熟了，在尝试陪睡的时候，奶奶最好能回避，比如告诉宝宝，奶奶出门买菜了，这样他接受起来容易一点儿。

半夜起来玩

这个问题并非 4~6 个月的宝宝所独有，故放在第十一章专题专解内。一般如果这种状况是偶发的，则无须太过担心，以装睡观察为主。如果已经有习惯化的趋势，则需调整作息，进一步增加宝宝日间的运动量。

依赖吃手入睡

在调查中发现，这个阶段的宝宝已经有一些依赖吃手入睡的情况。主流看法是吃手属于自我安抚，家长无须过度干涉。当然如果孩子吃手过于频繁，令你很焦虑，也可以尝试分散宝宝的注意力以及增加安抚。

小吃货变厌奶君

妈妈们的经历 宝宝只有犯困时才想到吃奶，醒着不愿意吃，一看到乳头就哭，清醒状态下只吃一边，换边就大哭打挺。严重的时候白天一天下来一块尿不湿都尿不满。

厌奶一般是 3 个月以后高发，四五个月也都有，有的一周即好转，有的持续数月。让我们一起来看一看厌奶的来龙去脉及应对法则。

1. 原因一：强迫进食

经过 3 个月的成长，婴儿胃容量增加，吃奶的效率变高、时间缩短、间隔变长。家长如果没及时注意到这种变化，不改变喂养频率，就可有产生强迫进食的行为，从而导致宝宝厌奶。

对策：注意宝宝已经吃饱的信号，避免将吃奶和被强迫等负面感受联系在一起。

2. 原因二：依赖喂奶哄孩子睡觉

奶睡的睡眠联想是把吃奶和睡觉紧密联系，不困时就不愿意吃，只有困了才愿意吃，白天夜间的奶量也出现倒置。

对策：需要逐渐切断奶睡的睡眠联想，不要总让宝宝吃到睡；想着吃这么少怎么办，怎么还没睡，赶紧再喂一口，不但达不到目的，反而容易延长厌奶期。

3. 原因三：有过呛奶等不愉快的经历

3 个月是奶量比较充沛的时期，奶阵、乳汁流速过快导致宝宝呛奶，也可能引起宝宝拒食。

对策：可以尝试喂食之前先手动刺激出奶阵，待到流速正常再喂；用手指钳住乳晕降低奶液流速；注意婴儿的反馈，及时调整喂哺的姿势。

4. 原因四：婴儿为偏好抗争

母亲两侧乳房的乳汁流速、乳汁产量、大小和喂养习惯，都能导致婴儿出现吃奶偏好，原本两边都吃，会逐渐变得更偏好吃某一边。

对策：从一开始喂养时就注意不要总先喂某一边，两边可以轮换着开始，这样不容易让宝宝产生只吃习惯的一边，对另一边不熟悉而拒吃的情况。

5. 原因五：婴儿对外界关注度提高

从第四个月开始，婴儿更加关注外界环境，吃奶不专心就是其中一个表现。

对策：喂奶的时候，尽量保持环境安静舒适，减少刺激源，避免分散宝宝的注意力，有条件的家庭可以单独布置一间屋子用于喂奶。

妈妈很辛苦，也很少有自己的时间，常趁喂奶的间隔才有空看看手机来放松一下，但喂奶也是情感的交流，试想如果只看手机不看宝宝，那他也很可能分心。

6. 原因六：需要引入新食物

宝宝从出生起，只有奶这一种食物，有时候厌奶也是孩子需要引入辅食，尝试更丰富食物的信号。

对策：很多权威机构都提倡前 6 个月纯母乳喂养，有需要添加辅食的，可以根据儿科医生的建议酌情处理。

7. 原因七：暂时胃口不好、前期长得比较快

一些宝宝会暂时没胃口，这条是基于妈妈们的感受和判断写的，意在安抚大家的焦虑。

对策：相信宝宝的调节能力，不因一两天食欲不振而过度焦虑。

问：厌奶期能喂迷糊奶吗？

答：如果厌奶本身源于奶睡的睡眠联想，那继续喂迷糊奶可能就会陷在恶性循环中，宝宝不主动吃就不喂。不主动喂时，进食间隔可能非常长，有的妈妈遇到过宝宝长达 8 小时不进食的情况，令人煎熬，需做好心理准备。如果厌奶由其他原因引起，可以酌情看是否需要喂迷糊奶。

总的来说，生理性的厌奶期不会持续很久，也不影响宝宝的正常发育。如果真的发生厌奶，也要淡定一些，注意调整养育方式，适应孩子的变化。如果厌奶持续时间过长，生长曲线异常，家长就要重视，排查病理性因素。

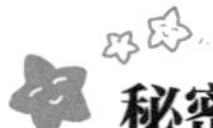

秘密武器失灵——奶睡不管用了

妈妈们的经历 宝宝以前每次吃完就马上睡去，现在吃奶后不能马上睡，吃一口翻过身睡不着，再回来吃，反复很多次，折腾很久才睡着。有时他吃着奶，闭着眼睛，我以为睡着了，结果他又突然来精神了。

头三个月靠奶睡比较省力，一些妈妈已经习惯了这样的模式，突然发现奶睡失灵了，但又不熟悉哄睡，于是很烦恼。其实这是正常现象，宝宝吃完翻翻身再睡，正是学习入睡的机会，妈妈不要反复塞乳头。

前阶段的遗留问题

入睡难、小睡短和夜频醒

本月龄的宝宝会延续一些前阶段的问题，比如入睡难、小睡短、夜频醒等。入睡难的具体表现是：每次睡前必哭，以前醒了就哼唧着找吃的，现在就号哭。小睡短表现为：白天小睡就半小时，尝试了提前安抚、拍、奶睡都接不上觉。频繁夜醒的情况则是：后半夜几乎一小时醒一次，到5点就完全醒了。

这些问题比较复杂，且并非第4~6个月所独有的，所以放在第五章进行专题的讨论，这里列一些小建议。

- 本阶段，如果宝宝小睡实在很困难（尤其黄昏觉），仍可尝试使用背巾、推车、安全座椅等辅助工具哄睡。虽然这些并非最好的选择，不可过于依赖，但至少入睡、接觉相对省力，妈妈也可以松口气，平和的心境也能带来更好的亲子互动。
- 如果有个频醒的宝宝，就抓紧一切时间睡觉吧，他睡了你就睡，这样半夜不那么困，会减少起夜的痛苦感。
- 夜里太累，可以挤出一些母乳装在瓶内备用，奶瓶置于有冰袋的背奶包内，需要时用暖奶器温热。夜里夫妻两人换着起来，休息改善了，焦虑的情绪也会缓解。夜里让爸爸帮忙安抚孩子，有可能还会改善夜醒。

依赖奶睡、安抚奶嘴

妈妈们的经历　妈妈一抱，宝宝就要找奶，无论与上一次进食相隔多久，吃不到就哭闹。宝宝喜欢含着乳头睡，一动就醒，夜里醒来除了喂奶很难安抚。

前三个月，奶睡所导致的关联问题尚少，但到了这个阶段，依赖奶睡、奶嘴的现象就比较突出了，这并非本阶段所独有，可以参见第五章对奶睡的介绍。

问：只要妈妈抱着，宝宝就不睡，一直笑或者要奶喝，但外婆抱过去，最多 15 分钟，宝宝肯定能睡着，这是怎么回事？

答：妈妈抱宝宝，特别是只有奶睡一种睡眠联想时，宝宝很容易一到妈妈怀里，就要喝奶，根本平静不了。

还有一种相反的情况是，其他人抱都哭闹，但妈妈一抱就没事了，这是因为宝宝跟妈妈最熟悉，最依赖妈妈。别人陪玩可以，陪睡不行。常出现的情况：爸爸一抱，宝宝就哭了，爸爸像碰烫手山芋一样，将宝宝丢给妈妈。其实感情是需要培养的，爸爸投入越多，跟宝宝越熟，就越能安抚他。

其他需要了解的内容

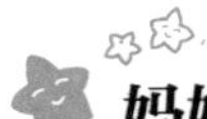

妈妈即将上班的准备

职场妈妈的产假很快就结束了，即将回归职场。虽然各种放心不下，但还得打起精神，做好一些上班前的准备：背奶、引入奶瓶、让宝宝熟悉新看护人等。

妈妈们的经历 宝宝5个多月，我明天要上班了，有和恋人分离的感觉，不是宝宝恋母，是为娘恋子。

1. 引入奶瓶

不同奶嘴流速不同，要根据宝宝的月龄选择，避免流速太快、太慢引起宝宝反感。此外，和宝宝的安抚奶嘴相似的奶瓶奶嘴，接受度更高。

① 何时开始准备引入奶瓶？

用奶瓶喂母乳和用乳房哺乳虽然都是母乳喂养，但两者的口感、吸吮方式仍有很大区别。婴儿见到陌生人都要观察一阵子才能适应，更别说接受替代妈妈乳房的奶瓶。

在有的案例中，因为妈妈没有提前准备，待到上班那天，宝宝无法接受，会大哭，甚至饿上一天才勉强吃一点儿，几近绝食，着实令人心疼。

所以，妈妈至少提前两周不是两天，就开始让宝宝适应奶瓶。当然奶瓶引入时需避免宝宝产生乳头混淆，引入时间最好不要早于出生后的3~4周。

② 如何让奶瓶的引入更顺利？

类似辅食添加，引入奶瓶是渐进的过程，一开始引入时未必要当作餐具，可以作为玩具放在宝宝身边，等宝宝熟悉了，再尝试用奶瓶吃奶。

常见的一个说法是婴儿比较饿的时候易于接受奶瓶。但有时宝宝饿急了，情绪很差，此时再给他一个陌生的奶瓶，无疑是火上浇油，会遭到拒绝。

为了区别于亲喂，可以让宝宝熟悉的其他养育者用奶瓶喂奶。

将奶嘴温热，尽量模拟妈妈亲喂的温度，还可以涂一些母乳增加熟悉感。

③ 为什么用奶瓶后，宝宝只吃一点点？

多数从来没有用过奶瓶的婴儿，开始只能勉强接受用奶瓶吃十几毫升的奶，这是常见的，宝宝适应之后就会逐渐吃得多起来。

如果宝宝不接受奶瓶，还可以尝试勺子、鸭嘴杯、吸管杯甚至直接用小口杯子喂。整个过程要有耐心、不强迫。

④ 宝宝习惯奶瓶后吃得好多，如何避免过度喂养？

奶瓶流速快，宝宝容易吃到撑还在继续吃，最好不要让宝宝躺着喝奶，而是让他保持上身直立，喂到差不多时，把奶嘴往外拿一拿，看是否已经饱了。饱了之后，别反复尝试让宝宝再多吃点。

⑤ 转奶的过程

背奶能够让宝宝继续喝母乳，是更好的选择。但如果因母乳不足，要引入配方奶，还会涉及转奶，太激烈的转变有可能给宝宝的肠道造成负担，切换不同品牌的奶粉也要渐进。转奶一般建议先将一天中的一顿换成新奶，慢慢增加新奶顿数，这样掺着喝，先把配方奶和母乳掺在一起，比例从 25% 到 50% 再到 100%，逐渐增加。给宝宝几天乃至十几天的适应期，至配方奶完全替代母乳。

2. 换看护人

这个阶段，大部分宝宝的陌生人焦虑尚不严重，也较少涉及辅食添加，妈妈为了生计重返工作岗位，在本阶段让宝宝适应新的看护人是相对较好的时机。

向我求助的妈妈中，有不少人因为一直亲喂奶睡，即将上班，接手的老人又不熟悉哄睡，颇为焦虑，有一些妈妈甚至为此动了辞职的念头。我也经历过这样的纠结，明白不管对于谁，这都是个艰难的过程。

困难无法回避，应对的关键是做好充分的交接过渡，避免今天来人，明天“上岗”的情况，减少突然转变给孩子带来的压力和恐惧。

上午觉减少为 1 觉

妈妈们的经历 百天前基本3小时一喂，吃睡都比较规律，百天之后突然难带了，白天小睡很难接觉，还没接上又到了要吃奶的点，宝宝既没睡醒，又要醒来吃奶。后来有意拉长吃奶间隔，接觉又变得容易了，一段时间后，作息慢慢稳定了。

3~4 个月时，进食间隔也逐渐增加，由 3 小时左右向 4 小时转变，睡眠也会有 4 觉向 3 觉的转变，因此小睡可能出现混乱。涉及全天作息的系统调整，可参见第九章的并觉专题。

小牙初露尖尖角

长牙期间，睡眠很可能受到比较大的影响。出牙早的宝宝，在 4 个月的时候，已经开始有小牙萌出，这可能使宝宝的睡眠受到较大的影响，在

第十一章有专门讲述。

本阶段作息安排参考

以下几种作息安排根据本月龄宝宝的睡眠需求、生理特点，结合妈妈们日常中可能会遇到的多种情况整理而成。为的是尽可能呈现本阶段宝宝的各种生活状态，帮助妈妈了解和掌握宝宝的生活规律，可结合宝宝的实际情况、家庭条件选取一两种，作为执行的参考。

作息安排中喝奶睡觉之外的时间都是玩耍，为免重复没有单独列出。宝宝对外界兴趣增加后，玩耍的重要性日益突出。本阶段推荐的一些活动如下。

- 躲猫猫：宝宝还不会爬时，妈妈用手捂住脸再拿开，或者妈妈进出房门，让宝宝从视觉上体会妈妈在和消失的不同感觉。如果宝宝已经会爬，吸引宝宝爬来找妈妈，找到，妈妈再换地方躲，出现一下让他知道妈妈的位置，然后藏一下再探头出来，发出声音吸引宝宝寻找，窗帘后、门后、不同房间都可以躲。
- 带宝宝游泳。
- 多让宝宝趴着玩，干净安全的地上、床上、大人身上、沙发上都是可以趴的场所。

作息安排示例 A：基本的理想化作息

作息安排特点：比较理想化的作息，适用于夜觉质量高，起床时间规律，白天小觉长或接觉容易，清醒时精神较好的宝宝。不过对很多人来说难度高。一些睡眠量小的宝宝有可能每一觉都相对较短。

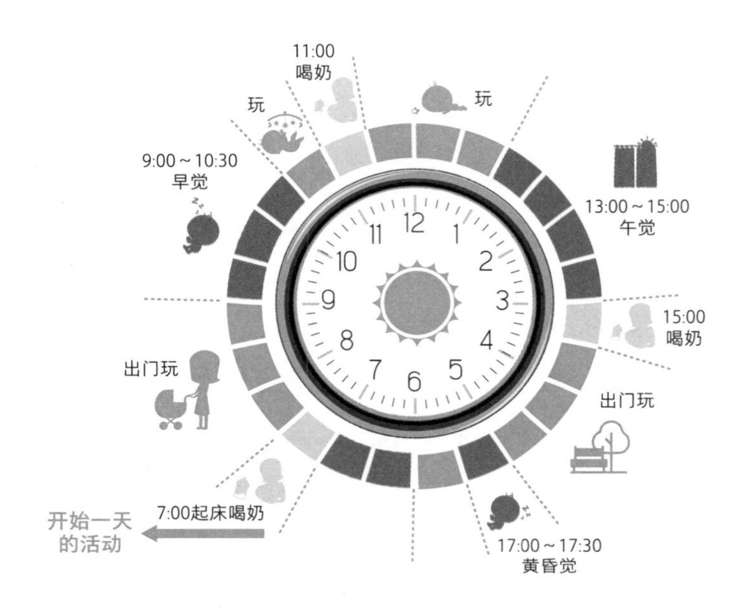

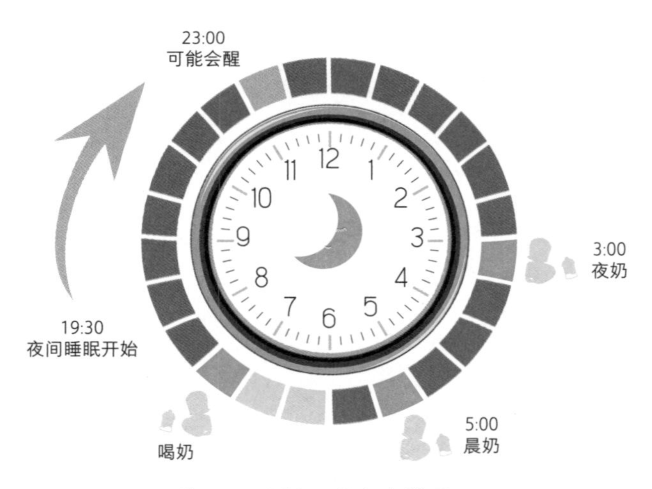

图 7-2 示例 A 作息安排图

生活往往没有那么理想化，很多时候我们会遇到和基本作息不一样的情况，下面介绍几种基本作息安排的变体，分别对应早醒、早觉长午觉短、早觉短午觉长、小睡均短的情况。夜间情况变化不多，后面就不赘述了。

作息安排示例B：醒得早，需回笼觉，全天作息顺延

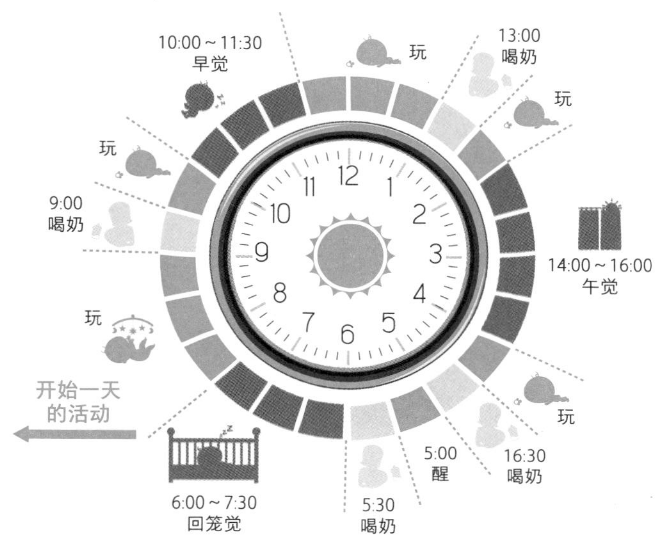

图7-3 示例B作息安排图

作息安排示例C：早上醒得早，早觉偏长，午觉短

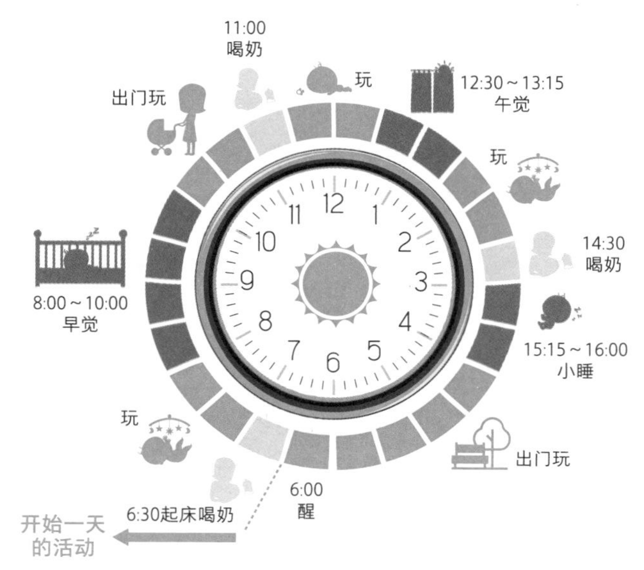

图7-4 示例C作息安排图

作息安排示例 D：早觉偏短，午觉较长

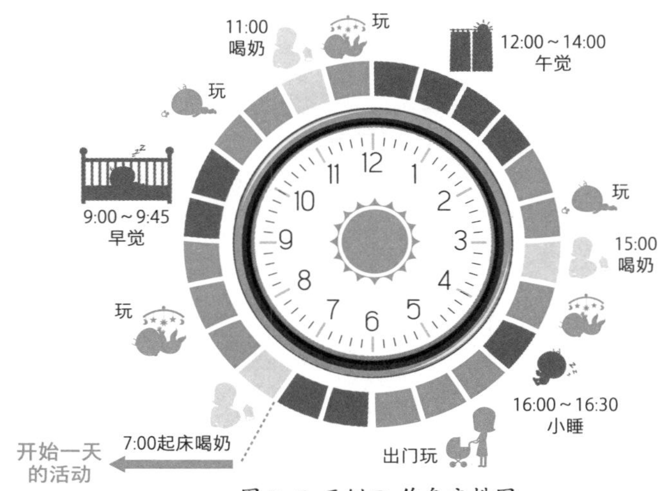

图 7-5 示例 D 作息安排图

作息安排示例 E：小睡短、喝奶间隔短

作息安排特点：这种作息安排可谓并不理想，但可能适用于小睡比较难睡长，需要增加小睡数量，弥补总睡眠量的宝宝，作息安排中喂奶间隔也比较短。

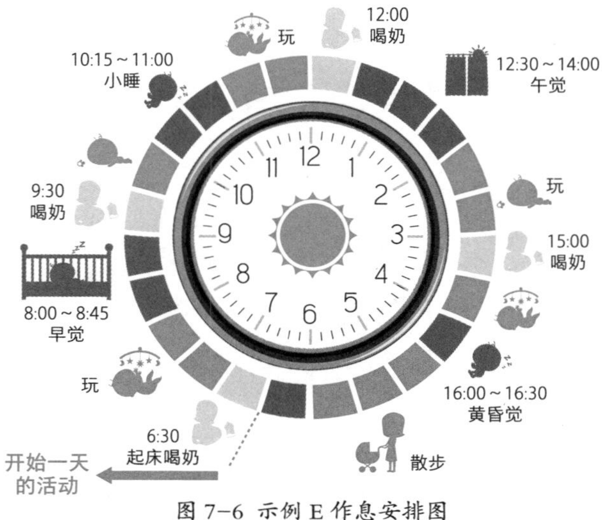

图 7-6 示例 E 作息安排图

妈妈们的睡眠摸索实录

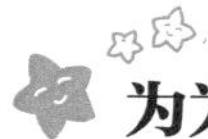

为为妈的分享：哄睡大战

我昨天白天睡了很久，今天回忆起来觉得错过了很多精彩的瞬间，很懊恼。时间多宝贵呀，尤其像我这种帅哥，再说睡觉多没有创意！

所以爷今天不准备睡了，妈妈哄我睡，我就笑，笑没用我就四处看，看厌了我就哭，哭没用我就假装饿。妈妈一准儿上当，看我哭得诚恳赶紧喂奶，心里肯定还想着我吃完奶就能睡着了。我吃完就起来玩，让她傻眼。

玩了一小时，到了要睡的时间，妈妈把我放床上，让我自己玩，还放歌，想催眠我。看我吃手吃得精神，又拿着装温水的杯子在我肚皮上滚呀滚。这些招数我根本不放在眼里。我照旧吃手，时不时给妈妈一个微笑，给她一点儿挫败感。

醒了两小时，我更兴奋了。妈妈看出这是过度疲劳的信号，抱着我就要哄睡。她来势汹汹，把我抱得很紧，我有点儿紧张，直接使出了撒手锏——哭。

妈妈不为所动，还用胳膊挡我视线，我哪那么容易就范，边放声大哭，边扭着腰伸长脖子往外看。妈妈又发出嗡嗡声企图干扰我，我用哭声盖过她的声音，她再盖过我的，这样持续了几分钟，我扛不住了，渐渐闭上了眼睛。

突然我打了一个激灵，又睁开眼睛四处看。顽强如我，当然没那么容易投降！妈妈又开始了对我新一轮的“轰炸”，终于我放弃抵抗，睡着了。

怪只怪妈妈今天运气不好，打了一个喷嚏，把刚睡几分钟的我吵醒了。我才不会乖乖就范，妈妈又开始抱着我走，还开始像开飞机一样抱着我穿过云层又下降。这是新招式呀，我得提高警惕，调整战略。

这次我安静地躺在妈妈怀里，一会儿对着她笑，一会儿打个哈欠，让妈妈不知道下一步走什么棋，猜不透我这样待着是养精蓄锐准备揭竿而起呢，还是睡意渐浓。她就这样抱着我走哇走哇，不知道要走多久，我慢慢地摧毁她的信念，保不定她就放弃了。

果然，妈妈坐下来给爸爸打电话求助。爸爸说不要她太累，让她别管我。但是，挂了电话，妈妈仿佛从爸爸的劝阻里吸收了莫名其妙的能量，又开始抱着我走哇走哇，嗡呀嗡呀，真是不愿意放过我一次小睡的机会。

瞧，这个游戏开始不好玩了。算了，不和妈妈玩了。我慢慢闭上眼睛，进入梦乡。

咦，为什么睡着了的我脸上挂着微笑呢？

小土注　这篇是以宝宝的口吻写的，有人说看完这篇，对“熊孩子”的愤怒立即减少了一半，我知道很多宝宝都是“英雄所见略同”。关于这篇的注解，我决定暂时抛开我那些叨叨叨，让这则短文轻松到底！

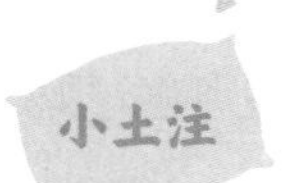

小云朵妈妈的分享：云朵睡眠引导

小土注　这个案例中的问题和解决方法都相对容易，和宝宝本身脾气好，适应快有关。大部分被宝宝的睡眠问题困扰的家长可能没有如此幸运，别气馁，思路仍是可以借鉴的，概括起来就是区分困和饿的需求，减少宝宝对奶睡的依赖，在宝宝睡眠困难时帮助接觉，减少夜间的干预。

1. 喂养情况

之前的状态描述：看宝宝一闹就以为是饿，就会喂奶。不闹的时候，2.5~3 小时一喂，闹的时候 1 个多小时就喂，离不了人。

掌握宝宝的睡眠规律，固定喂奶时间；用备忘录记录下宝宝的作息；喂奶间隔拉长至3.5小时左右。

效果：知道她大概什么时候困，提早安排安静的活动，提早放床上，很快，她转两下自己就睡着了；而且拉长喂奶间隔后，她吃奶也不像之前那样漫不经心了，不会吃一点儿就吐出乳头；妈妈也可以适时走开做自己的事。

2. 白天的睡眠量

之前的状态描述：出月子后基本上是早上睡1个小时左右，下午跟我一起睡3个小时，晚上再小睡1小时；我不在时，睡眠没规律，有的时候睡2小时，有时却只睡半小时。

睡着之后30分钟~1小时易醒，在宝宝出现手指动、摇头、眼皮跳等现象时轻拍，接觉。

效果：小觉基本能睡1.5小时以上。因为睡得足，醒来不哭不闹自己玩；醒2个小时，她可以接受放床上睡，我困就在旁边一起睡，不困就走开。半个小时左右过来在旁边观察着，接觉结束，等他睡熟了再离开。

3. 白天的入睡方式

之前的状态描述：白天基本上抱着哄睡，晚上奶睡；玩着玩着想睡觉时就抱着边走边晃，老是闹觉，幸运的时候几分钟就睡，夸张时，哄上20分钟才睡。

培养入睡能力：白天看宝宝安静下来就立刻放床上，哭起来轻拍几下安慰；情绪性大哭的时候抱起安慰，缓和了再放床上；全程陪在她身边，安静待着。

效果：前几次还会情绪性大哭，后来一到时间就会自己安静下来睡觉；在床上可以自己睡，在摇椅上也能睡着，抱着睡就更简单了；除了晚上入睡后有 1 次奶睡，其他情况都不需要奶睡，吃奶等于睡觉的睡眠联想被打破。

4. 晚上的睡眠量和入睡状况

之前的状态描述：出月子后，宝宝基本只用吃 2 次夜奶，2 个多月开始吃 1 次夜奶，3 个月左右，有一段时间，她可以从晚上 10 点一直睡到早上 6 点才吃奶；边吃边睡基本不醒；但我为了成功奶睡着，反复给她塞乳头，偶尔，她含着乳头的时间长达半个多小时，无法离人。

晚上喂完奶，如果她还没睡着，不强行喂，等到变成安抚性吸吮时把乳头拔出，让她自己待着，直到睡着；她夜里醒来，我确定是饿了才喂；吃完如果她还清醒着，不是情绪性大哭，就不干预。

效果：入睡的本领越来越高，闹觉的次数也越来越少，夜里如果清醒了，也能很快睡着。

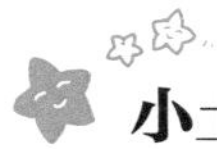

小土的分享：向整夜觉前进

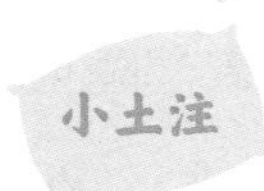

这是我家大宝蛋蛋 5 个月后开始睡眠调整的记录，是我的第一篇帖子，当时参考了《实用程序育儿法》，这本书也是我的启蒙书。当我了解和积累了更多实际案例后，发现以前也走了不少弯路，这篇里也都会分析到。

1. 之前的状况

睡：会闹觉，睡眠无规律可循。

宝宝 2~3 个月时，我一个人带他，哄睡放在床上，一放就醒，也不懂何为原地安抚，不懂接觉，于是就全程抱着，一天要抱 4 个小时。他爸下班回来替我，接着抱，我才去扒两口饭吃，后来还腰椎间盘突出了。

宝宝 4 个月的时候，可以放在床上睡了，但是还是睡不长，翻来覆去感觉不踏实，常常就睡 45 分钟，很少超过 1 小时。靠抱睡，在推车里面推着睡或中间吃奶接觉。

吃：2.5 小时左右吃一次奶，我时常分不清他哭闹是饿还是困。

晚上入睡：以奶睡为主，入睡时间不固定，8 点多、9 点多都有。

晚间醒来：头一觉稍长，到夜里 1 点，1 点之后每 2 小时或者 1.5 小时醒一次，醒来很难安抚，吃不到奶就哭，给奶继续睡，偶尔会出现吃完奶十几分钟又醒的情况。

早上醒来：到早上五六点，宝宝吃完奶也不继续睡，醒来会打哈欠，但再哄睡非常困难。

改变的契机：百天之前还有几次放在床上他自己入睡的，百天之后一次也没有成功过。我这时才意识到，每次宝宝需要睡觉，我怕他磨觉，喂他吃奶，摇他入睡，可能让他错过了最好的学习自我入眠技巧的时机。

2. 进行睡眠调整的过程

第一步：用几天记录了作息情况，何时醒、大概什么时候吃、吃多少、小睡的时间和时长、晚间入睡情况、晚间几点夜醒，尤其记录宝宝困的时候有什么表现。对可能影响睡眠的特殊情况，比如湿疹，进行了排查和改善。

第二步：正式进入睡眠引导。区分饿、困，规律喂养。宝宝醒来的时候把他喂饱，以这个吃的节点计算时间，预计下一顿吃奶的时间大概是 3.5~4 小时后。在下一顿之前，间隔太短的哭闹，先不认为是饿，去排查其他原因。

保证活动质量。在他吃饱后尽量陪他玩一些他比较喜欢的游戏，让他保持比较兴奋的状态，1~2 小时后留意他是否有困的迹象。

发现困的迹象，哄睡。如果有困的迹象，就开始哄宝宝睡觉，轻轻和宝宝说说话，拍他后背。在宝宝没有睡着之前，已经平静下来时，把他轻轻放在床上，如果宝宝放下开始像说话一样咿咿呀呀，甚至带有比较烦躁痛苦的声音，用拍、白噪声等安抚的方式来缓解。

如果宝宝情绪失控，哭得太厉害，可以抱起他，安抚情绪，哭泣缓解或者不哭了即可尝试放下。不用等宝宝在怀里睡踏实了再放下。

尝试接觉。为了避免宝宝小睡时间过短，醒来的时候仍然疲劳，在宝宝通常醒来的时间前五分钟，开始轻轻拍拍宝宝的背，或把手放在他身上，甚至可以抱起来，让他继续睡。如果宝宝醒来精神很好，也不勉强接觉。

夜间醒来。夜醒时，也是抱起安抚，在宝宝不哭闹但没有完全睡着时放下。虽然这种方法耗时比抱睡或者奶睡要长，但可以让他多拥有一些机会适应新的入睡方式。如果宝宝醒来哭闹过久，也可以尝试多抱一会儿，甚至可以轻轻摇晃、喂奶，保全宝宝的体力和情绪。

3. 睡眠引导后的状况

第 1~2 天。我开始留意、学习区分饿和困的信号。了解信号后，喂奶间隔比较顺利地从原先的 2.5 小时过渡到 4 小时（不是完全卡点）。

随后的几天，改变吃奶和睡觉的联系。宝宝生活规律了，小睡入睡变容易，小睡时间也长了，夜醒减少了。

虽然宝宝还是要人为帮助接觉，但是小睡时长用一两天就延长到 1.5 小时以上，在十几天的调整期后，睡眠状况有轻微反复，但逐渐稳定。虽然还不能把宝宝直接放到床上自己睡，但进行几分钟睡眠仪式，几分钟尝试入睡后，宝宝就能睡着，我已经觉得很幸福了。

从下面的表也可以看出差别，之前一天都很忙乱，调整睡眠之后明显吃奶的效率提高，觉长了，总体的睡眠量也上去了。孩子的状态更好，我也获得了更多的休息时间，不再忙乱。

表 7-3　蛋蛋的睡眠引导笔记

	无规则喂养（5 月龄 +3 天）	调整后的第六天（5 月龄 +11 天）
上午的安排	6:15 醒 7:00 第一顿奶 8:00~8:30 睡觉（注：不懂得接觉，半小时就以为彻底醒了） 9:15 第二顿奶（注：睡得短就吃得频） 10:00 第三顿奶（注：不懂得区分饿和困） 11:05~11:30 睡觉（注：又是只有半小时）	6:50 醒 7:30 第一顿奶 8:25~10:15 睡觉 11:30 第二顿奶
下午的安排	13:10~14:00 睡觉 14:00 第四顿奶（注：靠奶接觉） 14:00~14:55 继续睡 17:00~17:30 睡觉 17:45 洗澡	12:35~15:15 睡觉（注：中途接觉了） 15:30 第三顿奶 16:15~17:00 睡觉
晚上的安排	18:05 第五顿奶 20:00 第六顿奶奶睡	19:30 第四顿奶 20:30 开始哄睡（注：时间偏晚了） 23:00 梦中吃第五顿奶（注：这顿不是很必要，可以后半夜第一次醒来再喂）
夜间情况	01:00 夜醒吃第七顿奶（注：不懂得还有其他方式安抚，只知道喂奶） 03:00 夜醒吃第八顿奶 05:00 夜醒吃第九顿奶	03:00 反复翻动，我担心饿给吃奶（翻身期的正常现象，其实未必需要干预） 05:30 夜醒安抚后入睡

4. 后记

我家宝宝脾气比较温和，可以说是“天使宝宝”，他的睡眠问题主要是因为我缺乏睡眠知识导致的。尤其是我在早期过度追求亲密，每次听见他哭，心里特别着急，第一反应就是喂奶，不懂得先判断原因。宝宝越长越大，需求越来越复杂，这种亲密无间和毫无延迟的回应，会破坏观察宝宝的机会和他自我适应的能力的发展。

他爸爸下班比较晚，到家后还要与宝宝玩一会儿，因此宝宝习惯性地越睡越晚，也影响了他的睡眠。

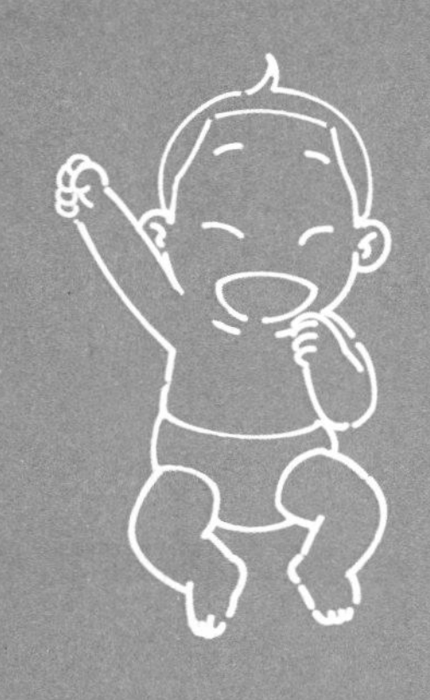

第八章

—

7~9 个月宝宝的睡眠

这个阶段，很多婴儿开始学爬、学坐。视线范围的扩大和技能的提升，带给婴儿全新的感受。他们和家长的互动也更有意思，对于已经陪伴宝宝6个多月的新手父母来说，仿佛单恋有了回音，颇有苦尽甘来之感。

提供安全的环境，让宝宝能够愉快地探索、练习技能，对他们的发育和成长非常有帮助。

宝宝开始明白更多事物之间的差别，喜欢观察细节，有时候甚至会目不转睛地注视地上的碎屑。还对因果联系、对时间和事件顺序产生了浓厚的兴趣。

他们爱发出声响，比如，模仿吐口水时发出的噗噗声，这种兴趣也是语言学习的萌芽。他们正逐渐理解成人的意思，家长需要在玩的时候多观察宝宝的注意点在哪里，适时说一些相关的话题。躲猫猫仍旧是宝宝最喜爱的游戏，而爬更是极大地拓展了宝宝的活动范围，提升了他每天的运动量。

半岁之后，宝宝开始区别对待陌生人和家人，有的宝宝碰到陌生人会紧张、哭泣，对妈妈表现出特别的依恋，也就是常说的“陌生人焦虑”以及“分离焦虑”，这些状况的出现都给睡眠带来了新的影响。

辅食的添加是这个阶段养育的重要课题之一，吃和睡如何安排，需要家长调整作息适应新阶段的新挑战。

7~9个月宝宝的睡眠特点

在819人参与的调查中，家长普遍感觉到和4~6月龄相比，宝宝在这个阶段睡得更好，给人突然长大的感觉。下图是本阶段睡眠状况和前一阶段的对比。

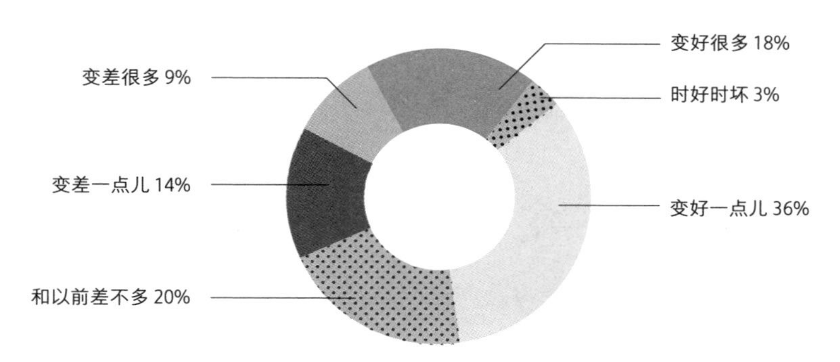

图 8-1 本月龄睡眠状况和前一阶段的对比

在第七个月，有部分宝宝在连续 10 小时左右的睡眠期间，不再需要夜奶了。小睡数量逐渐由 3 觉向 2 觉过渡，出现并觉的需求。到第九个月末时，黄昏觉正式消失，大部分宝宝白天只睡 2 觉。

表 8-1 7~9 个月睡眠时长参考

月龄	小睡醒睡间隔（小时）	白天小睡（小时）	夜间睡眠（小时）	连续睡眠时长（小时）	全天睡眠量（小时）
7~9 个月	2~3.5	2.5~4	10~12	7~12	12.5~14

其中不少宝宝的小睡有了突破，能超过 45 分钟，达到甚至超过 1.5 小时，即便宝宝仍不是自主入睡，一旦睡着也已经能睡长了。但还有部分宝宝仍然依赖奶睡、抱睡，小睡还是不长，起夜也多。

如果原先的睡眠状况很差，这是一个比较好的介入时期，因为影响睡眠的身体原因没有前两个阶段那么复杂了，睡眠更成熟，内外界干扰因素也少。

高发状况详解

在同一个网络投票中，除却依赖抱睡、奶睡和睡眠倒退这样的老问题，高发的睡眠状况还包括：爬和坐影响睡眠、长牙期睡眠变差、分离焦虑、不陪就醒、哄睡认人、黄昏觉入睡困难，有不少人还会同时面临几个问题。

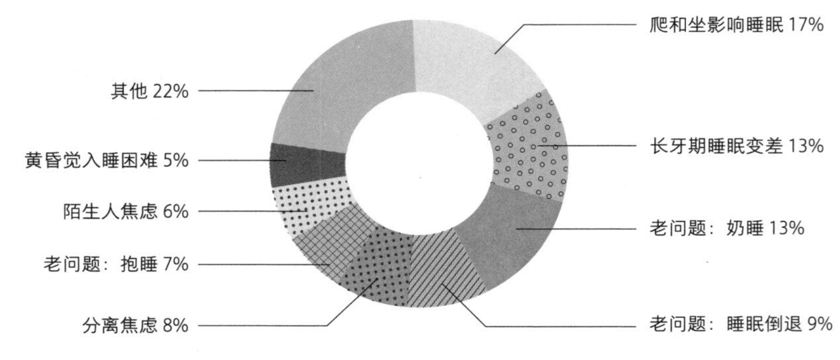

图 8-2 7~9 个月宝宝睡眠高发问题投票结果

爬、坐对睡眠的影响

7~9 月龄时，不少宝宝学会了爬。学爬的早晚和季节也有关系。冬季衣服比较厚重，不利于活动，天冷家长又不舍得把孩子放地上，常会拖慢学爬的进程。

大运动对睡眠的影响几乎在每个阶段都会遇到，很难避免。能从翻身影响睡眠的章节里找到一些具有共性的应对法则：

在宝宝清醒时增加练习的时间、空间；

宝宝睡眠中途爬走、站起时，采用分散注意力、限制活动的方式，尽量让宝宝维持躺着的状态。

妈妈们的经历 以前晚上我会和宝宝打“太极”，如果她要站在床上玩，我硬要她躺下，她会不愉快，就开始大哭，之后就不好收场。所以我就让她站着，但是我会用手握着她的脚，她用力，我不使力。她放松，我拉她靠过来，她会觉得是游戏。如此几个回合，她就躺床上安静地睡去 。

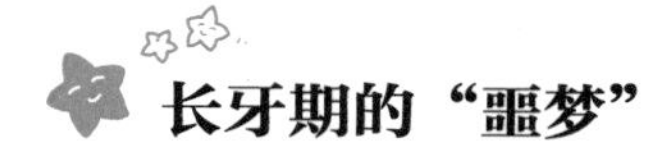

长牙期的“噩梦”

长牙对睡眠有影响，大部分孩子在 6~7 个月会萌出第一颗小白牙。不少家长先是被夜里宝宝无端的尖叫惊醒，等几天牙尖冒出来，才恍然发现前几天宝宝闹腾的原因。关于长牙期的睡眠，牙和睡的纠结，第十一章会有进一步的解读。

突然的分离焦虑

妈妈们的经历 明显感觉宝宝过了 6 个月有分离焦虑了。以前把她放在一个安全舒适的环境里，给些玩具，她自娱自乐 20 分钟都没问题，我能借机做很多家务。最近发现，同样的情况下，我一跑开她就尖叫，好像在说“妈妈你去哪儿了啊”，我一回来她就冲我笑，自己接着玩。

妈妈出门上班时、每天入睡时，孩子都可能明显地表现出分离焦虑。这在 7~9 个月时尤为明显，也是很常见的。

在明确依恋阶段（6~8 个月到 18 个月 ~2 岁），孩子对熟悉的养育者的依恋已非常明显，婴儿表现出分离焦虑（separation anxiety），在他们依赖的成人离开时烦躁不安。分离焦虑并非一直存在，和陌生人焦虑一样，它取决于婴儿的气质和当前的情境。在许多文化中，分离焦虑在 6~15 个月越来越重。除了抗议父母的离开，稍大些的婴儿还试图让父母一直在身边。他们把熟悉的养育者作为安全基地，对环境进行探索。

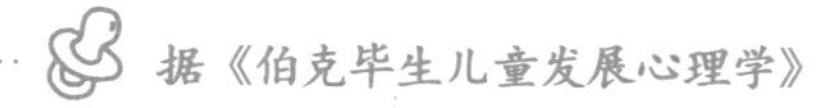
据《伯克毕生儿童发展心理学》

我曾听一位妈妈描述，他的宝宝 1 岁多能说话时，曾表示不愿意睡觉是因为怕见不到妈妈。虽然这不是抗拒睡眠的主因，但仍然可以从这样的话语中，感受到尚未能言表时宝宝的内心。下面分享一些缓解举措。

用温柔有信心的语调，向宝宝保证，“没事的，妈妈没走远”，“妈妈还会回来的”，来去都提前告知宝宝，不“突然袭击”、不偷偷溜走，提升活动的质量，能帮助孩子平稳度过这个时期。

还可以用躲猫猫的游戏让宝宝有“妈妈虽然不见了，但很快还会回来”的认知。

睡前充分的、高质量的陪伴和互动在这个阶段尤为重要。换位思考，宝宝苦等妈妈一天，还没来得及好好和妈妈发发嗲，就得去屋里睡觉，这种生活接受起来确实有难度。（小提醒：无界限的过度关注也会造成问题。）

问：宝宝8个月，他在床上睡着，我悄悄起身，10分钟内必醒，没看到人就哭！感觉他只认妈妈，不认其他安抚物，怎么办？

答：分离焦虑在这个阶段是比较常见的，家长要在心态上放松一些。如果宝宝总是“查岗”，睡后不要立即走，过一阵子，宝宝会明白妈妈在，就不那么敏感，大人更容易走开。家长还可以尝试在宝宝没睡着之前就告诉他，妈妈要去做家务，等下会回来，多做一些这种沟通。安抚物的引入需要时间，让宝宝慢慢接受。

这种与另一个的存在有联系的感受，是主要协助婴儿放心入睡的原因，睡前所玩的各种不同的游戏各有其微妙的功能，例如与婴儿协商转换至另一个状态，或是安抚他的恐惧。婴儿感受到母亲的了解有助于他承受夜里发生的种种变化。

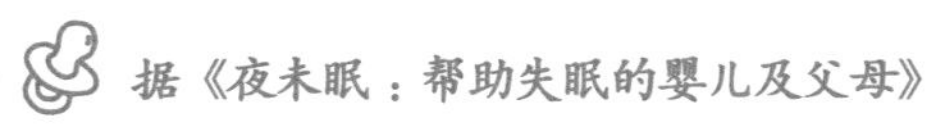
据《夜未眠：帮助失眠的婴儿及父母》

妈妈们的经历 我7个月产假结束后，宝宝白天一个睡眠周期就哭醒很难再睡，晚上1小时哭醒1次，必须我拍拍或者摸摸，确定我在才能再次入睡。最开始我以为是睡眠引导反复了，他哭醒的时候，我不理，一般哭一会儿也能继续入睡，但是接下来每个小时都会哭醒。后来考虑是分离焦虑，看他要哭醒时提前拍拍、摸摸，让他知道妈妈在，很快就改善了。

妈妈们的经历 宝宝1岁时，我每天的哺乳期假结束后，上班早了，宝宝醒来后喂完奶，我就出门了，陪他的时间明显少了，分离焦虑又来了。这次的表现是夜间醒得不多，不怎么找妈妈，但会不到6点就醒，醒了就站在小床上，朝我睡的方向喊妈妈。多陪伴后，又好转了。

陌生人焦虑

妈妈们的经历 宝宝8个半月，前天姑婆和姥爷来了家里。姑婆很喜欢孩子，非要抱，孩子本来就认生，一有逼迫和压力更甚，哭到崩溃。这三天她一直处于精神紧张状态，晚上出现更频繁的夜醒，我很愧疚作为妈妈没有保护好她。

之前宝宝心情好时，也许谁抱都行。进入本阶段，见人就笑的宝宝也许会在陌生人出现时，一下子严肃起来。陌生人初见面就搂就抱，会让宝宝害怕甚至哭闹。远道而来的爷爷、奶奶、外公、外婆也会遭受到这样的待遇，有时令人扫兴。

这种由不熟悉的人引起的恐惧，被称为陌生人焦虑，也就是认生。

大部分宝宝都会经历这样的阶段，这标志着宝宝能够区别出熟悉的人和陌生人，是自我保护和成长的表现。陌生人焦虑可能会持续较长一段时间，但程度不同，大多数宝宝1岁多时就有明显改观。

下面分享一些缓解陌生人焦虑的举措。

- 成人要以包容、理解之心，给宝宝足够的时间，慢慢地而不是突然靠近，先让宝宝了解和熟悉陌生人，他才会愿意亲近。
- 尽量不要让宝宝长时间离开父母。
- 保持生活环境的相对稳定，别频繁地让宝宝适应新环境、陌生人。

- 要出远门时，提前和宝宝打好招呼，让他有心理准备，带上一些宝宝熟悉的物品，在陌生环境里面要多留意宝宝的情绪，多陪伴他。

黄昏觉消失

妈妈们的经历 最近并觉的趋势明显，好几天5点左右的小睡没有了，晚上喝完奶一两分钟就睡了，比平时提前半小时。但是比较难判断5点这一觉到底睡不睡，有时候哭闹了，以为要睡，但哄哄，眼睛眯瞪几下又清醒了。

一般来说，黄昏觉是全天最难的。如果入睡困难，可以增加安抚力度，比如出门睡在推车、背巾里，或者酌情放弃。

问：刚过6个月的宝宝黄昏觉难睡，我想放弃黄昏觉，这样对晚上睡眠有无影响?

答：睡眠有难易之分，黄昏觉是小睡里最难的一次，最难哄，有时候要花半个小时哄，比较折磨人。用推车，带宝宝出去转一转也可行，在移动中，入睡会容易一点儿。取消黄昏觉期间，需要提前夜间入睡时间，甚至提前到5点半或6点。入睡后，宝宝可能会像黄昏觉那样，半小时后醒来，如果醒了，可作为夜醒处理，喂一些奶让宝宝继续睡，不要起来玩。

奶睡、抱睡——戒比继续难

妈妈们的经历 宝宝8个月，因为我一个人带孩子，晚上醒得比较多，为了好哄，我总是塞乳头以求尽快哄睡。

很多人，尤其全职妈妈，在新问题之外，依旧受小睡短、夜醒频繁等老难题困扰，究其原因，常能发现，这些残留的问题与奶睡、抱睡相关。

问题延续的原因有很多，最常见的原因如下。

- 不喂就要哄好久，希望宝宝尽快入睡，别累过头，所以喂奶。
- 产后操劳，手腕、腰没有恢复好，哄睡累，宝宝放下易醒，通过躺喂减少疲劳。
- 夜里怕宝宝哭，把宝宝爸、老人吵醒，只能自己默默喂奶。

虽然第三章的睡眠引导里提过，入睡方式的改变不是必需的。但此时，如果问题仍然严重到难以承受，原因也明确是和入睡方式相关，那么解铃还须系铃人，改变奶睡、抱睡就势在必行。

改变不能解决所有问题，但案例中，不少宝宝的睡眠问题通过改变抱睡、奶睡有了改善。这样的例子在本书中很多，不再一一列举。

寻求改善甚至比静待时间过去还要费力，我想对妈妈们说，一旦你想改变，就丢掉心理负担，鼓起勇气吧。

其他可能遇到的情况

妈妈上班后，宝宝起夜增多

妈妈们的经历 上班以后，白天换了看护人，宝宝不适应，夜间啼哭。夜里醒来一次，非常清醒，要玩一会儿才睡觉。

7 个月以后，绝大部分职场妈妈返回工作岗位了。比较不巧的是，陌生人焦虑和分离焦虑恰在这个时期逐渐显著，几种情况交织可能会导致夜醒增多。

还记得我们第一次离开家乡，独自上大学的感受吗？离开最熟悉环境，熟悉的人，这种孤独和害怕，在十几岁时仍然强烈，就更不用说对一个婴儿的影响程度。

这个阶段需要我们格外耐心呵护，增加宝宝睡前的高质量陪伴，夜间宝宝醒了不要急于喂奶，要采用多样化安抚方式。

幼儿急疹等疾病引起的睡眠问题

妈妈们的经历 宝宝一直是母乳喂养，9个月得了幼儿急疹，后来又感冒，我心疼发烧的黏人小妞，结果夜奶、抱睡全回来了。

幼儿急疹为病毒感染所致，6个月~2岁是高发年龄段，很多孩子6个月前没有几乎没有生过病，而幼儿急疹上来就是高热，不免让人措手不及，忧心忡忡。这是一道大多数宝宝都会经历的关口，家长做好生病期间的护理，烧退疹出即可渐渐康复。

宝宝生病期间需要额外的安抚，这也是正常的，放松心情，别强求宝宝睡得和身体无恙时一样，这样你和宝宝都会有压力。待宝宝病好了，及时恢复正常的哄睡模式即可。

生病可能使原本已经好转的睡眠状况恶化，对于之前睡眠就不好的宝宝，更是雪上加霜，很考验家长的体力、意志力。

添加辅食后的消化不良

妈妈们的经历 宝宝11个月，这两天辅食吃得超好，每餐喝一大碗粥。昨天傍晚6点晚餐，老人家喂的，二老边喂，边逗唱双簧，不知不觉就喂多了，直接导致宝宝晚上睡下45分钟后开闹。我哄了4次，每次都是哄睡着了放下，他几分钟后又哭起来。

古语有云，“胃不和则寝不安”，有一定的道理，对于宝宝来说，吃太饱不消化、添辅食后便秘，都可能引起睡眠问题。

从经验上讲，我发现不少前半夜的频醒和消化不良相关。帮宝宝调节饮食，别暴饮暴食，给宝宝进行腹部的按摩，可以减少消化不良的状况，进而可以减少因消化不良产生的睡眠问题。

添加辅食后的作息安排参考

辅食添加对宝宝来说是个里程碑。如果添加得太早，就算宝宝能吃，却不能吸收，得不偿失。世界卫生组织和美国儿科学会等机构都推荐满 6 个月再添加辅食。不过，适当的范围内可以做灵活处理。

1 岁内，辅食只是奶的辅助，所以被称为辅食，在量和餐次上不宜喧宾夺主。很多家长在这个阶段，开始考虑减少、减断夜奶。有规律的作息才能保证有高质量的进食，这也是夜间不饿的基础，本节会仔细讨论添加辅食后的作息安排。

辅食和奶的顺序

辅食和奶是同餐还是完全隔开，同餐孰先孰后？这取决于婴儿的接受度和养育者是否便利，并无完全定论。不同的安排可以变换出十几种不同的作息，但万变不离其宗。后文也介绍了几种作息安排给家长，供掌握原理后灵活安排。

表 8-2　几种饮食安排

顺序	缘由	影响	点评
吃辅食后吃奶	在宝宝饥饿的时候先喂辅食，意在增加辅食的接受度	奶量可能受影响	适合添加辅食的早期及对辅食接受度不高的宝宝

（续表）

顺序	缘由	影响	点评
吃完奶再吃辅食	餐次少，比较方便安排，在饥饿的时候先喂奶意在保证奶的摄入量	吃奶吃饱了，影响宝宝对辅食的兴趣	适合爱吃辅食，不爱吃奶的宝宝
辅食和奶的时间彻底隔开	可能两者的接受度都会提高	餐次太多，比较折腾	适合辅食量比较大，可以代替 1~2 餐奶后

辅食添加之后奶量

来自张思莱医师的建议：6~10 个月的宝宝最好每天摄入 800 毫升奶，以后逐渐减少到 600 毫升 / 天。

奶量只是一个参考，有时宝宝的胃口有变化，不一定天天达标，家长也不用太焦虑。

问：如何用辅食替代一餐奶?

答：例如，原本 11 点喝 200 毫升奶，添加辅食后，先吃辅食再吃奶 ，变成吃 70 克辅食后喝 60 毫升奶。随着年龄增长，辅食量进一步增加，当辅食能完全满足宝宝的饮食需求时，就完成了替换。

辅食的量和配比

每餐食物的构成和总量也是关注度很高的问题。一般来说，米面等基础食物，比例占一半以上，高蛋白和蔬菜也是必不可少的。

在 7~9 个月，基础食物以粥或者米粉较为常见，粥逐渐由 10 倍粥（水是米的 10 倍）向 7 倍粥和 5 倍粥过渡。待 11 个月以后，粥可过渡到 3 倍粥（软饭）。

不同阶段，辅食添加的种类和摄入量可参考下表。

表 8-3 辅食添加不同时期的食物和参考摄入量[①]

			吞咽期	蠕嚼期	细嚼期	咀嚼期
口腔处理食物的主要方式			基本整吞整咽	舌捣碎 + 牙龈咀嚼	主要用牙龈咀嚼	主要用牙齿咀嚼
大致的月龄			6 月龄	7~8 月龄	9~10 月龄	11~18 月龄
每天吃母乳或配方奶粉的次数			保持原先次数	减少 1 次	再减少 1 次	保持至少 1 次
每天吃辅食的次数			1~2 次	2~3 次	约 3 次	3 次以上
辅食的质地			柔滑的泥糊	稍厚的泥糊	碎末	软烂
每顿食物的量	碳水化合物	谷薯类	粥 15~40 克	粥 40~80 克	粥约 80 克	软饭约 80 克
	蛋白质（每次选一种）	蛋类	暂不添加	蛋黄从 1/4 开始逐渐加量	蛋黄 1 个	尝试吃整蛋
		豆腐	暂不添加	25~50 克	约 50 克	约 50 克
		水产类	鱼泥 5~10 克（淡水鱼去皮）	约 15 克	约 15 克	约 20 克
		禽畜肉类	牛肉泥或内脏泥 5~10 克	牛肉泥 10~15 克或内脏泥 10~20 克	约 20 克	约 20 克
	维生素和矿物质	蔬果类	蔬果泥 15~20 克	蔬果泥 25~30 克	30~40 克	40~50 克
	油脂类	植物油	0~1 克	约 2 克	约 3 克	约 3 克

普通草莓 1 个重 20 克左右，1 颗葡萄重 10 克左右，普通鸡蛋 1 枚重 50~60 克，如果你对“克”没概念，可以此作为参考。

① 摘自《虾米妈妈育儿正典》，表中重量为烹饪后的重量，仅供参考。

添加 1 顿辅食后的作息安排

宝宝添加辅食的第一个月，以熟悉新食物为主，餐次只有 1 次，量也不大。

作息安排思路：基本延续之前的模式。吃完辅食后吃奶或者隔开 1~2 小时再吃奶。为了便于观察是否会发生过敏，辅食多数安排在临近中午的时候。

辅食量：1 顿，20~40 克冲好的米粉或 7~10 倍粥，配蔬果、肉。

全天奶量：600~800 毫升。

假设早觉和午觉均为 1.5 小时，实际中还有不少早觉 45 分钟，午觉 2 小时的情况，可以灵活安排。早觉、午觉均为长觉时，黄昏觉消失得早，反之则消失得更晚。这里假设宝宝还需要睡黄昏觉，如果傍晚没有睡，则晚觉时间需相应提前。

夜晚安排：7 点喝奶，7 点半夜觉开始，可能仍有 1~2 次夜奶。

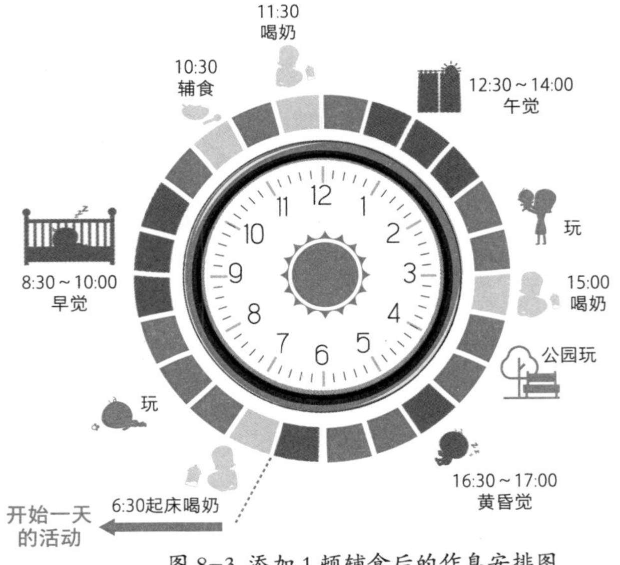

图 8-3 添加 1 顿辅食后的作息安排图

小土注

一些双职工家庭，爸爸妈妈下班相对晚一些，没办法在 7 点半就哄小朋友睡。这种情况下，可以选择将整个作息安排顺延 1 小时，特殊情况下，甚至可以延后 2 小时。这种方法适用于本书全部作息安排，但要注意，有时入睡时间推迟了，起床时间可能无法相应推迟。

添加 2 顿辅食后的作息安排

初次添加辅食 1 个多月后，每天的辅食增加到 2 顿，量也增多，并持续 2 个月左右再进入 3 餐阶段。

故而，8~9 个月的作息安排中以 2 餐辅食为主，这个阶段辅食可以彻底取代 1 餐奶。

作息安排思路：早觉、午觉醒了之后喝少量奶，白天有两次辅食，安排在奶的间隙，辅食和奶的顺序可以酌情交换。

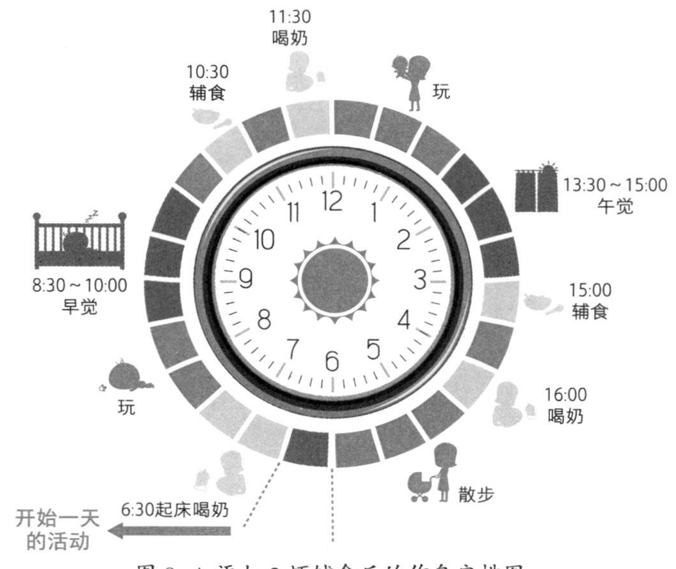

图 8-4　添加 2 顿辅食后的作息安排图

辅食：2 顿，每顿 40~80 克冲好的米粉或粥、面，配些蔬果、肉、蛋、鱼。

奶量：600~800 毫升。

该作息中，假设早觉和午觉一样长，实际中还有不少早觉短午觉长的情况，还有一些宝宝是早觉长午觉短。早觉短则下午觉适当提前，只要宝宝精神状态不错，都是可行的。假设黄昏觉已经消失，如果宝宝此时仍无法取消黄昏觉，则晚上入睡时间会相应推后一些。

夜晚安排：7 点喝奶，7 点半夜觉开始，可能仍有 1 次夜奶。

添加 3 顿辅食后的作息安排

第九个月的作息和第八个月类似，只是辅食的量可能有进一步增加，也逐渐往三餐过渡了。辅食形态更稠厚，目的是未来由粥状逐渐过渡到软米饭。

作息安排思路：早觉、午觉醒了之后喂少量奶，白天有两次辅食，安排在奶的间隙，辅食和奶的顺序可以酌情交换。

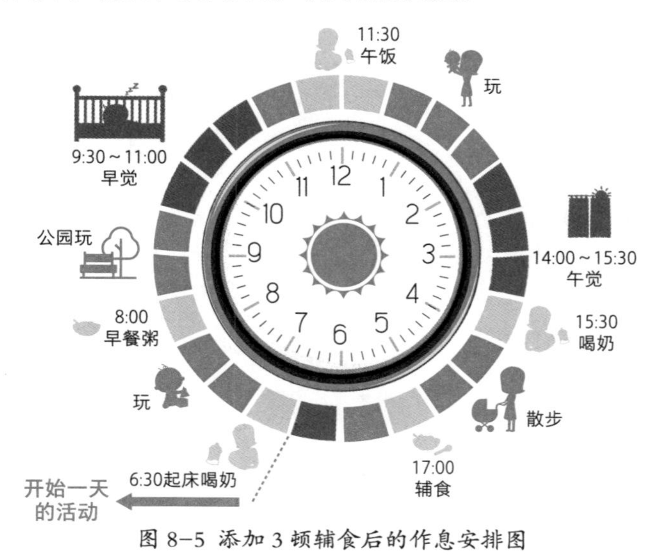

图 8–5　添加 3 顿辅食后的作息安排图

辅食：早餐是粥菜，午饭晚饭一顿 40~80 克软米饭或面，配些蔬菜、肉、蛋、鱼。

奶量：600~800 毫升。一般安排在早上起床、午觉起床、入睡前 1 小时。

该作息安排中，如果宝宝夜觉不足 10 小时，早觉可以提前至起床后 1.5~2 小时内。夜觉长，早 7 点后起床的宝宝，早觉时间相应推后半小时。下午觉如果很短，则适当提前晚上入睡的时间。

夜晚安排：7 点喝奶，7 点半夜觉开始。如果宝宝午觉时间长，晚间入睡应适当推后。可能仍有一顿晨奶，相应的早起后的奶量也会相应减少。

本阶段的玩耍

高质量的陪伴在宝宝的成长过程中始终重要。这个阶段可多把宝宝放在干净的地上、爬行垫上，吸引宝宝爬。宝宝喜欢看镜子里的自己，球、盒子也是他们钟爱的玩具，家长还可以用手帕蒙住脸和宝宝玩，带宝宝去游泳，玩滑梯，荡秋千。他们喜欢撕纸，还喜欢各种按钮、开关、瓶瓶罐罐。

妈妈们的睡眠摸索实录

小妹妈的分享：循序渐进地改善睡眠

小妹满月后便睡到了我们的大床上，一直到 9 个月才在自己的房间里睡觉。这种睡眠模式对于大多数西方人，包括我先生的家人来说，都很难理解，因为西方的睡眠书籍更支持宝宝应该在自己的床上自主入睡的做法。

不过，我们成功地“共享睡眠”了 8 个月。在“共享睡眠”的这些日子里，小妹因为母乳生理性腹泻造成的严重尿布疹痊愈了，度过了 4~6 个月的夜醒频繁期，还和我们一起经历了长途搬迁和 2 次国外度假。她也完成了从奶睡、抱睡到拍睡，从“落地响”到自己睡的过渡，还在母婴同床的情况下断了夜奶。

9 个多月时，小妹能自己入睡并有 11~12 小时的夜间睡眠，开始在自己房间独立睡觉。

我循序渐进地顺应宝宝的反应来尝试，逐步改变她对睡眠辅助手段的依赖。具体做法如下。

1. 睡醒了吃，吃完了玩，玩累了睡

玩睡之间哪怕只有十分钟的间隔，都能逐渐切断吃和入睡的联系。

2. 循序渐进地调整

首先是睡前奶不再躺喂，只抱着喂，吃的过程中不时抚摸或轻拍她。吃完后喝水漱口穿睡袋，然后放入背巾中哄睡，睡熟之后放下。适应几天后，奶睡的睡眠联想已经不再明显。

3. 改变抱睡的习惯

从原来的走动抱哄，变成慢走抱哄配以嘘嘘声。几天后，再由慢走变成站着原地哄，再变成坐着哄，最后变成躺在床上，我躺在她身边拍。每个过程都会持续几天，最终完成了从抱睡到放下拍睡的过程。

4. 夜间装睡也是我们常用的方法

从小妹 6 个多月开始引导，因为我对时间没有做具体计划，这种缓慢的调整办法帮助宝宝建立了健康的睡眠态度：不害怕睡觉，喜欢睡觉，觉得睡觉是一件舒服的事情。到了 8 个多月的时候，她开始自己睡觉，9 个

多月的时候断夜奶，开始在自己房间里睡觉。

现在小妹 21 个月，该睡觉就高高兴兴去睡觉了，哄睡早已经成为过去时。每天规律的作息和充足的运动，也让她的睡眠很安稳。

小土注

虽然从安全角度看，母婴同室不同床是更好的选择，但只要注意安全，妈妈们仍能够做出适合自家的选择。本案例属于相对顺利的，和妈妈对孩子比较了解，亲子关系不错也有关。“不害怕睡觉，喜欢睡觉，觉得睡觉是件舒服的事情”这种健康的睡眠态度，是这个分享最打动我的地方。

可可妈的分享：充分陪伴，加大运动量，改善睡眠

月子里，可可的睡眠时长大多不超过 2 小时，有时甚至只有 0.5~1 小时，并且黑白颠倒，夜里要玩到 12 点才睡觉。

第二个月，我试着给她调整作息，晚上 7 点开始洗澡，然后熄灯喂奶。如果她吃完奶还精神，我就在黑暗中抱着她在房间里走动，虽然家人都笑我：“这么精神怎么会睡觉，等有困意了再睡啊。”但我还是坚持每天都把入睡时间提早一点儿，大约 1 周时间，作息时间就正常了。8 点多，她一吃奶就入睡了，基本能睡满 2 小时，吃奶后还能继续入睡。

此时，对我来说，深夜宝宝能够喝 15 分钟夜奶后，不用哄就继续睡，真是很美好的事情。但她白天仍然处于趴在大人身上睡才可以睡得久，自己睡就不超过半小时的状态。

小土注

对小月龄的宝宝来说，趴睡风险比仰睡高，需注意安全。肌肤接触对小月龄的宝宝也很有好处。如果宝宝入睡困难，你不妨在沙发或者靠床上坐着，让宝宝趴在你身上，再给她安抚。温度合适时，妈妈宝宝不穿衣服，直接肌肤接触效果更好。

到了第三个月，宝宝偶尔能睡 7~8 小时的长觉，这是夜奶最少的时候，当时我以为以后都会这样，真美好。

可可的夜奶增多是从 4 个多月开始的，经历过第三个月的美好时光，4 个月后的夜奶真的是恶魔般的夜奶。我想这也是大多数母乳妈妈在经历的，而且常会担心“我是不是乳汁不够，宝宝没吃饱”“宝宝这样习惯不好，以后是不是也都要这样”。

小土注

夜醒原因很多，不能因为宝宝夜醒就怀疑奶不够。4 个月左右因各种身体发育因素的影响，很多孩子会出现睡眠倒退，突然夜醒增多，妈妈们要多留一些时间观察，而不是一醒就塞乳头，以免过度干预。

5 个月时，晚上 8 点这一觉，可以喂完奶，潇洒地直接把她放床上，她自己翻个身就睡着了，放床睡觉也变得理所当然。并且第一觉可以睡得很久，12 点后，开始频繁夜奶。

6 个月时，我开始上班了，宝宝有分离焦虑，夜奶很多。

对于分离焦虑的问题，我尽量保证高质量的陪伴。中午回家，也利用半小时带她去户外晒晒太阳，看看风景。傍晚回家，我再带她去公园玩，并且以和她互动为主，玩躲猫猫、唱歌、眼神交流等等。

7 个半月，她开始会爬了，我带她去公园，给她戴上护膝，让她在水泥地上爬行。

高质量的陪伴配合更大的运动量，很明显地让睡眠改善了，夜奶次数减少了许多。7 个多月的时候，宝宝又可以有 5 小时以上的睡眠了。

10 个多月时，可可爬行已经非常厉害了，睡迷糊的时候都会爬起来。这个时期，晚上 8 点多喝完奶后，可可很困很困，但会推开我，要自己去爬，不要我抱睡。于是我顺势放床，她不排斥，开始在床上翻滚，眼神迷离还是继续翻滚，我就在旁边轻拍唱歌哄睡。可可第一次自己翻滚着睡着了。此后这样的情况陆续出现，但是我没有强迫可可，有时她太累了，就吃着奶睡过去了。

小土注　高质量的陪伴、增大运动量对于这个阶段睡眠的改善非常重要。

可可 1 周岁后，我发现可可已经具备了自己入睡的能力，并且她喜欢自己躺床睡觉，当然还必须有我陪在身边。

从一开始一定要抱睡，到睡着后可以立刻放床，到现在自己可以躺床上睡觉，我想这就是孩子的成长。

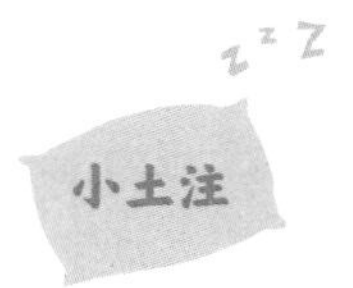

这篇分享的作者是一位母乳喂养指导老师，从母乳的角度来看奶睡常和从睡眠角度去看有一些不同，但在这个分享中有着很好的融合，母乳和睡眠不矛盾。

潼妈小暖的分享：潼妞的睡眠引导记录

虽然时隔很久，我却清楚地记得当初潼妞一小时夜醒一次，白天抱睡落地醒，夜晚临睡前抱哄几个小时都哄不睡的艰难日子。那时候的无助和极度疲倦，历历在目。老人们都说，孩子小，就是睡不好，我只能咬牙坚持着，直到意识到这些是可以调整的。

从 3 个月开始，我先让他的作息规律起来，用抱睡、奶睡、推车睡等多种方法，先养成生物钟。

6 个月，着手解决夜奶问题，夜醒不再喂奶，改为由奶奶哄睡。

减少夜奶的第一晚：潼妞还是 1 小时左右就醒，醒来一看是奶奶，也没太折腾，抱着哄了 10 来分钟睡着了。

她一晚上醒了六七次，直到早上 6 点多，实在哄不好了，放在大床上喂奶，像以前一样，她吃着奶睡着了，睡到 7 点多起床。

几天后，夜奶只保留了凌晨五六点的那顿。

一周后，潼妞仍然频繁夜醒，只是很多时候已经不用抱起，拍拍就接着睡了。我为了解决频繁夜醒做了进一步调整。

以下是进一步调整的过程。

第一晚晚间入睡。8 点 20 喂奶，20 分钟后把已经习惯性吃着睡觉的潼妞放入小床，过程中她醒了，我拍拍她，对她说："宝宝，自己睡觉好吗？妈妈就在外面陪着你。"我转身走出门，身后马上响起她号哭的声音。

第一晚是最难熬的，我隔了 3 分钟才进屋，潼妞一见我，哭得更厉害了，我接着安慰她，1 分钟后离开，转身的时候她又扯着嗓子喊了起来。第二次进屋隔了 5 分钟，第 3 次隔了 10 分钟，大约过了半小时，她哭声也开始小了，一见我进门马上不哭，揪着我的衣服，看着我。那叫一个让人心碎！但我心里明白还得坚持，不然更是让她白受罪。

如此往复，1.5 小时后，她终于没动静了，我悄悄走进门，发现她抱着小海马，把脸贴在海马身上，睡着了。而那时，我的眼泪也快掉下来了。

第一晚夜醒睡着半小时后，她醒来喊了几声，马上接着翻身睡着了。2 小时后，又喊了几声，又继续睡下。直到半夜 3 点，她算是彻底清醒了，不睡了。哭了 3 分钟后，她自己抓着手绢玩了 20 分钟，随后继续哭起来，这次持续清醒了 1 小时，她才又睡着。

此后，5 点半、6 点半，她又喊了几嗓子，直到 7 点她醒了，我把她抱上大床喂奶，她接着睡到了 8 点 20，起床了，起床时满脸笑容。

第二天白天小睡。上午小睡时小声哭了 20 分钟，睡了 1.5 小时；下午基本没哭，睡了 3 小时。以前是半小时必醒的。

第二天晚上。她入睡后我只进过房间 2 次，她在 9 点半左右睡下，凌晨 4 点喊了几声，直到 6 点又哭起来，我发现她拉大便了，换完裤子只好抱大床喂奶。吃完之后她接着睡到 8 点。这一夜，她已经连续睡了 8.5 小时。

第三天白天。上午睡 1 小时，下午睡 2 小时，但哭闹时间不短，所以之后白天仍继续安抚入睡。

第三天晚上。潼妞开始边哭边玩，折腾了半小时后，9 点睡下，凌晨 5 点半醒来要吃奶，吃完睡到 8 点 20，仍然是 8 个多小时的连续睡眠。

第四天晚上。看见睡眠改善之后，我发现这时候的她只需要我在房间里待几分钟，就可以睡着，我没有继续坚持，不舍得让她再哭 20 分钟，安抚到了她睡着才出门。这天晚上，她还是频繁夜醒。

第五天晚上。她夜间醒来，我看情况不妙，不敢再安抚到她睡着，于是她回到了第一晚的模式。这一晚，我开始反思整个过程，并马上重新开始坚持严格的安抚时间，很快她又回到正轨。

灵活处理的部分。在这个过程中，我根据潼妞的特点，有了自己的处理。因为我没打算就此给潼妞戒夜奶，于是清晨五六点那顿奶我还是会喂（其实现在看来，那顿已经是晨奶了，的确不用强行断掉）。虽然《法伯睡眠宝典》上认为这样不可取，但我发现对之前的睡眠没有什么影响，也能让她多睡一会儿，就保留了自己的做法。

我当时没有同时改变白天的睡眠，我想等夜间睡眠习惯养成后，看看白天的小睡是否自然会随之改善。

事实上，从第二天开始，她都只是在晚上喂完奶入睡时哭，后来就让她吃奶吃到睡着，不叫醒，直接放小床。当时感觉这有点儿冒险，没切断哺乳睡眠联想，但其实并没有影响到夜间睡眠，她仍然可以睡 8 小时以上。

一周后。兜兜转转理清了状况。每晚还是让她吃着奶入睡，正常情况下，她有时候会隔几小时喊几嗓子，自己再接着睡，有时候就直接睡到 4~6 点，习惯性醒来吃奶，然后接着睡到早上。

睡眠稳定之后。晚上入睡前吃奶也不睡了，她总是吃了十几分钟后就从我身上爬起来，自己揉眼睛。我把她放入小床，她抱着小海马，翻几次身就睡了。有时实在睡不着，我就拍拍她，或是把手放在她身上，她很快就能闭眼睡着。

有时候她半夜醒来，哭起来不睡了，我会进屋安抚一会儿，基本她用不了一分钟就会睡着。而这种安抚已经不再对她之后的睡眠有影响了。

重新翻看这段历程的此刻，潼妞已经快 2 岁了，睡眠早已不再让人操心，即使换了睡眠环境她也照样按自己的生物钟睡得踏踏实实。她性格开朗阳光，爱说话，爱玩爱闹，爱身边的每一个人。

小土注

这篇分享是按照法伯法的内容进行调整的，妈妈也走了一些弯路，过程曲折，但调整的结果减弱了安抚和入睡的睡眠联想，减少了夜醒次数，母婴的状态随之改善。法伯法的过程相对来说比较考验人，对分离焦虑期的孩子，装睡也是可行的选择，如果能够温和调整睡眠状况，尽量不要优先选用这种方法。

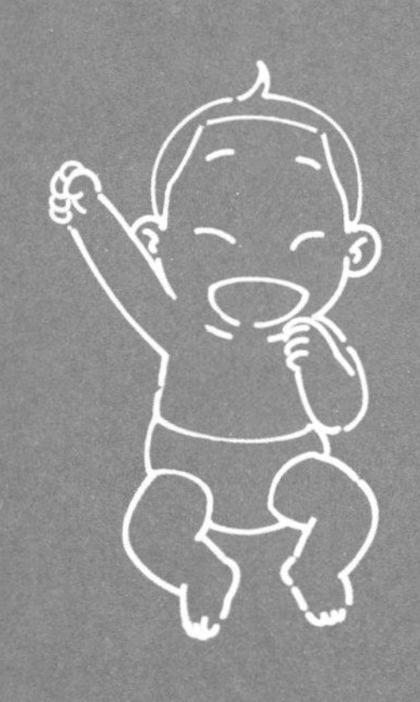

第九章

—

10~15 个月宝宝的睡眠

将10~15个月划分在一章而不是以1岁为分界线讨论，是考虑到这个区间的宝宝睡眠状况更相似：大部分仍然是白天2觉。

从10个月开始，有些孩子开始有意识地叫“爸爸”“妈妈”，能扶着小床的栏杆站起来，这将给睡眠带来新的变数。当宝宝成长到14个月时，独站也变得比较常见。宝宝能说出的词汇拓展到“奶”“大”“不”等，也可以理解事情的先后顺序。整个从扶站到独站再到独走的过程需要好几个月的时间。

你会发现在这个阶段，孩子们能听懂大部分日常的简单对话，并且用身体语言给出回应，也会有意识地寻求帮助、关注、期待和鼓励。当他主动依偎在你怀中，当他亲吻你的脸颊，当他把自己喜欢的水果送到你口中……这些主动的情感表达，给人以无限甜蜜和幸福感。

10~15个月宝宝的睡眠特点

美国国家睡眠基金会建议1~2岁宝宝睡11~14小时。这里列出一些更详细的数值，供参考。

表9-1 10~15个月的睡眠时长参考

月龄	小睡醒睡间隔（小时）	白天小睡（小时）	夜间睡眠（小时）	连续睡眠时长（小时）	全天睡眠量（小时）
10~15个月	3~4.5	2~4	10~12	9~12	11.5~13.5

有688人参与了针对这个年龄段的网络调查。和前阶段的睡眠感受相比，结果是令人振奋的，60%的人都感觉到情况比以前好一点儿甚至好很多，就连感觉持平的都有24%。

这个阶段，多数宝宝仍是上下午各1觉，一些宝宝白天已经只睡1觉了，他们玩耍的时间更多、更连续，出门也变得更为方便，让父母颇有熬出头之感。

很多人也在此时尝试戒断奶睡，宝宝在此时自我意识更强，身体也更活跃，改变要多从宝宝的意愿上入手。从改变难度上来说，夜间依赖奶睡比白天依赖奶睡要难改。

高频状况详解

在关于睡眠困扰的投票中，睡眠情况少了一些，逐渐聚集在了早醒、夜醒多、不明原因夜哭、依赖奶睡抱睡、入睡时间长等问题上。这些问题在各个专题中有详细讨论，这里谈一些还会遇到的其他问题。

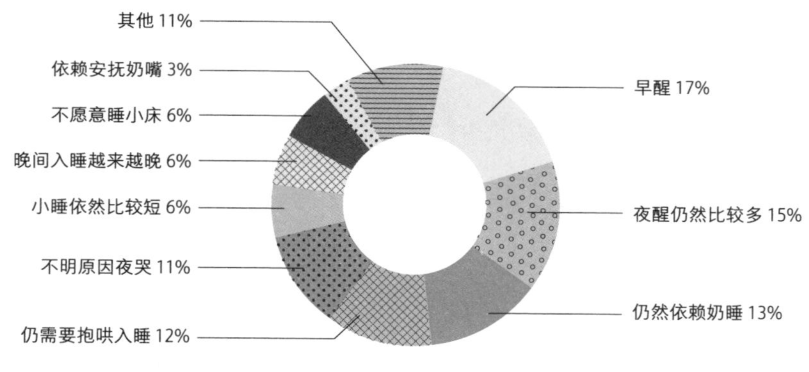

图 9-1 第 10~15 个月睡眠时长参考

黏人、恋奶

人们常说的黏人、恋奶和分离焦虑有一些相似的地方。这个阶段的宝宝，普遍有依恋看护人的现象，这是正常的。

依恋是人对生活中特定人物的一种强烈而深刻的情感联结，与这个人交往带来的愉快体验，面临压力时会从这个人处得到安慰。6个月以后，婴儿依恋那些能够满足他们需要的熟人，特别是父母。

据《伯克毕生儿童发展心理学》

宝宝因为独站、学走接触到更广阔的世界，感到既新奇又害怕，妈妈就像是个安全基地，宝宝走远了，回头看见这个基地，就敢于继续探索。宝宝就像天空中的风筝，会飞翔，也会飘摇，但妈妈的爱和关注是风筝线，给宝宝的探索增加了安全感。

不过当依恋变成了一刻离不了的黏人，妈妈一离开视线，宝宝就哭闹，是会让人觉得苦恼。家长既没有自己的时间，也感觉到孩子似乎没有安全感。

从睡眠角度说，长期只依赖奶睡的孩子，更容易发生这种问题，这和宝宝睡眠过于依赖外界帮助，造成生活无规律，对睡眠的信心缺失有关系。

这不难理解，如果别人一松手，你就会摔倒，那么你也会害怕搀扶者的离开。一旦你熟悉且掌握了站立、行走的技能，害怕就会成为历史。

有时，妈妈想让孩子自己玩会儿，好有空去把堆积的碗洗了，把脏了的衣服洗干净，或者赶紧出门上班……越想保持距离时，孩子往往越黏人。

《从出生到3岁：婴幼儿能力发展与早期教育权威指南》一书中提到了这个阶段婴儿活动主要的驱动力：

- 与主要照顾人（妈妈等）之间的社会交往。
- 满足探索世界的好奇心。
- 掌握并体会新运动技能带来的快乐。

这三种兴趣一般是平衡的，但如果有一种兴趣特别突出，可能会抑制其他两种的发展。

如果你发现宝宝过于黏人，可以创造条件，减少对他活动的限制和干涉，鼓励他探索，也就是让另外两种驱动力也得到发展机会。

比如让宝宝多在户外爬行，他喜欢摸石块、树叶，别嫌脏，用手帕及时擦干净。妈妈紧张地说这不能碰，那不能去，宝宝也会对外界心生恐惧。

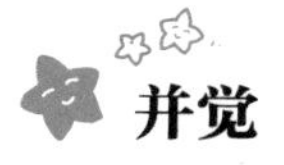

并觉

妈妈们的经历 宝宝正好 15 个月，本来上下午各睡 1.5 小时，非常稳定，现在因为面临并觉，常常打乱已有的作息规律，比如上午有时候一睡就两三个小时，下午不睡或者眯一会儿，造成晚上睡得早，早上也越起越早。现在他甚至有时候 5 点就醒，然后玩不到 9 点又要睡早觉了，一直没有成功并觉。

1. 早期的并觉苗头

2 觉并 1 觉的苗头最早在 10~12 个月时偶尔出现。在 13~18 个月时，并觉会正式完成，也就是上午觉消失。

这是难度最高的并觉，一般有以下一个或几个信号：

- 上午入睡需要花越来越长的时间或者睡不长。
- 上午觉时间变得很长，醒来往往接近正午了。
- 能睡上午觉，但睡了之后导致下午觉入睡困难或者小睡时间很晚。

12 个月大的时候，82% 的孩子会有 2 次小睡，17% 的孩子只在下午睡一觉，到了 15 个月大的时候，43% 的孩子仍需要 2 次小睡……可能有比较艰难的几个月，孩子睡一次不太够，睡两次又做不到。

据《婴幼儿睡眠圣经》

2觉并1觉一般需要夜间睡眠比较成熟完整，且时间较长。白天睡1觉，夜间睡眠时长比白天睡2觉的长，小睡量则相反。

2. 并觉的过程

作息不同的婴儿并觉方式也不同，需要根据实际情况进行灵活安排。

A类婴儿：早上睡得短，下午睡长觉（例如，早上睡45分钟，下午睡2小时）。并觉过程一般为上午觉入睡困难，最终取消，于是下午觉入睡时间提前，且长度变长，成为全天唯一的一次小睡。

B类婴儿：早上下午的睡眠时长差不多（例如，上下午各睡1.5小时）。并觉过程一般为早觉睡得更长，睡到接近正午，导致下午觉入睡困难，最终取消，早觉入睡时间后延，长度变长，成为全天唯一一次小睡。简言之，把早觉延后变成午觉，且要能睡长，或不睡早觉把午觉提前。

3. 并觉期间的注意事项

虽然大原则上讲求不要错过睡眠时机，但并觉期间，特殊情况特殊处理，要在能够延长醒睡间隔和不过度疲劳导致难以入睡之间找到平衡。

宝宝起得早就睡2觉，起得晚可以只安排1觉。灵活应变的基础上，尽量按照新作息来安排生活。在合适的时机入睡更重要，权衡之后，宝宝将不可避免地出现一些过劳硬扛的状况，这是正常现象，家长无须压力过大。

4. 并觉期持续的时间

过程快的持续几天，也有持续长达1个月的，需要耐心。如果宝宝睡1觉容易过劳的话，可能是并觉进行得太早，可尝试让宝宝早点儿起床，保障早觉顺利入睡。

5. 小土的分享：我家宝宝的并觉经历

宝宝满 13 个月后不久，连续好几天入睡时间很长，夜间睡前玩得很兴奋。我怀疑是早上睡太久导致下午觉太晚，进而影响了晚间入睡，于是早上睡 45 分钟就叫醒他，下午入睡变快了，但晚间入睡仍然困难，于是尝试并觉。

首先，是延后上午小睡的时间。本来 7 点醒，10 点开始哄睡，但他 10 点多困意不明显，现在拖一拖，目标是慢慢能把入睡时间挪到吃过午饭后 11 点半左右，让他午睡约 2.5 小时，且保证他在醒睡间隔内都能有比较好的状态。

第一天：7 点半醒，11 点喝了奶，11 点半午睡，睡约 2.5 小时，并觉首日夜里甚至比平时睡得更踏实。

第二天：从晚 8 点睡到次日早上 6 点 40，中间没有醒，把午饭提前到 11 点 15，吃到最后眼睛有点儿睁不开了，11 点半抱到屋里，立即睡着了。

第三天，从中午 11 点半睡到 13 点半，晚上从 7 点半睡到次日早上 7 点半，不过夜里 3 点多醒了一次，翻来覆去很久，后来喝了水，按摩了肚子才睡。中午 11 点 15 吃午饭，打哈欠，但比第二天好一些，没有吃饭吃到睡着，吃完玩了一会儿，12 点睡了。

后面的几天也类似，早醒，到中午饭时就感觉他比较困，从下午到晚上一直很精神。并觉前后睡眠总量差别不大，总共约 13 小时。

就在我认为并觉成功之后的半个月，宝宝因为夏天的到来，早上开始早起，于是又开始白天睡 2 觉，16 个月左右才真正并觉成功。之前有两次尝试过并觉，都是误会一场。

第一次是在他 11 个多月时，他生病，有几天一直往医院跑，那几天作息很乱，早晨在家 7 点醒，隔 3 小时，10 点哄睡，但他一直玩到 11 点多才勉强睡了40分钟。下午又是到3点半才睡，晚上黑灯瞎火玩到9点，特别兴奋地窜爬。我寻思他精神这么好，着手并觉前又确认一下，提前2个多小时睡，那天居然成功了！

第二次是1岁的时候，回老家作息乱了好几天，好多天只睡一觉，累得在餐椅睡着几次，有一天碰巧早起之后，睡了早觉作息就逐渐恢复了。一度醒六七小时不睡，现在规律了还是醒睡间隔3小时，白天共睡2觉。

宝宝的睡眠需求是变化的，遵循大规律，但具体到细节上又有很多不同。宝宝旅行、刚刚病愈，都有可能出现短暂的入睡困难。这区别于长期并觉的需求，几天不睡并不一定等于身体做好了并觉的长期准备。

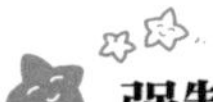

强制断奶或自然离乳

有些人会选在这个阶段，强制断奶或者自然离乳，这件事对于孩子和母亲来说都是个很大的变化，属于母子的独特时光就此远去，回想起哺乳的日日夜夜，又甜蜜，又感伤。因为不同月龄都涉及这个问题，我在第五章做了专题讲述。

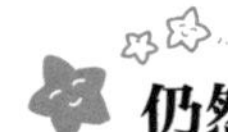

仍然存在的无法自主入睡及夜醒问题

问：我家宝宝13个月，必须哄睡，哄睡非常难，要抱着颠，边颠还要边跑，基本哄45分钟才入睡，然后再艰难地放下。他一感觉我准备放下他，立刻哼唧表示抗议。怎么让他自己入睡？

答：13个月的宝宝可以自己入睡，这点要有信心。这个月龄段，睡眠之中尽量减少抱起的次数，用原地安抚和言语安抚替代。宝宝此时可以听懂大人的话，多沟通很关键的，让宝宝接受“长大了，睡觉方式要改变”，将新方式描述清楚，此外还可以强调一下你做这种改变的原因。

让宝宝习惯“睡觉就是要躺在床上睡的”。如果宝宝情绪失控或者爬走，可以隔几分钟再让他躺回去。

想要解决宝宝自主入睡的难题，还需要跳出哄睡思维来思考答案。在非睡眠时段积极陪伴，注意宝宝的情绪变化，如果每次晚间都入睡困难，要注意宝宝是否够困，还是因为白天运动量不大，睡太多，或午觉睡得太晚 。

有时候宝宝玩高兴了不愿意睡，还可以通过亲子共读睡眠绘本，抱着他去关客厅的灯，和屋里的每个玩具说晚安等活动，来平复情绪。

更多这个阶段的入睡方式改变方法，需参考第二章、第三章的内容。

本阶段作息安排参考

进食和睡眠息息相关，相辅相成，这里给出一些参考。这个阶段正式过渡到三餐，由稠粥渐渐转向软饭。吃奶一般安排在晨起后、午觉后和夜觉前。

张思莱医师建议的进食量参考：

“10~12 月龄： 每天奶量 600~800 毫升，谷类食物 40~110 克，动物性食品 25~40 克，碎菜 50~100 克，蛋黄或鸡蛋 0.5~1 个，水果 25~50 克。

每餐摄入量在全天的大致比例是，早餐 25%~30%，午餐和晚餐各 30%~40%，期间上午和下午可以适当吃些健康的水果当点心。”

作息安排有很多的变化，穷举起来数量太过庞大，本章这几个示例既有常见的基础作息安排，也有早醒、小睡短等突发情况下的作息安排，供家长参考。

10~11 个月参考作息安排

1. 常规作息

这个阶段作息越来越简明了，一般是白天 2 觉，辅食 3 餐。

辅食：早餐是粥菜，午饭和晚饭一顿的量是 40~80 克软饭、面，配些蔬菜、肉、蛋、鱼。

奶量：总量 600 毫升左右，一般安排在早上起床、午觉起床、入睡前 1 小时。

夜晚安排：7 点喝奶，7 点半夜觉开始。如果宝宝午觉时间长，晚间入睡会适当推后。有些宝宝仍有一顿晨奶，早起后的奶量也会相应减少。即便宝宝整夜无夜奶，仍有可能会在夜里短暂醒来 1 次。

遇到特殊情况时的作息调整思路：

- 夜觉不足 10 小时的宝宝，早觉可以提前至起床后 1~2 小时内。
- 7 点后起床的宝宝，早觉时间相应推后半小时。
- 下午觉如果很短，如出现午觉 45 分钟就醒，整个下午就会比较难熬，到了傍晚更容易出现情绪崩溃，甚至在餐椅里面吃着吃着就睡着的情况，需要在傍晚临时增加一个小憩（十几分钟即可），或提前晚餐时间。不管如何应对，对于被改变的作息，在次日需要相应回调。
- 对于睡前奶导致夜尿过多，睡不安稳的情况，可以提前睡前奶的时间，或延后晚餐时间，这样入睡前不再进食。

2. 针对宝宝早醒现象的应急作息安排

除了上面的常规作息安排，这里还提供一种针对宝宝早醒现象的应急作息安排供大家参考。宝宝常出现早醒的现象，有时候醒太早会打乱一天的作息，也让家长无所适从，这种情况可以参考回笼觉的安排。

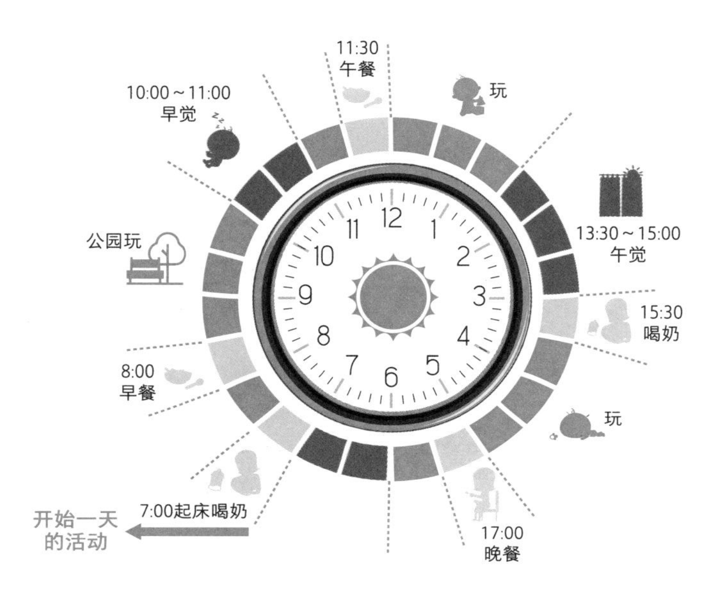

图 9-2 10~11 个月常规作息安排图

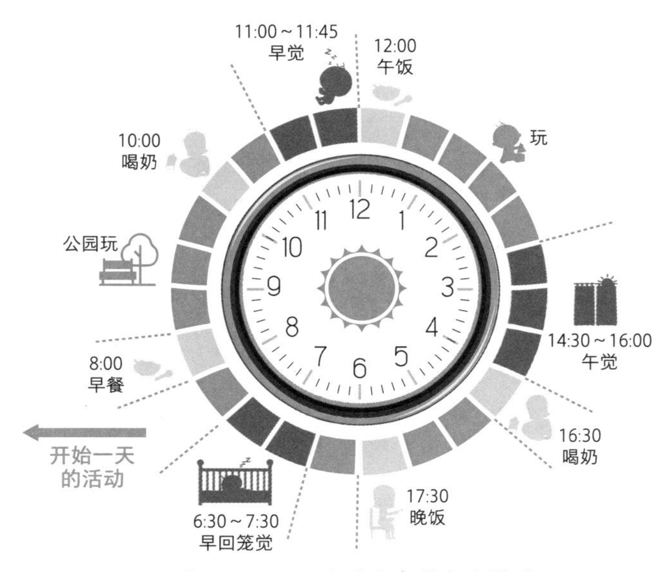

图 9-3 10~11 个月应急作息安排图

宝宝 1 周岁参考作息安排

1. 此时仍然是白天睡 2 觉的情况

作息安排和10~11个月时类似。晚间入睡在 8 点左右，一般已无夜奶了。

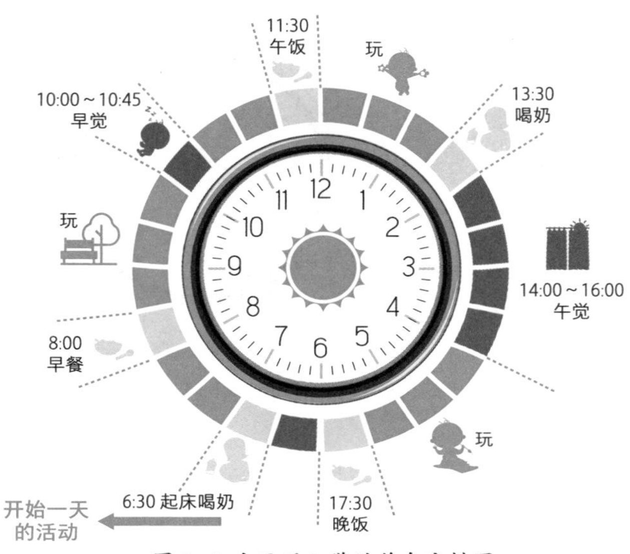

图 9-4 白天睡 2 觉的作息安排图

2. 已经并为 1 觉的情况

夜间安排：夜觉大致从7点左右开始，一般整夜无夜奶；如果天热，宝宝容易口渴，可以在卧室内备一些水，夜里醒来可以喝一些。

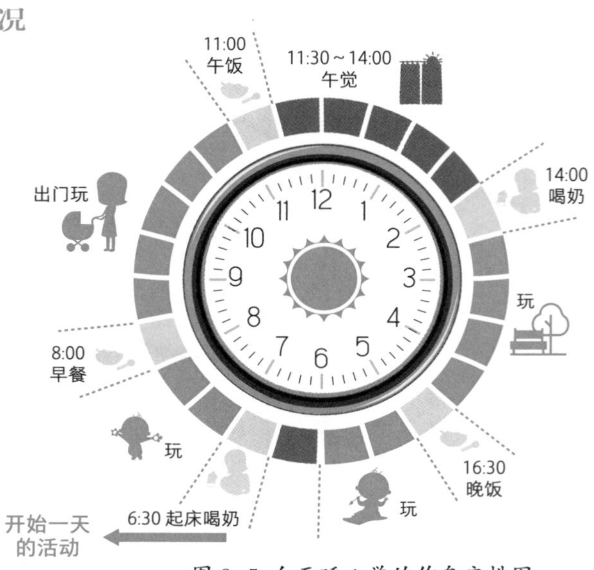

图 9-5 白天睡 1 觉的作息安排图

第十四个月的参考作息安排

作息特点：白天睡 1 觉，晚间在 7 点半到 8 点半入睡。这种作息安排的睡眠量比较多，如果宝宝睡眠量需求少，午睡可能会更短，或夜间入睡更晚，家长酌情安排即可。

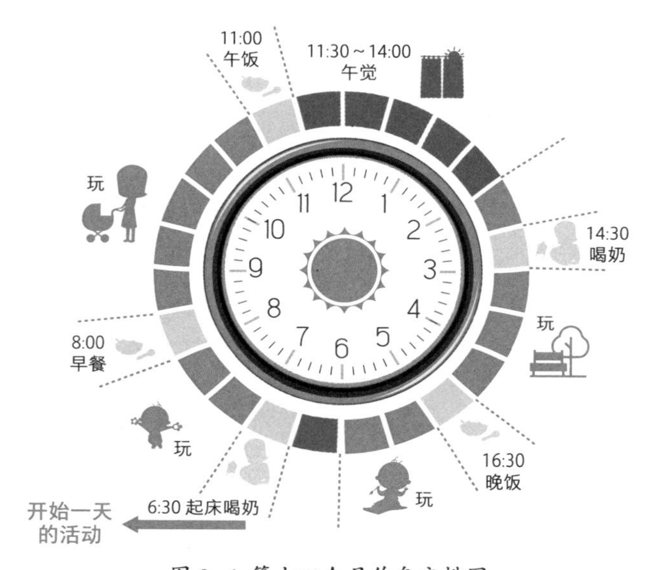

图 9-6　第十四个月作息安排图

本阶段推荐的一些活动

宝宝正在学习扶着东西站起来，更多的时候他们靠爬扩大活动范围。

问：这个阶段的玩耍有哪些注意点？什么内容合适呢？

答：这时候宝宝喜欢东摸西摸的，什么东西都爱塞到嘴里，而我们常常不假思索地阻止，其实更好的做法是提前把危险品收好，为宝宝营造安全的探索环境，让宝宝安心地探索家中的衣柜、抽屉等等，而不是当宝宝试图触摸危险品的时候立即阻止。还可以采用转移注意力的方式，避免宝宝接触一些有危险的物品。

扫帚、电话、刷子、锅碗瓢盆都是宝宝喜爱的玩具。家里的旧杂志、布书都可以给爱翻、爱撕的宝宝用来玩耍。扔球、滚球、玩水、摇摇马、滑滑梯、爬楼梯、躲猫猫、坐弹跳椅等等，都是可以给宝宝玩的项目。

妈妈们的睡眠摸索实录

十月妈的分享：第一次不靠奶睡入眠的记录

我的宝宝是顺产的，很少生病，很少哭闹，真的能称得上是“天使宝宝”。出生至今，宝宝几乎 99% 的睡眠都依靠奶睡，有时候能睡得很好，有时候夜醒无数次。白天的小睡，只要她睡着，我必须陪在身边，不能走，不能去做自己想做的事情，甚至连去个厕所都不行。我太累了，希望能够有所改变。

10个多月时，有一天早晨她6点半醒过来，心情很好，7点半她吃完辅食，我立刻给她吃饱了奶，确保她不会饿。

平时 8 点半准时上床奶睡，这次我仔细观察她，一直到 9 点，她打了第一个哈欠，我带她回房间，开了空调，拉起一半窗帘。

我跟她说：“十月，我们长大咯，今天我们自己睡觉好不好？”

她似乎没听懂我的话，躺在床上，开始了只有我能听懂的哼哼声——那是一种急促，带着强烈渴望和期待的哼哼声——告诉我她想要喝奶，她有些困了，想要睡觉。

我打开安抚玩具小海马——平时只有晚上睡觉的时候才用，认真地跟她说：“宝贝，我们长大了，我们是大姑娘了，今天我们学着自己睡觉，不吃奶了可以吗？”

她踢踢腿，挥挥胳臂，似乎没听懂，眼睛里有一点儿迷惑，我懂，她在说：“为什么你还不让我吃奶呢？妈妈，我想睡觉了。”

我一直一个人带着她长大，没人能比我更理解她，我继续耐心地跟她解释。

她抱着小海马，啃啃小海马身上的标签，还是哼哼。十分钟过去，哼哼变成了带着哭腔的哼哼，她不停地爬起来，坐起来，甚至扒着我的手站起来，眼睛里从不解，到失望，再到愤怒。最后，开始大哭。

我依然坚持温柔地抚摸她，轻轻哼着歌儿，说着话，不停地告诉她说：“十月长大了，妈妈相信宝宝，宝宝一定可以的对不对？”

她依然大哭。我抱起她。她开始打挺，甚至拒绝我的拥抱，不停地用手和脚推开我。

我努力抱着她，用脸贴着她的脸，把她因为生气而汗湿的小脑袋放在自己的肩头上，在她耳朵边轻轻地“嘘——”，说话，唱歌。她哭得厉害了，我抱她到床下走走，晃晃，等她哭得不厉害了，抱上床放下。

她大哭，我再抱起来，放下。她还是哭，闭着眼睛大哭，蹬腿。

我告诉自己，如果到 9 点半还是这样我就喂她，于是不停地抱起放下，晃晃悠悠，哼哼唱唱，我没有发火，没有烦躁，我没有发火和烦躁的资格。因为我知道，对于一个 10 个月大的小朋友，让她第一次尝试自己入睡，太艰难了。我紧紧抱着她，说：“宝宝，我亲爱的宝贝，妈妈知道你第一次自己睡觉很难，我知道你很生气，你一定觉得妈妈好坏，好匪夷所思对不对？嗯，妈妈都知道，你想哭就哭吧，一股脑儿哭出来，妈妈接着，我们再坚持一会儿，马上就好了，你能做到的，对不？”

她哭哭停停，脑袋也不时地搭在我肩头，一会儿又抬起来大哭，一会儿又沉沉倒下去。我知道她累了，乏了，她快睡了。我不能退缩，至少要让她知道这是妈妈温柔的坚持。

最后，她睡着了，在我反反复复放下不知道多少次之后，她含着眼泪睡着了。我看了看表，9点40。老实说，我虽然如释重负，但心里有些难过，没有什么原因。

小土注 *对10个月以上的大月龄宝宝来说，频繁抱放可能是种不利于入睡的刺激。*

这一睡，睡了1.5小时，中间翻了个身，又睡着了，第一次没有用奶睡接觉。我很高兴，我为她骄傲。

醒过来的时候，我生怕她会因此而怨恨我，第一时间拥抱她，吻她，跟她说妈妈好爱你。她看着我，笑笑，好像什么也没发生过。然后一直到下午1点半，除了吃饭，我全程陪伴她，她爬，我跟在她屁股后面爬，她站，我在她身边站，她玩，不管她搭不搭理我，我都坐在旁边，只要她抬头一看我，我马上送上温暖的笑容和摊开的手掌——只要她需要，亲吻拥抱我绝对不吝啬。还好，她好像不怎么记得上午的事情，只管玩自己的，不时爬过来在我怀里腻歪腻歪，钻钻，抱抱。

下午时，她用了不到一小时成功自己入睡，比上午自己入睡的时间长，不同的是，她没哭，也没闹。这一觉竟然睡了快2.5小时，中途被窗外小孩子嬉戏的声音吵醒，爬起来哭了一声，我打开小海马，她翻了几个身，不到10分钟，又自己睡了。

第一次自己睡了2小时以上！这在过去的10个月中，前所未有！

晚上，7点半洗完澡，我一边喂奶，一边像是自言自语般地跟她说话，说我内心的感觉，说她上午哭的时候我心疼，说了很多很多。

她自己吐掉乳头，我把她轻轻放下，穿好睡袋，调暗灯光，抚摸她，轻轻说话，她没反抗，带着一些复杂的神色看着我，似乎在说："妈妈，我明白，你不必这样愧疚，我会试着自己睡觉，只是你能陪在我身边吗？"

我躺在她身边，打开小海马，哄了两个来回，9 分钟，她睡着了。

7 点 42 关灯，7 点 51 睡着，没哭，没闹，没奶睡。

我轻轻抽出她抱得紧紧的小海马，发现她一直紧紧握着小海马身上的标签，不肯松手，攥得紧紧的。那一刻，我眼睛突然就湿了。

不知为何，第一个没有奶睡的晚上，我没有想象中那么开心，更多的是有些惆怅，她紧紧抱着小海马的样子让我心酸，让我想哭，小小的人儿呀，她心里在想些什么呢？

或许，也正是因为我没有把她当作一个什么都不懂的婴儿，所以这次睡眠引导才会如此顺利呢？明天未必就会如今日这样顺利，但我想，不论怎样，我都会是那个一直陪伴着她一起渡过难关的人，一直陪伴着，陪伴着，直到她终有一天，不再需要我的陪伴。

小土注

这个分享比较长，但这样细腻的心理互动不由得让人动容，这本书的意义不只在于分享方法，更重要的，我希望大家能在这一个个真实细腻的分享中找到共鸣，找到情感支持，育儿路上你不是孤单一个人。

肉球妈的分享：推迟夜奶 5 分钟带来的改变

我从偶然的事件确认了孩子已经准备好推迟夜奶。

宝宝 10 个半月的一天，晚上我奶睡后起来开会，宝宝醒来后发现我不在，很愤怒，大哭抗议，平时哭 10 来分钟喝奶就能哄睡，那天哭了 25 分钟才睡去，没想到一觉竟然睡到了凌晨 3 点多。那次真的让我惊讶了，因为这之前她睡觉的最长纪录才 4 个小时！那也是我 10 个多月来睡得最长的一觉。

第二天晚上，很不幸，我又要开会，她又在差不多时间醒来，哭了10来分钟就睡着了，这一觉也是睡到凌晨3点。

经过这两天，我基本上确定她不饿，临睡前的奶至少足够让她坚持6~7个小时。

到了第三天，一切恢复原样，宝宝还是会晚上11点左右要吃奶。确定了她不是因为饿，我想，最近没有长牙，没有搬家，没有换过阿姨，甚至没有添加新的辅食品种，那么她要起来吃奶，很可能是因为她需要确定我在身边。我可以让她通过吃奶来确定，也可以用别的方法来让她感知。

我想妈妈们也都要留心观察宝宝，有时候宝宝已经可以断夜奶了，妈妈却没发现。

不想让宝宝太难受，也不想给自己太大压力，所以方法很简单，每天推迟5分钟。

第一天总是很难的！在大约晚11点宝宝要吃奶时，我起身把她抱了起来，她发现没给奶吃，愤怒地大哭，双脚乱踢，身体打挺，眼泪直流。我把脸紧紧地贴着她的脸，慢慢地抱着她走着，温柔地哼着歌，差不多十来分钟，她平静下来了，在我怀中睡着了，大约睡了5分多钟就又醒了，我把她放下，给她吃奶，记录了第一天吃奶的时间。

第二天，同一时间她又醒了，我还是用昨天的方法，她大约5分钟就平静下来。我跟她说："宝贝，我们一起努力，就晚5分钟就好。"

每天晚上睡觉前，我会提醒自己她昨天是几点醒的，今天只推迟5分钟就好。

到了第五天和第六天，我抱了她一会儿后，她竟自己睡过去了，自己把时间往后推了15分钟。

这样的日子持续了近 2 周，一开始，她醒来吃奶时一定要我抱着她陪着她，她也很少会哭超过 2 分钟。到了后期，我并不需要每次都抱她了，她会转过身，我让她的手摸着我的脸，我的手搂着她的背，她也能慢慢睡着，我已经可以一觉睡到 4 点多了。

现在宝宝已经满了 11 个月了，晚上在奶睡后可以一直睡到四五点，然后起来抱一会儿再睡，其间也有反复，重感冒之后，恢复作息需要的时间也不长。我的休息质量得到了很大的改善。

一些心得：我能够成功实现断夜奶，也得益于宝宝并没有对乳头有很强的依恋。在 6 个月左右，我白天找别的办法安抚她睡觉而不是奶睡，让她睡醒时吃奶，吃完一般她都心情特别好，能自己玩很久。再大一些，白天多陪她玩，多拥抱亲吻，不到吃奶的时间不吃奶，让她明白，妈妈爱你，而不是只有乳头能表达爱。

15 个月时，成功地引导离乳，没有母婴分离，她几乎也没哭。很感恩，15 个月的母乳时光，很美也很辛苦。从最初每次出门都要算好时间，到白天出门后必须背着冰包、泵奶器等好多东西，母乳喂养不是轻松的事情。但是，哺乳的时光宁静、满足、幸福，不管在工作中碰到什么不快，喂奶的那一刻都可以静下来享受这份快乐。

小土注

这种方式比较温和，简单，是减少夜奶的一个可行尝试，我写的小土安睡法也从这些分享中得到了启发，但这种方式更适合宝宝没有频繁夜醒的情况。如果宝宝只在固定时间夜醒一次，还可以试试前文提到的唤醒去睡。

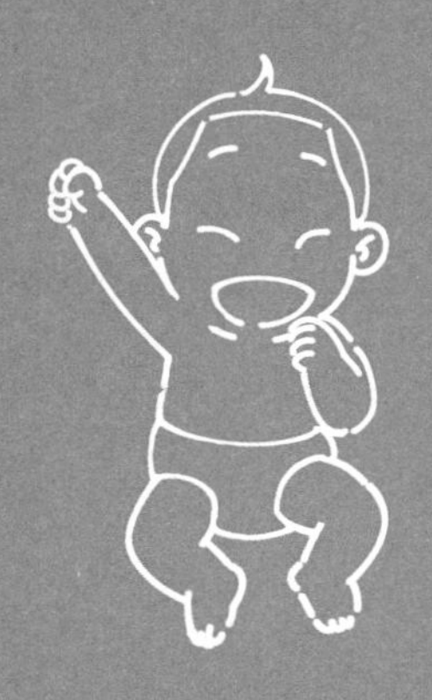

第十章

—

16 个月以后的睡眠

《从出生到3岁：婴幼儿能力发展与早期教育权威指南》一书中写道："14~24个月这一时期可能也是宝宝头三年中最有趣、最困难，也最激动人心的时期。"

这个时期宝宝从扶着东西走，到逐渐学会独立行走，会扶着大人的手上下楼梯，可爱的"爬行动物"正式站起来了。

语言上也将经历爆发期，除了以前就会的"爸爸""妈妈"，宝宝还会说出很多新的名词。很多人觉得这是宝宝最可爱的时期之一。

这个阶段基本上脱离夜奶。从第17个半月开始，一些孩子还可能经历"1岁半睡眠倒退"。

16个月以后的睡眠特点

在18个月，也就是1岁半时，绝大部分孩子都完成了2觉向1觉的转变。

表10-1 16个月以后的睡眠时长参考

月龄	小睡醒睡间隔（小时）	白天小睡（小时）	夜间睡眠（小时）	连续睡眠时长（小时）	全天睡眠量（小时）
16个月以后	4小时及以上	1~2.5	10~12	10~12	11~13

睡眠的生理需求中也增添了很多心理因素，睡前如何互动，规则和自由的界限等，都是父母关心的问题。

常遇到的几种情况

奶睡、夜醒仍是问题的中占比最高的，第五章中有详细介绍。关于戒吃手和戒安抚奶嘴，可以参考第十二章的内容，这里列出其他几个常见问题。

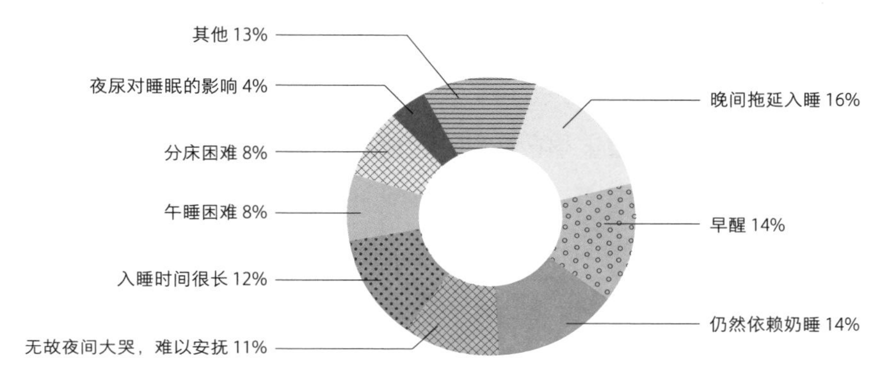

图 10-1 16 个月以后宝宝睡眠高发问题投票结果

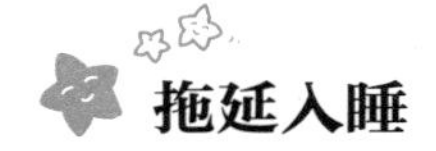

拖延入睡

妈妈们的经历 宝宝现在大了，一旦睡着基本不醒，但就是入睡特别费事，一会儿要喝水，一会儿要讲故事，没完没了，他已经很困了，但就是拖着。

还有妈妈称："最近小孩得了不骂不睡，一骂就秒睡的病。"很多人都回复有同样的经历。在本章的最后，有一篇关于这个主题的分享。

宝宝拖延入睡，不愿意从精彩的一天中淡出，回归相对乏味的睡眠。过了困的时间没睡，到了夜间反而越来越精神，早上起来却又哈欠连天，这和很多成人有晚睡强迫症类似。

针对入睡困难的情况，家长还需要检查是否午睡比较晚，又睡得很长，这个阶段午睡需控制在 1.5 小时内，太长太晚则会影响到夜间睡眠。后文也对普遍存在于各个月龄段的入睡晚有专门的论述。想解决宝宝拖延入睡的问题，主要可以从外界提醒和调动宝宝自控力两个方面着手。

1. 帮宝宝舒缓情绪，让他理解和接受"睡觉的时间到了"

我们可以和宝宝一起列出要做的事。可以在大一些的纸张上以简笔画的形式，列出宝宝每天睡前要做的事，在每件完成的事后打钩。列这些事情的时候，可以邀请宝宝一起来参与设计，把每一条解释给他听，征得他的同意，以便在执行中，能够取得更好的效果。列出的事件可以有洗温水澡、哄玩具熊睡觉、把宝宝抱在怀里一起读绘本、和房间里面的每一件物品说晚安，等等。

睡前 100% 用心地陪伴也很重要。睡前用心陪伴宝宝，而不是三心二意老去看手机。有时家长惦记着没干完的家务，会特别希望宝宝赶紧睡，这并不是真正的陪伴，双方情绪也容易焦躁，宝宝很敏感，感知到家长的负面情绪后反而更不易入睡。

孩子在睡前折腾父母，一个原因是感觉到父母总是在急急忙忙想摆脱他们。他们会感到归属感受挫，就会通过反复要求喝水、上厕所、哭等行为来表现。当他们感觉到你真的很享受和他们在一起待几分钟分享一些事情时，会有归属感，减少哭闹。

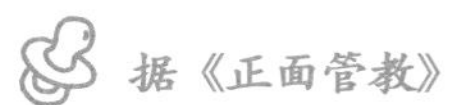

2. 鼓励宝宝发挥自控能力

宝宝天生有控制自己行为能力的愿望，也会根据父母的指示，渐渐学会指导自己的行为。

如何让婴幼儿明晰规则，并调动自我控制去遵循规则？落到让宝宝按时睡觉这件事情上，一定的提醒并且提前提醒很有必要：“还有 5 分钟要睡觉啦”“再读两本故事就要睡觉啦”。

具体的做法包括：

- 提前准备入睡。将入睡的准备提前，家长就不会因为一些突发的情况而太过焦急。如果宝宝翻来覆去一段时间睡不着，或是再要求起身，也有时间去处理。

- 给宝宝多一些选择和自主权。比如让宝宝自己选择睡前看什么书，自己拿尿不湿，选择妈妈陪还是爸爸陪，征得宝宝同意后再关灯等等。
- 如果宝宝遵守了约定，给他点儿鼓励，因为能够自我控制对很多成人尚且不易，小小的他却做到了。

婴儿控制行为的能力依赖于父母不断的监控和提醒。敏感和教养有方的父母，其孩子更听话，自我控制能力更强，要对婴儿做出温和而敏感的反应；让婴儿停止正做的自己喜欢的活动比等开始新活动更难，提前提醒很重要；婴儿记忆和遵守规则的能力有限，需要成人不断地监督；表扬和拥抱能强化适当的行为，提高这种行为再次发生的概率：对自控行为用言语和拥抱加以赞许。

据《伯克毕生发展心理学》

午睡困难

约 3 周岁时，一些孩子醒着的间隔延长到能够不用午睡。这个苗头可能早在 2 岁多就偶尔出现了。宝宝中午入睡困难，但傍晚很疲劳，无法以较好的状态支撑到晚上入睡，令人颇为烦恼。

国内的幼儿园几乎都要求睡午觉。为了避免宝宝上幼儿园期间产生不适应，我建议尽量规律作息，保留午睡的习惯，也希望老师对不午睡的孩子给予谅解。

宝宝出现午睡困难时，可以尝试这些方法：早晨早些起床，不睡懒觉；午饭后早一些躺着，安静下来，以免错过入睡时机；午睡不宜太晚太迟，否则增加夜间入睡难度，得不偿失。入睡时间、入睡时长是重要的，因为不该睡的时候睡了，反而有可能导致综合睡眠状况的下降。一些大月龄宝宝出现入睡拖延、夜哭的现象可能正和白天睡得多相关。

下面是由莘妈分享的午觉消失案例：

2 岁 4 个月 + 6 天：宝宝最近午睡一直困难，今天干脆试验一次不午睡，随性子来。结果白天没午睡，精神倒是都还好，直到傍晚 5 点刚做好饭，她开始崩溃，累过头的那种哭闹，一点儿晚饭没吃，6 点就睡下了。

2 岁 4 个月 + 13 天：又是没有睡午觉的一天。最近是前一天拒绝午睡，后一天午睡 2~3 小时不醒。我很不喜欢过渡阶段这种不规律的作息，但也真没办法。

2 岁 6 个月 + 15 天：宝宝接连几天晚上极难入睡，我越来越觉得可能真是不需要午觉了。今天没睡午觉，趁天气还不错出来放风。

2 岁 6 个月 + 16 天：记录一下，每天午睡真要成历史了。早 7 点起，晚 7 点半睡，没午觉，一天情绪都好，吃得好、玩得好。睡前确实困了，也稍微闹了一下，但很快就入睡了，孩子真是长大了，太快！

夜尿对睡眠的潜在影响

2 岁左右，很多孩子开始了如厕训练，这期间也有可能有睡眠扰动。

午睡前、晚觉前，引导孩子尿完再睡，也能帮助他们睡得更长、更踏实。

摆脱尿不湿期间，夜里也要格外敏感一点儿，及时发现宝宝要排尿的信号，减少尿床次数。

妈妈们的经历 我们家小朋友现在 31 个月，晚上会突然大哭，但是只要我抱她坐在小马桶上尿完，放回床上还是可以继续睡的，只是她尿尿的时候要扶住她，不然她整个人软绵绵的。

问：一夜不被憋醒一般是多大？

答：这有非常大的个体差异，和睡前奶停止的时间也有关。宝宝超过 1 岁半后，睡前奶改成酸奶，可以帮助减少夜尿，提高夜间睡眠质量。我家宝宝在大约 2 岁半时整夜无尿。

妈妈们的经历 *我家宝宝 1 岁 10 个月，从 1 岁开始睡整晚且整晚不尿床。晚饭喝粥，睡前喝 180 毫升奶，有时候心疼她，怕她晚上憋得难受，叫起来把尿，她不尿反而会烦躁。*

妈妈们的经历 *我家宝宝差不多快 3 岁的时候能睡整夜，没有刻意训练，自己穿着尿不湿，一晚上就不尿，晚上睡得迷迷糊糊的自己站起来嚷嚷尿尿，我赶紧给摘尿不湿，然后把尿。经常要摘了尿不湿才尿，所以就干脆不给他穿了，玩得太累的时候不会醒，直接尿床。*

妈妈们的经历 *女儿现在 3 岁，最近出了个问题，特别喜欢做噩梦，会哭醒，安抚后再入睡。她一晚会做多次的梦，大多是梦见自己掉到水里，水里有很多怪物要攻击她，现在因为害怕做噩梦而不睡觉了。睡前都还是会喝奶，睡前会排一次尿，但是她尿特别多，有时候晚上好几泡尿，3 岁了，为了她的睡眠和我的睡眠，还在用尿不湿。*

这个案例中，梦中的水指向对尿的潜在担忧，要从源头上减少夜尿，把睡前奶换成酸奶，或者干脆睡前不吃流质食物，尿完再睡。

老二来了，老大却睡不好了

有很多家庭在老大 2 岁左右的时候，迎来第二个孩子，两个孩子的年龄差小于 3 岁，可能会出现“同胞竞争”的现象。新成员的加入，对老大会造成较大的情绪冲击，进而引起睡眠问题。更多二孩安排参见第十一章。下面分享冰淇淋妈妈的故事，她通过制作专属的睡眠书，改善了状况。

老大从出生到 4 个月，同室不同床，快 5 个月自然断夜奶，之后就不同室，一直由我带，周末回奶奶家，睡眠几乎不操心，是“天使宝宝”类型！

老二出生之前，我已经慢慢告诉老大，有个小弟弟会陪她玩。让她亲吻肚皮，摸摸胎动，她整体表现是欢迎弟弟的。

我待产最后一个月身体不行，老大住到奶奶家去了，我告诉她妈妈身体不舒服，没办法陪她做运动，没办法给她做好吃的，奶奶陪她。她也表示知道了，于是我就自己家婆家两边跑。

弟弟刚出生时，老大 21 个月，仍住在奶奶家，每周末会回家玩一天，亲亲弟弟，抱抱妈妈，走的时候说再见，情绪很好。在老大表现出想妈妈，不想走时，我就留下老大，但晚上问题爆发了，她夜醒频繁，要求喝奶，早醒，午睡时间缩短，每次睡醒就大哭！

我完全没有料到，于是试了很多办法，最终成功的办法是我自己制作了一本“书”，每一页都是照片或图画。

第一页是她喝奶的照片，第二页是她洗澡的照片，第三页是她穿睡衣的样子，第四页拉窗帘，第五页关灯，第六页她抱小兔子睡自己的床，第七页是睡着的样子，也是封面。

我带她看这本书，她有兴趣，晚上睡前也按照这个步骤做。

每做完一件事情，我就问她下一步。她处在语言爆发期，会说好多话，不会立刻睡去，我基本不接话，除非她情绪特别激动，由她自说自话，慢慢入睡。

经过 5 天，她已经慢慢学会自己睡，我只需要坐到门口告诉她妈妈在就好。

本月龄作息安排参考

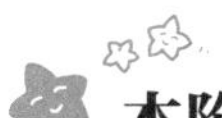

本阶段推荐的一些活动

宝宝会独走之后，活动范围大大增加，对高质量玩耍的需求也多了。

问：这个阶段有哪些玩耍的内容呢？

答：拼图、积木、切切乐、涂鸦、过家家、扮演游戏、玩水、扔球、滚球、攀爬、滑板车、摇摇马、秋千、滑梯、躲猫猫、阅读等等，都是不错的玩耍项目，还可以逐渐多带宝宝接触同龄人或者更大的孩子了。

16~18 个月的作息变化

作息特点：白天 1 觉，晚间入睡时间在 8 点左右。有些宝宝可能午觉的时间会更晚一些，酌情安排即可。

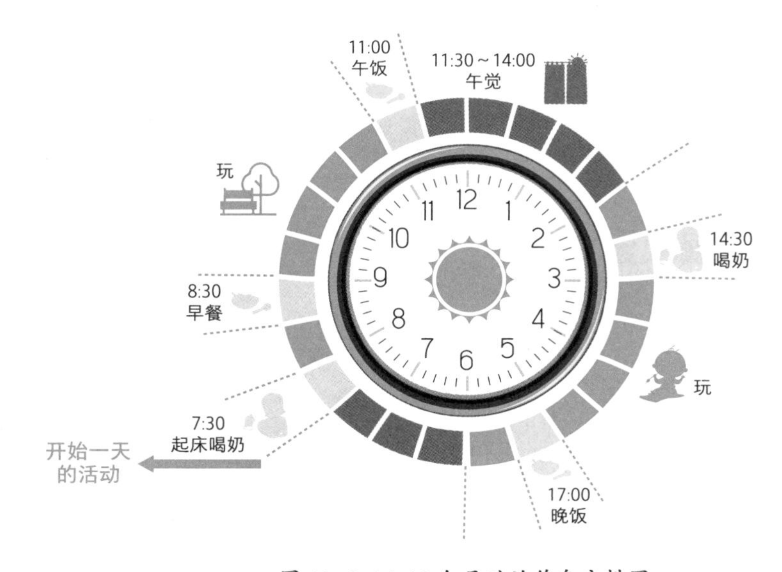

图 10-2 16~18 个月时的作息安排图

2~3 岁的作息变化

作息特点：白天 1 觉，睡眠较少的宝宝可能起床的时间比作息图中早。

在 3 岁左右，有时候午觉会颇为困难，宝宝出门玩得兴奋，还会不午睡，一般提前晚上入睡的时间即可。

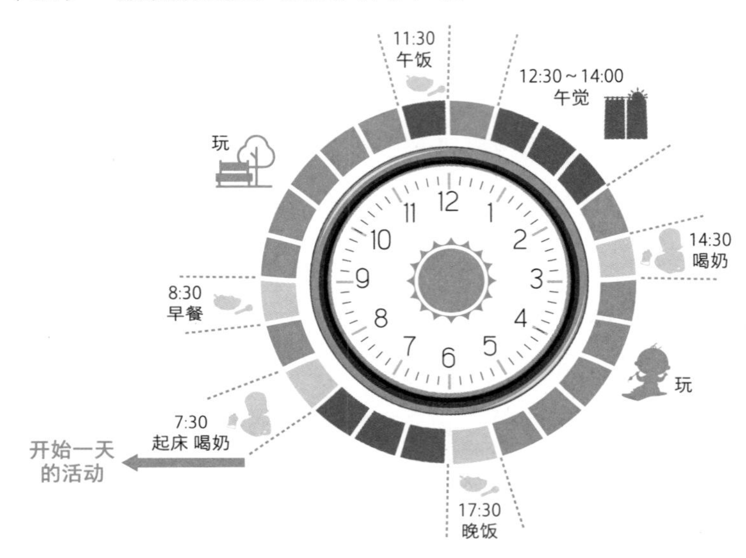

图 10-3 2~3 岁时的作息安排图

妈妈们的睡眠摸索实录

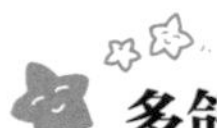

多鸽妈妈的分享：恋奶娃变成吃货

多鸽快 1 岁半了，最让人头疼的是不爱吃饭，这和她总是不饿，所以吃不下饭有关系。其实这都怪我，一直以来都靠喂奶哄睡和接觉，导致她恋奶严重。

与其说是她的坏习惯，不如说是我偷懒自找的苦。我是个全职妈妈，为了让她能在我希望她睡觉的时间入睡，我会迫不及待地给她喂奶，这样我能尽快做饭、吃饭、做家务，久而久之，她就习惯了这样的规律。

17个月12天，调整的第一天，快睡觉时给她喂了1次奶，然后刷牙、讲故事、换纸尿裤，关灯，安静地一起躺下。给她哼哼歌，轻轻拍拍后背，她没有哭闹，就是翻来翻去很久，11点终于熬不住睡着了。第一晚那么顺利我很意外，我以为她会大哭，但是真的做起来才知道以前都是我在自以为是，她半夜喝了一次夜奶直接睡到天亮。

后面几天也是一样，醒的时候带出去玩，白天不奶睡，不给零食。下决心改变一周多，吃饭已经完全不是问题了。

自从她吃饭吃得好了，我发现她整个人都变了，之前总缠着我，要我陪她玩或者喝奶，现在只要吃饱了，把她往地上一放，她就自己玩去了，我吃饭洗碗都毫无压力。之前一度觉得全职妈妈一个人带孩子好累，现在完全不累了，她认真吃饭，认真玩，每天真的是超级开心有活力。

一一妈妈的分享：迟来的睡眠引导

基本情况：一一需求相对高，不容易被取悦，哭声震天响，撕心裂肺那种。一岁以前，她抗拒密闭环境，有严重的陌生人焦虑。一岁后，她也对新环境和陌生人的接受速度很慢，很不喜欢陌生人的肢体接触。需要奶睡或者抱睡，不会接觉，睡眠周期转换依然需要吃奶或者抱哄。

断夜奶是我想了好几个月的事了。因为她有龋齿，除此之外，我观察到她的状态不好80%以上是因为睡得不好。早上起床不久就频繁打哈欠，有的时候一上午都叽叽歪歪的，完全没睡够，跟自然醒来的样子完全不一样。所以，我想提高她的睡眠质量。

提前做的准备是跟她讲晚上奶精灵也要睡觉，睡觉的时候就不吃奶了。她很懂事地表示理解，大声说着：“好，知道了！”

第一天，入睡时发现不能吃奶，她气急败坏地哭了 1.5 小时。平时是接受抱睡的，那天怎么都不肯抱睡入睡，纯粹是因为不能接受不能吃奶睡觉这件事。中间频繁醒来，每醒必哭。以大哭来表达她对不能吃奶睡觉的伤心、气愤、绝望。要妈妈抱，妈妈抱了不吃奶又难过，换爸爸抱，哭得更伤心。在黑暗中，我抱着号哭的她，心疼又后悔。

第二天午睡，先坐着吃奶，跟她说好吃完奶妈妈哄。真要睡了，嘴里叫着吃奶睡觉，我抱着她，她哭了几声睡着了。因为晚上睡得太差，中午这一觉竟然一口气睡了 2 个半小时，醒过来神清气爽，很开心。

第二天晚上，吸取了第一天的教训，打算等到她真的很困了才哄睡。果真，她玩到 9 点多不断揉眼睛，我开始故作轻松地跟她说妈妈哄睡觉，她也平静地接受了。哄了 10 多分钟，一声没哼就睡着了。11 点 40 多，凌晨 1 点多都醒，抱了很久，5 点多吃奶睡到 7 点多醒来。后面几天也是类似，每天都有一点儿小进步。

一周过去了，虽然没有出现一觉睡到大天亮的奇迹，但是比起没有断夜奶前，她的睡眠的确有了很大的改善。

这次断夜奶的过程，让我进一步了解了宝宝。突然不能吃奶睡觉，她情绪非常差。困了想睡但是睡不着的时候，她经常提各种要求，比如说开灯，要到外面去，要拿某一本书，一开始我生硬地跟她说要睡觉了妈妈哄，不可以……她哭得更厉害了。

在婆婆的指点下，我做了一些小改变，她说开灯，我温柔地说好，妈妈抱一下就开。她说出去玩，我平静地说好的，妈妈唱着《大海》抱你出去玩。效果很神奇，其实她也不是真的要出去，她只是不知道怎么表达自己不会入睡、不想睡觉的烦躁情绪，你接受了她的情绪，让她在积极愉快的心情下陪着她一起入睡，她通常很快就睡着了。

小土注

宝宝已经超过1岁半，不建议再使用抱着来回走的方式哄睡，夜间醒来尽量避免抱起，先观察不干预，或原地安抚。过多安抚也可能成为入睡困难和夜醒的刺激源，这个分享中改善不彻底可能与此有关。妈妈最后提到的大龄儿的情绪问题，的确，如果宝宝从内心接受了改变，这件事情就没有那么难了。

楷楷妈妈的分享：奶精灵的故事，放飞的孔明灯

楷楷是个标准的低需求娃儿，很少哭，能吃能睡能折腾。白天由爷爷奶奶带，姥姥姥爷也带过，晚上我自己带，也从小拒绝喝配方奶，到 2 岁多加鲜奶之前，一直是纯母乳喂养。辅食加得也比较顺利，不过他肠胃一直不太好，很容易腹泻。

楷楷 25 个月，我开始给他加鲜奶，并不时讲讲奶精灵的故事。

之前，我就经常给他讲，他原来在妈妈肚子里是什么样的，后来怎么出生的，成长中的各种细节，他听得津津有味。现在把奶精灵渗入其中，比如我说，他出生时，奶精灵在天上飘着呢，看到楷楷来啦，就飞下来，到妈妈这儿，妈妈就有奶啦，诸如此类。

然后告诉他，现在他长大了，奶精灵要去照顾更小的小孩儿了，所以每天不会来那么多次了。树叶变黄的秋天，奶精灵就会完全告别，不过，奶精灵仍然会想念你的。他最初听到这个，非常难过地哼唧了好一会儿。我一直都是抱着他轻轻说：“我知道啦，楷楷很难过，我知道啦，你不舍得奶精灵走。”每天讲每天讲，次数多了，他渐渐接受了这个事实，半个月下来，偶尔，他爸爸能用手机里录的我的呼噜声哄睡他。他跟着别人，总是很容易在中午睡着，而跟着我，总是各种哼唧哭闹，非要吃奶不可。

到 26 个月时，他已经完全接受鲜奶，并能由我自己哄睡着了，中午、

晚上都没吃母乳，自己抱着安抚物睡着。

后面的半个月中，他越来越能正视“奶精灵一天只能来 1~2 次”的事，情绪平静地表示难过。我想，他是把难过和失落放在了心里，于是那一阵，晚上的夜奶次数有所上升。有时候，他要吃很久。我开始时很拧巴，就是不想让他吃。后来确实感觉到自己的存货有限，他就是吃一个安慰，就随他去了。慢慢地，他也感觉到吃不着什么了，半个月后，半夜醒来时，他终于在听我说“奶精灵已经飞走了，没有奶了”之后，比较听劝地继续拍拍睡了。他偶尔也会闹着要吃，我们俩就一起呼唤奶精灵，然后给他吃 1 次。

27 个月，我开始跟他商量如何跟奶精灵告别，最终他确定用孔明灯。

28 个月时，我指着买来的孔明灯，告诉他奶精灵要坐这个飞到天上去，他平静地听完，看着孔明灯，没说什么。

我又跟他商量：“今晚放飞孔明灯，送走奶精灵，行吗？”他想了想，干脆地说：“行！”微雨的傍晚，我在床上认真地把送给奶精灵的话写在孔明灯上，他一边拿着彩笔在上面乱画，一边叨叨：“奶精灵！奶精灵！”我问他要跟奶精灵说什么，他说：“奶精灵，再见！”到楼下放飞孔明灯，看它越飞越远，他要追，我抱着他说：“奶精灵已经走啦，今晚楷楷如果醒来要吃奶，妈妈会说奶精灵走啦，没有奶了，楷楷就继续睡觉，不吃奶了。”

我们在黑暗里走着，他忽然一字一顿地说：“奶精灵，再见！”

那天晚上，我自己带着他，他半夜醒来，要吃。我说：“你忘啦？奶精灵不是坐孔明灯飞走了吗？你还说再见来着。”他很快平静下来，拍拍，继续睡了。

后来就这样了，他没过两天就完全适应了断奶的生活，没有哭闹，没有抓着我不放。因为他知道，我一直在身边。

现在回头看，我的经验就是，先打算好怎么做，心中有计划，但要慢慢来。给孩子一个心理缓冲的过程。断奶时最好能有一个类似仪式的过程，前面可以用长长的时间跟孩子商讨细节，让他慢慢接受。开始断奶了，也要让孩子感觉到，虽然没有奶吃了，可是妈妈一直在陪着自己，不会走开。

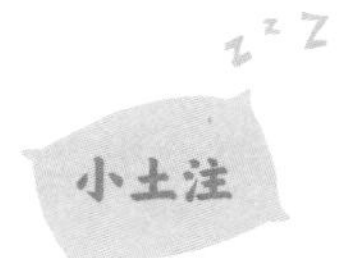

虽然理智上我认为2岁多戒断夜奶偏晚，但这则分享一度让我看得掉眼泪，想到宝宝吃完奶看着我笑的场景。额外的点评也多余了，希望妈妈们能从其中体会到耐心和用心。

提啦妈妈的分享：从温馨的睡眠仪式说起

提啦2岁半，这几天忽然变得超级“天使”。每天早上7点半起来，说“妈妈我要起床了”。我说好，她就一个人抱着小兔子，下床开门，出去后给我们关好门。有两次五六点说要起来了，我说太早了你还得睡，她就继续倒头睡。早饭后主动背上书包急着去幼儿园，一切好像就是从入睡顺利了开始的。

之前的情况。入睡总被拖延，我越来越无奈地催促她：“哎呀，你不是喝过水了吗？”“尿出来了吗？你还要尿多久？”“快看看时间，已经8点半了！”“我都困死了，你还没好吗？！”和《睡觉去，小怪物》绘本中的情节如出一辙。

我感觉到自己和提啦的“连接”断裂，变成一种对立。我想的是：快点睡吧，我太困了，能不能体谅下我？她想的可能是：我不喜欢睡觉，不喜欢关灯，我不喜欢妈妈对我这样，一到睡觉时间妈妈就对我这样。

你说你的，她做她的。最后被我强制关灯，强制抱住不能下床，尖声号哭，死命挣扎，撕心裂肺，哭累了睡着。我利用了身体优势，她觉得不公平却无法抗衡。

这种感受让我自责而心疼，这是我最不想做的事情，却连着几天都这样。

“最重要的是让孩子感受到睡觉是愉快的事情”，脑海中的这句话提醒我，目前进入了一个很差的循环。

这两天，我做了一些改变。白天，我尽量补眠，让自己在饭后不那么困，可以有精力更积极地处理并完成一个温馨的睡前过程。试着对她所做的事情表示理解和支持，而不再站在她的对立面。变被动为主动地在每一步之前与她确认下一步。

“提啦，等会儿洗好澡后，你可以拿三本小书上床。讲完书以后，你来关灯，好吗？”

“这是最后一本书了，看完后是你来关灯对吗？”

“我知道了，你还想再看会儿月亮。那你就拉开窗帘看会儿吧。等你看完了，自己把窗帘拉起来，好吗？记得跟月亮说晚安。”

“不能喝牛奶了哟。但是如果你实在觉得渴，我帮你倒点水吧。”

“你太想喝牛奶了，但是又因为咳嗽不能睡前喝（之前吐过），怎么办呢？这样，我们一起祈祷咳嗽快点儿好吧。我教你念个咒语怎么样？”

“我还可以给你讲一个奶牛的故事！”

“哎呀，变黑了！你看不见了？哈，我也看不见了。我们来变个魔术吧。你从 1 数到 10，现在看到我的手了吗？ 你再数到 10，看到顶上的灯了吗？哇，你的眼睛好厉害，黑暗中都能看得到东西。”

“睡不着？那我们聊天吧。我跟你说说今天你去幼儿园后，妈妈做了些什么，你想听吗？”

…………

我发现，不再将“在几点前睡着”作为目标，不再想着“你怎么这么能拖延”，而是去理解她，并且相信她可以很配合以后，而她真的变得合作多了，不再像之前那样抗拒关灯和睡觉。她会主动关灯，主动看一会儿月亮就拉上窗帘，能躺在床上不走来走去，能愉快地睡着，而且睡得更早。

我从中感悟出对“叛逆期”孩子的态度和做法。这个时期的孩子，自主意识迸发，什么都想自己做主。那种很强的，不容忽视的小自尊心，很可爱，值得我们尊重和保护。他们还是很可爱而单纯的孩子，摸准了窍门以后，是很容易相处的。譬如对于提啦，我就发现，只要不直接说不，她就很容易说好，并且乐意接受你所加的条件。

临睡前忽然在床边看到一颗糖，我曾经试过坚持说不行，然后“天崩地裂”，她半夜还做噩梦哭醒。后来，我针对这个时期的特殊情况，改了策略。“按规定睡前不可以吃东西的，但是你肚子饿了，我们就破例一次吧。但是有两个要求：第一， 这是特殊情况，以后不可以；第二，吃完之后要刷牙！” 提啦连忙答应了，吃完以后自己很主动地跑去刷牙。在这个尝试里，我一下子对我之前所迷惑的“规则和弹性”有了顿悟！

我感悟到的还有“信念”。 我想起一句话，“孩子都是天生愿意合作的”。如果她不停地与大人对抗，一定是中间什么环节出现了问题。当我相信她明理而懂得合作时，心态和做法会完全不同。当我这么想的时候，我自己也很愉快，我们的相处也越发正面。

小土注

收录时，我保留了这篇分享中很多具体的对话，希望细节给妈妈们更直接的启发。随着年龄的增长，睡眠更像是亲子相处的一个缩影。家长一厢情愿地认为“我说了你就得听”只会在现实中碰壁，两败俱伤，多考虑“如何说孩子才会听”才能有真正健康的亲子关系。不是要么控制，要么放任，不是东风压倒西风，有时候需要先改变我们自己，才能最终双赢。

睡眠感受回顾

细心的你也许发现，9 个月之后的两章内容比之前少了，是的，因为这时期问题少了。

身处问题中时，难免有“只缘身在此山中”之感，问题过去后，从过来人的角度看，又可能“别有一番滋味在心头”。这里就一起来看看过来人怎么说的，这个针对 16 个月以上宝宝的“家长投票”共有 159 位家长参与。

关于“睡眠变好的转折点”，认为发生在“10~15 个月期间”的人数是认为发生于其他月龄人数的几倍。从原因上看，大部分人也将选票投给了“戒奶睡后”“自主入睡后”“心态放松后”。

关于“觉得之前的睡眠问题主要是什么引起的？（多选）”的调查结果虽是个感受的汇总，不能完全等同于事实，但仍可以初见端倪。

排在第一位的是依赖抱睡、奶睡。

排在第二位的是说不清什么原因。对此，我略感吃惊，一方面说明了睡眠问题的复杂性，大脑发育不成熟，有些问题乃是正常的成长过程无法避免的，即便真有问题，有时排查出原因也并非易事；另一方面也体现了睡眠知识普及的重要性，如果家长连可能导致睡眠问题的原因都不知道，改善就更无从谈起。

其他的选项按占比高低依次是各种身体状况，作息不规律，对睡眠知识缺乏了解，运动量不足、玩耍质量不高，先天因素（遗传、性格等），有一定的代表性。

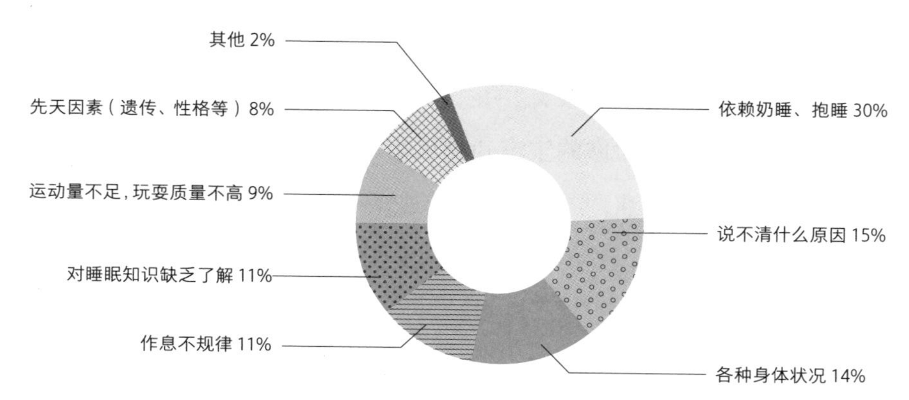

图 10-4　大月龄宝宝家长认为引发睡眠问题的主要原因

人生是条单行道，做了一种选择意味着放弃了另一种，不管你如何选择，可能都会想：也许那时那样就好了。也因为会关注我，会参与投票的家长多是宝宝仍有睡眠问题的人群，总之，认同需要进行睡眠引导的人占多数。

在“从现在的角度，对睡眠引导的看法（多选）”的调查中，我们发现，“了解一些睡眠知识有帮助”，相较于“觉得差别不大”更是有压倒性优势。当然，觉得“了解得多了反而焦虑了”的也有，我想这与受研究水平所限，网络、一些书籍中的信息过于繁杂，水平参差不齐，家长忙乱之下无法冷静梳理等原因有关。

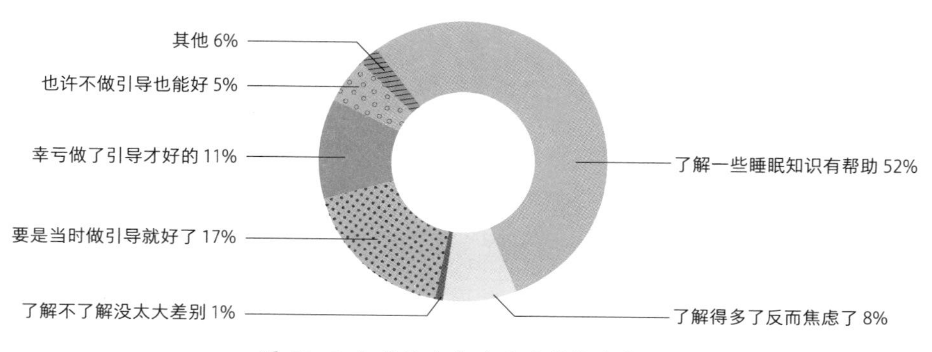

图 10-5　大月龄宝宝对睡眠引导的看法

至此，每个细分月龄的内容也讲完了，希望睡眠的烦恼已经离你远去，那些暗夜里的疲惫、苦涩都已成为微甜的记忆。

读到此处，如果这时你的宝宝尚且年幼，我想请你坚定信心，相信成长的力量。要知道，再难，再觉得熬不下去的日子，都一定会过去。

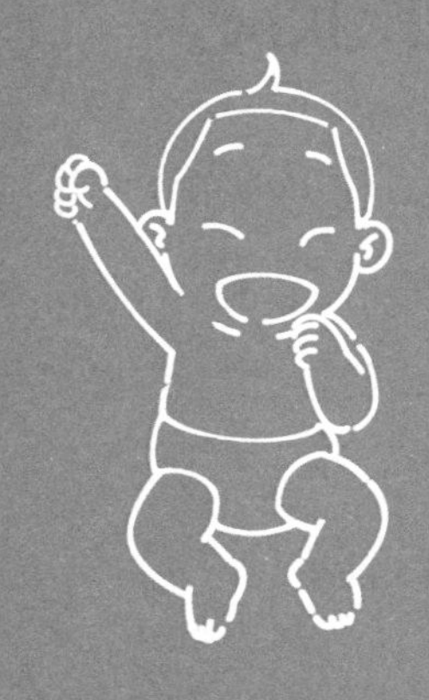

第十一章

—

特殊睡眠状况

前文讨论了和月龄直接相关的睡眠细节，本章讨论跨越年龄段存在的睡眠状况。

与特定时间点相关的睡眠状况

不同时段的睡眠特点不同，处理方式也有所不同，这里对每个特殊的时间点出现的睡眠状况做专门的分析，包括：早醒、入睡晚、并觉、倒时差、昼夜颠倒、睡后半小时大哭、傍晚哭闹、半夜起来玩等等。

鸡未叫，娃先醒——早醒难题

1. 早醒的原因

婴儿通常起得比大人早，有“宝宝是追着太阳跑的”这样的说法，希望他们睡到早上 9~10 点不现实。一般 10~12 小时的夜间睡眠之后，7 点左右起床会比较好，6 点没到就起床，才被称为早醒。

问：5 月份了，宝宝以前冬天能睡到 7 点，现在 5 点就醒来，怎么回事？

答：早醒问题在夏季到来时尤为突出。以上海为例，1 月份时，傍晚 5 点 15 日落，早晨 7 点日出，夜长 14 小时；7 月份时，傍晚 7 点日落，早晨 5 点日出，夜长 10 小时。两者相差有 4 小时之多，而生物钟靠日光来校准，宝宝夏天夜里睡得短，冬天睡得长就有这个原因。

除此之外，早醒的原因一般还有：家长不知道宝宝早醒后还能继续睡，宝宝白天睡眠量少，晚间入睡前醒太久， 晚间入睡时间太晚，夜奶过多，宝宝睡眠能力不强，胃肠蠕动活跃、胀气，等等。

2. 早醒的解决方案

① 简单地排除一些环境的原因

检查房间早晨的光线是否过亮，除窗帘外还需配备遮光帘。注意早晨是否有特殊噪声。还有少数妈妈在实践中发现，晚上入睡的时候不拉窗帘，借自然光，宝宝能适应在稍亮一点儿的环境里入睡，到早上天亮醒来时，拉上窗帘，告诉宝宝现在还是夜里，没到起床时间，也能改善早醒。

② 调整自己和孩子的预期

夜间入睡的条件和时间优于早上。比如，宝宝晚间翻身个半小时入睡，一般家长都能接受，但如果早晨翻来覆去半小时，多半就直接安排起床了。就像成人醒来看手表，如果已经 8 点，就会起床，但若是有一天，手表坏了，实际才 6 点但显示 8 点，我们多半也会起床，几点起和心理预期很有关系。

所以，宝宝早醒，家长应先看一下大致的时间，如果才 5 点多，宝宝可能会需要继续睡。

当宝宝咿咿呀呀自言自语时，家长可以装睡，不要立即去打扰，偶尔宝宝坐起来无法躺下或者翻不过去身的时候出手帮助一下，可能过十几分钟后他就能自行睡去。

宝宝没睡够哭醒了。因为晨醒难哄，还可以抱哄或者喂晨奶，或者观察他是否哭过后能自行再次入睡。

③ 整体调整入睡时间

以 1 小时（甚至更长）为单位，提前或推后入睡时间，看看早晨醒的时间有无变化。如果没有相对固定的入睡时间，那要做全面的调整。

④ 按摩腹部、调理饮食

宝宝出生后的头几个月，早醒常会胀气、排便等，从而导致无法继续睡。

⑤ 尝试晨奶

宝宝一口气睡了 9~10 小时后，醒来很难继续睡时，可以尝试晨奶，但晨奶可能使宝宝在半夜醒来后也要喝奶，这种办法得视宝宝的敏感程度酌情使用。

⑥ 唤醒去睡

用来在夜醒并不多的情况下，推后醒来的时间，操作见第二章。

⑦ 增强睡眠能力

宝宝夜醒不频繁，早晨一般也更安稳。而如果宝宝夜里每 1~2 小时就要喝一次夜奶，则往往伴随着早醒的问题。尝试减少夜奶次数，将最有力的安抚留给最难对付的早醒。宝宝的入睡能力增强也会帮助他们度过本身就比较易醒、难接觉的清晨极浅眠阶段。

3. 以上这些方式都无效怎么办？

还可以亡羊补牢，宝宝早醒之后，哄不睡就放弃哄睡，玩 0.5~1 小时（最好不出房间），留意困的信号，及时睡回笼觉。回笼觉区别于早觉，一般比较短，也不用接觉。

例如，如果宝宝 5 点醒了，咿咿呀呀、排便、换洗之后，一家人躺着。5 点半后，宝宝出现了烦躁情绪，这时候妈妈抱宝宝喝奶，等迷糊的时候，让宝宝睡 45 分钟左右的回笼觉，7 点左右起床，这样也是可行的。

4. 一个更常见却被忽视的情况

家长睡太晚，早晨被吵醒，好梦被搅，觉得特别痛苦，很难冷静处理。故而家长早睡也很重要。

总而言之，早醒问题不是独立的，可能是宝宝正常的生物钟在起作用，也可能是整体作息紊乱的一种表现，如果局部调整无效则需综合调整。

晚上入睡晚

虽然孩子和家长的互动很重要，但如果让宝宝拖着疲惫的身体和大人玩，影响亲子互动的质量不说，还会影响宝宝的发育。不少小宝宝因为家长睡得晚，也跟着到10点、11点才入睡，这实在太晚了！尤其是白天小睡短、下午觉很早结束的宝宝，如果晚上再睡得晚，其实已经累惨了。

入睡晚的危害包括以下几项。

- 会影响早晨的正常起床时间，造成全天作息混乱。
- 入睡晚也是很多孩子入睡困难、夜醒频繁的原因之一。
- 我观察的案例中，7~9点入睡的宝宝常常都5点多醒，也就是说早睡未必早起，晚睡反而可能早起，入睡晚缩减了夜间睡眠时间。

故而早睡很重要，不单宝宝要早睡，家长也最好早睡，同步和充足的睡眠能改善夜间照顾宝宝时的精神状态，减少疲惫。这点在本书中强调了很多次。

问：小区里面没有睡这么早的呀，六七点睡会不会太早了？

答：“存在的”并非“都合理”。不少人觉得晚上7点睡太早了，而6点之前就睡，更是挑战传统观念。其实这是成人和婴儿睡眠特点、需求不同导致的差异。如果宝宝没法晚睡晚起，那么只能早点儿睡，来避免睡眠量的损失。不过一般在宝宝1岁之后，入睡时间可以延至8~9点。

妈妈们的经历 宝宝6个月，调整作息，昨天傍晚5点半哄睡，居然没有夜惊和夜醒频繁，安睡到早晨6点。

问：已经明白了早睡重要，但怎样才能提前入睡时间呢？

答：很多孩子睡得晚，和家长没有意识到需要早睡有关。有早睡的意识已经成功了一半，还要注意这些。

- 要避免过度疲劳，不要错过睡眠时机，导致晚睡。
- 傍晚小觉不要长于45分钟，避免晚于5点才开始睡小觉，以免使夜晚入睡时间推迟。如果黄昏觉开始得很晚，可以醒后当作夜醒来安抚，直接当作夜觉。
- 如果入睡晚是因为起床晚导致的，类似调时差，要从提前起床时间入手。

妈妈们的经历 除了月子里，宝宝在4个月前，都要10~11点才能进入夜间睡眠模式。后来我每天观察睡眠信号，然后一点点地往前调整夜间入睡时间，花了大概一周时间，宝宝就可以8点入睡了。

妈妈们的经历 到要睡的时间，提前将客厅灯都调暗或关闭，让宝宝还在客厅玩一会儿，黑漆漆的客厅和温暖的房间对比，他反而主动进屋了。

问：下班太晚，实在没办法那么早就安排宝宝睡觉，很焦虑，怎么办？

答：实在做不到，也不必因要早睡太过焦虑，晚睡晚起的情况确实也有。生长激素分泌并不按照时钟，只要夜觉总长差不多，9点睡9点起和7点睡7点起差别没有那么大。每个家庭都不一样，一切取决于你和你的宝宝。

小睡的4个转折点

并觉是指婴儿随着醒睡间隔的增加，白天小睡数量减少，也就是某个特定的小睡消失。

主要包括这四种情况：

- *4觉向3觉转变——3~4个月——上午小觉减少为一个。*
- *3觉向2觉转变——6~9个月——傍晚小觉消失。*
- *2觉向1觉转变——13~18个月——上午觉消失。*
- *1觉向0觉转变——3岁左右——午觉消失。*

以上几种并觉的时机不同，但原理、方式都有共通之处，可以相互借鉴。具体时期并觉的处理和应对，详见前面各月龄睡眠问题部分，此处不再展开说明。

黄昏觉哭闹——黄昏闹

“黄昏闹”之说一直都流传在妈妈中间，过度疲劳导致傍晚入睡困难，是其中一个很重要的原因。

白天数个小睡都很短（30分钟一觉），累积了一天的疲劳在傍晚爆发，宝宝往往会出现严重哭闹，继而崩溃入睡，之后一睡数小时，又导致晚间睡眠开始得特别晚。

要减少这种现象，需从源头上避免白天过度疲劳，小月龄宝宝需要睡黄昏觉，但别太晚太长，或者直接当作夜觉来睡。黄昏觉的内容还可以参考之前提到的“黄昏觉消失”。

睡后半小时大哭

妈妈们的经历 *宝宝快1岁，有一阵睡后45分钟老醒。一天我突发奇想，盯着看了一回，接近45分钟时，他仍然一动未动，虽然知道必定逃不了醒，但又不觉得他会醒，过了不一会儿，突然间，他手抽动了一下，哭声随后爆发。*

很多人有过类似的体验，宝宝晚上睡着后半小时（或45分钟）突然大哭，难哄。下面这张表就针对此现象汇总了原因和对策。

表 11-1 睡后半小时大哭的原因和对策解析

原因	对策
睡前醒的时间过长或过短	尝试提前或推后入睡时间
睡眠不成熟，易醒	如果宝宝哭几声就睡过去了，无须过度干预，但如果宝宝容易彻底醒来 1~2 小时才睡，最好能够及时响应，避免夜觉不连续；随着成长，这种状况也可能自行好转
小睡向夜间过渡时的不适应	通过睡眠仪式的差别，帮宝宝将夜觉和小睡区分开。夜间入睡是和一天的美好时光告别，相应的入睡过程也比白天小睡长，睡前仪式要充分，避免太过匆忙。让宝宝知道，如果中间醒来还应该继续睡，而不是起床
白天的情绪问题	入睡前增加陪伴时间、提升陪伴质量，不让宝宝怀着心事入睡
睡前进食可能比白天更频繁、量更大，没有饱腹感也易醒	尝试再喂一点儿奶
还没睡熟，因有声音、家长离开而醒来	可尝试晚上入睡后守在宝宝身旁等过了易醒的时间再离开，这期间可以轻轻抚摸宝宝的身体 7~8 分钟

半夜起来玩

妈妈们的经历 *宝宝 4 个月了，半夜起来吃奶后不肯睡，凌晨 2 点，醒来就冲你笑，玩 1~2 小时。*

宝宝夜里醒来，突然开始玩，不管喂奶还是抱哄都无法再入睡。这种现象各个年龄都可能出现，凌晨 1~4 点为高发时段，以 4~6 个月较为常见，出远门、旅行后尤为突出。宝宝成长过程中总难免出现几次这种状况。

1. 宝宝为什么会半夜起来玩

① 白天睡太多或运动量不够

小睡一口气睡3小时，黄昏觉过长过晚；正在学习某项大运动，却没有充足的练习时间。这些都有可能导致宝宝夜间醒来不睡。

对策：白天给足学习的时间、空间，增加白天的运动量，多给宝宝一些自由活动时间，减少一直被抱着逗乐的被动玩耍时间。

妈妈们的经历 *宝宝5个月的时候经常半夜起来玩1小时，后来发现原因是白天睡推车里，经常一觉睡2~3小时，一天还睡2~3觉，所以夜里起来玩。后来减少了白天的睡眠量，不再一觉连续睡3小时以上，就好转了。*

② 换地方兴奋

成年人换地方、遇到重大事情，夜里可能会辗转反侧，婴儿自我控制能力更弱，在换地方时，睡眠更容易受影响。

对策：保持生活环境相对稳定，避免过度的刺激是根本。

妈妈们的经历 *宝宝4个月大，回姥姥家时，1个月有十来天，每天1~3点醒来2个小时。*

③ 夜间互动，刺激过多

想象一下自己半夜迷迷糊糊醒来，本来翻个身就准备接着睡了，此时老公来一句：“亲爱的，我订了个马尔代夫十日游，下周咱就出发！”你会不会一下子就醒了？大千世界对婴儿的吸引也是如此，一道晨光、一个对视，很容易让他兴奋起来。

对策：睡眠期间的互动要低调、单调，最好装睡不干预。半夜不要配合他玩。即使哄不睡，也可以隔几分钟温柔坚定地提醒一下，这是半夜，不是白天，要接着睡觉。

2. 建议应对方式

有时，半夜玩并没有显著原因，处理方式上可以根据情况而定。

① 偶然夜醒后不哭不闹开始玩

哄不哄差别不大，再次入睡需0.5~2小时不等。在确保安全的前提下，大人装睡，不干预、不互动或等闹了再哄。也有按住不让玩，宝宝哭一会儿后就能继续睡的情况。

② 连续好几天夜里起来玩

可尝试早上叫醒、晚睡、早睡，打乱睡眠节奏，比如提前或推后入睡时间1~2小时，规律一乱，宝宝就不容易爬起来玩了。除增加至少1小时的活动时间，减少白天睡眠量等常规方法外，还可以确定宝宝每晚起来玩的时间范围，在此前半小时尝试唤醒去睡。

③ 长期半夜醒，玩很久

需要对整个白天的睡眠、活动量、入睡方式，进行综合调整。

昼夜颠倒

昼夜颠倒一般在小月龄宝宝身上发生。说起昼夜颠倒，要提到光线对睡眠的影响。

2004年，欧洲睡眠研究会的研究指出，晚上睡得好的孩子，通常在白天接受了更多的日光照射。可见日光可以帮助婴儿建立起内在节律和生物钟。

日光不单叫醒我们，也帮助我们在晚上睡得更好，有节律的光线照射，对褪黑素等睡眠相关激素的分泌有调节作用。在充足的日照下，人体肾上腺素、甲状腺素分泌水平会有所提升，这将有助于改善情绪低落、抑郁。不少人一到冬天和阴雨天气就会失眠、烦躁，这和日光照射时间减少有关。

除此之外，日光还可以促进体内维生素 D 的合成，提高钙的吸收率。所以我建议宝宝每天至少有 0.5~1 小时的户外活动（阳光强烈时避免直晒）。

光线的影响还体现在手机等非自然光源上，不少妈妈反映，如果宝宝睡着时，家长在旁看手机，宝宝就睡不安稳，关掉手机后宝宝才能睡安稳。

特殊时期的睡眠问题

成长不是一帆风顺的，会有曲折，有低谷，这里聊聊各种特殊时期的睡眠波动，希望能帮到大家。

生病期间的睡眠

生病期间，宝宝比较脆弱，睡眠会受到干扰，需要细心照顾。对睡眠影响最大的症状和疾病有：发热、拉肚子、咳嗽、鼻塞、中耳炎等。其中鼻塞和咳嗽尤其常见。

当鼻塞影响睡眠时，可以按摩鼻子、热敷等方式缓解。

我家老大就有鼻炎，鼻子容易不通气，遇上感冒等情况，鼻塞或多或少会加重，现在回头看看，孩子还小的时候，父母多少都会把焦虑放大。那时候，每次带他去医院，医生一般会嘱咐我们日常注意给宝宝清理鼻腔，减少灰尘、油烟等的刺激，避免空气过于干燥。现在孩子都大了，我们经验也更丰富了。

夜间咳嗽也容易影响睡眠，可以尝试将上半身垫高，用净化器、除螨机保持室内清洁，减少尘螨等外界刺激，但有时无法完全避免夜间咳嗽，睡眠受影响较大，父母要及时带宝宝去诊治。

宝宝生病期间比平时睡得少或者多都有可能，多给一些安抚是正常的，但不要过度。为了让宝宝多睡一会儿而用尽各种方式硬哄，未必有好效果，甚至可能导致病好后，睡眠状况恶化 。

出牙和睡眠

1. 出牙会睡不好吗？

妈妈们的经历 宝宝7个月，最近晚上睡觉都闭着眼睛起来哭闹，怎么哄都不睡，得抱起来走才止哭，一个晚上反复这样哭闹3次左右。他明明很困了，就是不睡，平常都可自行入睡的，后来发现是长牙了烦躁。

在我接触到的妈妈中，大部分的人能明显感觉宝宝在出牙期间的不适。一般是先发现睡眠状况莫名恶化，待到小牙萌出，才恍然大悟，怪不得前几天那么闹。出牙并非只能后知后觉，还有一些能被观察到的迹象：更爱啃咬东西，口水增多，牙龈红肿、鼓包等。

2. 牙齿萌出的时间节点

右图显示了出牙的位置和大致的顺序。第一颗切牙的萌出通常在6个月左右，少部分早的在4个月左右。第一颗磨牙的萌出，在13个月左右。第一次出牙及出磨牙会对睡眠影响较大。

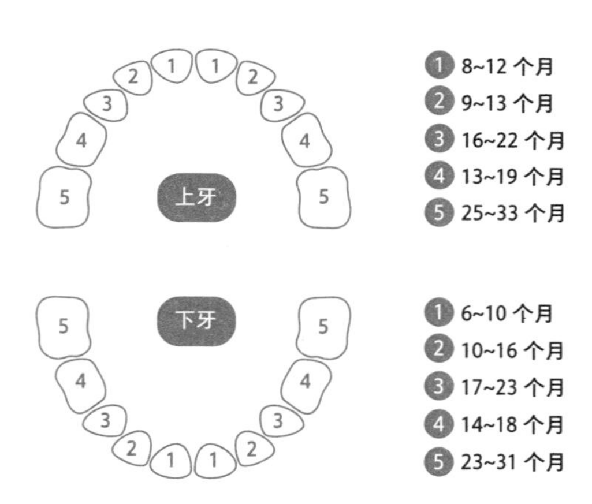

图 11-1 宝宝乳牙萌出顺序图

3. 如何缓解出牙期不适？

出牙期间，宝宝会不舒服，格外焦躁，需要父母更多的体谅和照顾。缓解疼痛的安全方式为使用冷藏的牙胶、磨牙棒、按摩牙龈等。

出牙期，夜间不要过度依赖喂奶来安抚，如果除了喂奶没有其他办法安抚，长牙结束后也要注意及时调整。

4. 夜奶与牙齿

宝宝长一口洁白的好牙是妈妈们的心愿，母乳亲喂、配方奶瓶喂、夜奶、奶睡和蛀牙的关联，也成为很多人关注的重点。

睡眠时，口腔分泌唾液减少，细菌有了滋生的温床。母乳本身不导致蛀牙，但口腔中残留有没刷干净的辅食，和奶混在一起，还是可能导致蛀牙。

配方奶喂养，尤其是常含着奶瓶入睡的宝宝，患蛀牙风险较高。正因如此，一些牙医建议，早在出牙时，最晚到磨牙萌出后，也应该考虑断夜奶了。

5. 磨牙

入睡后，大脑的一小部分仍然兴奋，发出信号让咀嚼肌工作，就会出现上下牙无意识地磨动，发出声响。这种磨动没有食物的缓冲，会对牙齿造成损害，还有一些其他的负面影响。

磨牙的原因尚不明确，一般认为可能和白天过于兴奋、紧张、精神焦虑以及消化功能异常、肠道寄生虫、佝偻病等有关系。

问：如果宝宝有磨牙现象，要紧吗？该怎么办？

答：儿科专家张思莱在《张思莱育儿微访谈（健康分册）》一书中给出了答案。“孩子偶尔发生一两次磨牙不会影响健康，家长不用过于担心，也不需要处理。但如果孩子天天晚上都出现磨牙现象，应对原因进行防治：晚餐不要吃得太饱，晚饭后不要再吃零食或者只吃少量的零食，并记住及时清洁牙齿。避免孩子出现紧张焦虑等情绪或者白天玩得过于兴奋。口腔问题请牙医及时诊断治疗。改善孩子的营养状况，纠正内分泌紊乱，对于因变态反应引起的磨牙应该去医院找出变应原，避免引起更大的问题。确有寄生虫的孩子需要在医生指导下进行驱虫治疗，但是不能盲目认为驱虫治疗就可以止住磨牙。”

打疫苗后的睡眠扰动

妈妈们的经历 宝宝前天口服脊髓灰质炎疫苗，打百白破，这两天就入睡难，必须要抱，爱哭闹。白天要么睡不实总醒，要么睡实了一觉睡5个小时不愿起来。以前晚上就一顿夜奶，这两天大晚上不睡觉，瞪大了眼睛磨蹭，看着又可怜，又让人心疼。

打疫苗是每个宝宝都逃不掉的事，每个人的疫苗反应程度不同。在妈妈们的反馈中，五联疫苗第一针、乙肝疫苗、卡介苗、脊髓灰质炎疫苗和流脑疫苗通常反应大一些。

疫苗对睡眠造成的影响具体表现为：难哄、闹觉、白天嗜睡、夜醒频繁、夜惊、出汗、发热。有的宝宝甚至在打疫苗后连续折腾好几个晚上。

如果遇到打疫苗之后睡眠恶化，不要慌张，耐心等待时间过去。

此外，一些家长担心宝宝打针时哭闹，会趁着睡着的时候扎针，这样并不合适。最好能够在宝宝醒着的时候打针，因为睡眠中一旦被打针惊醒，宝宝可能受到更严重的惊吓，得不偿失。

睡眠倒退期

婴儿期的睡眠状况，并非一直保持渐入佳境的状态，而是存在着倒退期。最显著的睡眠倒退期发生在4个月左右。此外由于站立、学走、分离焦虑等因素，在9个月、11个月、1岁半左右也存在睡眠倒退期。

下面的图表，是从针对数千位不同月龄宝宝的家长的调研结果中整理的。

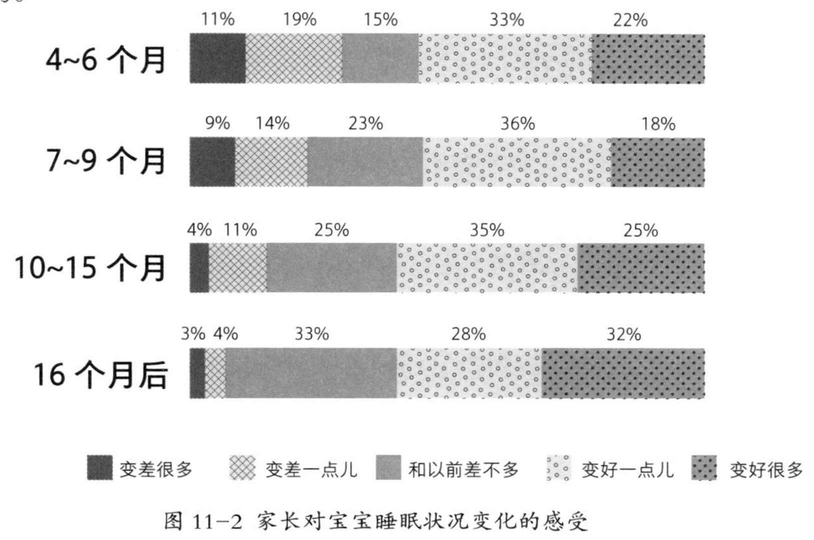

图 11-2　家长对宝宝睡眠状况变化的感受

从左至右是家长对睡眠状况变化的感受，对比的是当前和之前的阶段。感受分为 5 类：变差很多、变差一点儿、和以前差不多、变好一点儿、变好很多。每一行代表一个阶段的家长群，从投票的结果看，几乎每一个阶段，都有一定比例的人感受到了睡眠倒退，好消息是随着年龄的增长，变差很多的比例显著递减。

猛长期

婴儿的成长和需求是非线性的，如果一段时期内，婴儿所需要的养分比较多，他就通过频繁吮吸来刺激母亲分泌更多的乳汁。

处于猛长期的婴儿，体重、身高、头围都会比日常有更快的增长，时间点大约是：2 周、3 周、6 周、3 个月、6 个月左右，一般只持续几天。在此期间，宝宝会比平时容易饿。因为需要在睡眠中成长，可能睡得更多；

也可能因为食量增加，而醒得更多，睡得更少。

注意观察，及时调整白天和夜间的喂养量，一般几天后会达到新的平衡。

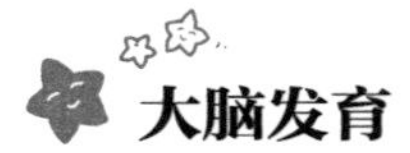

大脑发育

妈妈们的经历 宝宝这几天睡觉突然很难哄，白天基本45分钟就醒，拍拍睡了，过一会儿就又醒过来哼唧，要往复好多次才睡踏实。

孩子的大脑发育不是线性的。有时候我们会发现宝宝会比平时睡得困难、更容易烦躁、对家长陪伴的需求增加，而这段特殊时期过后，家长会发现宝宝掌握了新的本领，就像突然之间长大了。

大运动

大运动发展，主要涉及翻、爬、坐、站、走，对于睡眠的影响程度有轻有重。每个宝宝运动发展的进程不同，睡眠具体何时受大运动影响也不同。

这期间多陪伴、安抚宝宝，提供充分的学习机会，会有帮助，至于睡眠，暂时出现反复，甚至倒退不用太焦虑，这就是成长的代价。

多观察宝宝在不同阶段的技能发展情况，也许你能发现其中一些可能的关联，提供相应的辅助、游戏、陪伴，会帮助你度过那些难熬无助的时刻。

诸多运动发展阶段中，以翻身对睡眠的影响最大，其次是爬和坐。大运动期间，宝宝渴望更多的时间、空间来练习。这个阶段别过度依赖奶睡、抱睡，别期待宝宝睡得和平时一样多，耐心等待，宝宝的身体适应变化后，睡眠也会逐渐恢复。

节假日、换环境期间的睡眠

妈妈们的经历 宝宝1岁半，假期各种串门、聚会，中午作息不规律，所以今天中午，宝宝莫名兴奋，不睡，晚上6点多吃着晚饭犯困，吃完就倒头睡过去。人生第一次“边吃边睡”。

1. 节假日

节假日期间，很多孩子换了环境，家里人多，会比较兴奋，睡眠规律会暂时被打破，日常的长觉可能被转换为数个小觉。一些过度兴奋的宝宝，还会出现在餐椅中睡着的情况。这些是常见的现象，没有太多妙法。尽力减少外界影响的同时，也要调整心态，毕竟生活不可能是一成不变的。

很多妈妈都有过“谁吵我孩子睡觉，我跟谁拼命”的感受，这是句玩笑话，母爱正是如此执着又可爱，爱护孩子的同时，也别忘了放松心情，有时候，事情并没有我们想象的严重。

节假日中最为特殊的莫过于春节了。放鞭炮的人高兴，却让家长们担惊受怕。为了防止宝宝被鞭炮吓醒，睡觉时可以裹上襁褓，最好有人守着，如果宝宝被吓到要及时搂压、安抚。对于宝宝已经被惊吓到的情况，可尝试带宝宝看一次放鞭炮的过程，看看声音是如何产生的，知其所以然能帮助减少恐惧感。串门走亲戚时，还可以用上背巾、背带，借助推车、安全座椅让宝宝睡一会儿。

如果宝宝正处于陌生人焦虑期，尽量提前和亲朋打好招呼，告诉他们如果突然被陌生人抱，宝宝可能因此受到惊吓。

2. 倒时差

带婴儿长途旅行，会涉及倒时差。时区相差越大，越容易引起睡眠问题，需要几天的时间才能逐渐适应。下面提供一些可能帮助缓解影响的办法。

出发前的准备：宝宝长途旅行难免不适应，记得带上熟悉的玩偶、毛巾、玩具；自备一些宝宝爱吃的食品，如果提前预订，有些航空公司还会提供婴儿的辅食。

航班时间的选择：有些宝宝坐飞机时易哭闹，可选择晚班飞机，睡着的时间长，减少旅途哭闹。如果白天坐飞机，宝宝没有睡成，到了目的地时，宝宝反而能顺利就寝，更快适应当地时间。

起降时：通过喂奶或者喂水，引导宝宝做一些吞咽动作，缓解不适。

落地后的生活安排：日光是生物钟的校准器，到了新的地方，需要多接受当地的光照，尽量按当地的时间来安排作息，避免白天长时间昏睡。如果宝宝醒得太早，可适当推迟入睡时间；反之，如果宝宝睡懒觉，早上就需要早点儿叫醒，逐渐适应当地的时间。

妈妈们的经历 宝宝在第八个月、第十个月和第十一个月分别倒过三次中欧时差，去欧洲基本没反应。8个多月回国时反应较大，持续数日频繁夜醒，第二次回来则反应较小。我们尽量选择夜间航班，起飞前尽量不睡，起飞后进食即睡，落地后跟随当地作息，调节室内光照。从亚洲飞欧洲，很多航班是夜间航班，适合宝宝晚上睡觉，到达欧洲的时间是当地时间的凌晨（北京时间上午）。从到达欧洲后的第一天起，白天尽量按照平时的时间安排小睡，睡长了需要叫醒。晚上按照以往的时间睡觉。会遇到早上早醒的情况，没有关系，坚持同样的做法，慢慢会恢复正常。从欧洲飞亚洲，通常到达亚洲的时间是下午，需要推迟夜间入睡的时间至午夜，白天小睡依然要按照正常量控制，超过正常小睡总量需要叫醒。

比较有趣的是，有妈妈发现一些固定的睡眠习惯，比如45分钟必醒，早上 5 点必醒等，在一次打乱作息的旅行后反而好转了。塞翁失马，焉知非福，不破不立，有时波动也许会成为好转的契机。

情绪的影响

对于成人来说，除了身体状况，睡眠最大的困扰来自情绪。压力、烦躁就像是不知道挠哪里的痒，令人辗转难眠。婴儿睡眠也同样受情绪影响。

你可能要问："宝宝那么小，不用上班，不用辛苦挣钱，有吃有喝，哪里来的压力啊？"联系一些生活场景，就不难理解了：有腿不能站，有口不能言，想妈妈却见不着……对小宝宝来说，这些都是真实且无处不在的压力。

家长可以做这些尝试，帮助宝宝舒缓情绪。

- 睡前给宝宝按摩、放松身体，让活跃的思绪平复下来。
- 一起阅读绘本、做小游戏、聊聊白天发生的事情，让宝宝宣泄情绪，而非让他把情绪积压于内心。
- 对于更大一些的宝宝，可以引导他想象，幻想身处于轻松的环境，比如床像一艘船，或者枕头是汪洋大海中轻轻漂着的一艘船，想象像鸟儿一样飞翔在蓝天，月亮公公守护黑夜，星星是小精灵在眨眼……可参见小土安抚技。

妈妈上班，宝宝有分离焦虑

妈妈们的经历　宝宝 6 个半月，处在分离焦虑期，不管是白天还是晚上，睡着睡着会突然睁开眼，看我在不在，看见了就笑笑继续睡，没看见就哭！晚上黑灯瞎火的看不见，就得抓到我或者听到我的声音才能安睡。

婴幼儿的睡眠比成人想象的脆弱，重大的家庭变故、搬家、旅行、弟弟妹妹出生、父母离异、换看护人等，都可能造成夜里睡眠状况变差。

尤其妈妈返回工作岗位后，常发现宝宝夜里起得多了。换位思考，想想失恋时的烦躁、无助感，宝宝突然见不到日夜相伴的妈妈，其心情可想而知，并且他们情绪调节能力尚弱，更是雪上加霜。

所以，妈妈上班之前就要提前做好计划，让宝宝逐步适应新的喂养方式和看护人。在繁忙的工作之余尽力多陪伴孩子，尤其要注重睡前互动的质量。

夜醒增多时，耐心包容宝宝，从源头入手，在白天、晚间入睡前，舒缓宝宝的情绪，多用一些安抚方式，不要一味喂奶了事。

对睡眠的抵触情绪

妈妈们的经历 宝宝明明困得哈欠连天，狂揉眼睛也要拒绝哄睡，一说睡觉就打挺、哭，不哄睡马上笑，可是自己又不会睡，最后还是崩溃大哭；一抱进屋就哭，出来立马笑嘻嘻。

宝宝犯困时，情绪容忍度降低，脾气会比平时大，平常不会在意的小事都可能成为情绪的导火索。有时改变入睡方式比较突然，宝宝会受到惊吓，一进入房间就哭闹严重，甚至拒绝妈妈抱，这种时候千万别太拗着他。可尝试从以下几点入手改善这种现象。

第一，增加运动量，多做一些户外活动、游戏，让宝宝体力、脑力得到释放，进而降低入眠难度。

第二，把握易睡窗口，在过度疲劳之前安排睡眠，出现由困引起的轻微哭闹时，不要误认为不困，允许适当的情绪宣泄。

妈妈们的经历 我家宝宝之前严重闹觉，横抱、竖抱，在房间、在客厅都哭，困又不会自己睡，又哭，我就抱着在卧室让她哭，也不唱不拍了，就走走，跟她说话，她哭十来分钟也就累了停了，后来慢慢哭得少了。

宝宝情绪已经比较大时，不要硬拗着，先避谈睡觉，不着急完全熄灭灯光。采用分散注意力的办法，如讲故事、唱歌、玩安抚物等，来稳住情绪，此时重点是让宝宝能够在床上待住，不要让宝宝对待在床上特别反感，与此同时暗中观察宝宝的反应。

妈妈们的经历 宝宝曾经也有过横着抱、拍哄就开哭的经历。后来就换竖着抱，也不拍，就在有光线的屋子里溜达，让宝宝逐渐平静，他就不反抗。到了睡眠的时间，他就打起哈欠来了，再走会儿眼睛就睁不开了，在他迷糊的时候放床上，他自己翻个身找到合适的睡姿就睡着了。

宝宝情绪完全失控时可能抱都无法安抚宝宝了，尝试先带他离开房间，暂停入睡，等情绪好转后，再重新开始。

家有二孩的睡眠安排

我曾经看过一句话："一起成长的兄弟姐妹是父母给孩子最好的礼物之一。"随着近年来计划生育政策的调整，越来越多的家庭会拥有两个孩子。好的睡眠习惯和规律的生活，能帮助二孩家长保持足够的精力，陪伴孩子成长。

二孩更容易睡不好的原因

二孩的睡眠安排，尤其两个孩子年龄相差在 3 岁之内，会比较难，难点在：

- 家里人手不够，两个孩子作息冲突，顾此失彼。
- 老二出生后，父母对老大的陪伴减少，引起老大的情绪问题，进而影响老大的睡眠。

在实际案例中，有个2岁宝宝，已经断夜奶睡整觉好几个月了，但由于弟弟的出生，又开始喝夜奶。正因为有这样的现象，人们常说夜奶也是孩子情绪的窗口。

妈妈们的经历 老大1岁半时，我生下老二，老二现在刚刚12天。老大和老二抢奶吃，故意捣乱吸引注意力，老大原来一夜安睡，现在夜里有时会哭醒或者醒来找奶吃。还有，他发现我这里有奶了，原先很爱喝的牛奶也不怎么喝，有时饭也不好好吃。

能做的改善

在老二出生前几个月提前做好老大的思想工作，给新生儿购买小床等物品时，都可以让老大参与挑选，让他觉得自己是这件事情的一分子，也期待新生儿的到来，做好心理准备。

在老二出生后，可以通过下面这些方法减少对老大的影响。

- 要多让老大参与到老二的照顾中，帮忙递尿片，老二哭时帮着叫妈妈，这都是幼儿能够胜任的事情。
- 列出老大和老二的作息规律，并根据避免冲突的原则，穿插安排老大和老二的日常生活。
- 多给老大安排一些户外活动，去公园或商场和小伙伴们玩。
- 最好有专门的人照顾老大的生活，尤其是妈妈照顾新生儿分身乏术时。
- 父母每天分一些专属的时间给老大，让他觉得弟弟妹妹并没有“抢走”父母的爱。
- 养育两个孩子很辛苦，家长也要找时间让自己放松，给孩子高质量的陪伴。

下面是一个二胎妈妈的分享。除此之外，在第十章中，也分享了老二的到来造成老大睡眠扰动的案例，并给出了一个可行的解决办法。

嘟哥恬妹妈妈的分享：二宝的睡眠摸索实录

刚生二宝时，哄睡变成难题，为此我让孩子爸爸陪着大的，我陪着小的睡，结果哥哥说梦话都在叫妈妈，让我很心疼。于是，允许他挨着我睡，但约法三章：要等妹妹睡着后进来；进来后只能小声说话；如果把妹妹吵醒了，就得挨爸爸睡。

四口人睡在了一间屋子里。事实上，妹妹哭没有影响哥哥的睡眠，而妹妹在深睡眠中，也不易被哥哥打扰，晚上睡觉的问题就算解决了。

但哄睡问题来了，每次我哄妹妹睡觉，哥哥就在外面哭。掌握了妹妹的睡眠习惯后，我邀请哥哥进来帮我一起哄，哥哥变得更好商量，妹妹也慢慢适应了有哥哥吵闹声的生活。

我的心得是找准两个宝贝的睡眠习惯；放平心态，相信两个宝贝都会适应这样的生活；如果二宝因为大宝的吵闹无法入睡，不要太焦虑，等一下再哄，要知道两个孩子就是这样的。

带两个宝宝肯定比带一个宝宝要累，家长切记调整好心态。大宝因二宝情绪不佳时别怪他，因为“生二宝是父母的选择，不是大宝的错”。

双胞胎的睡眠安排

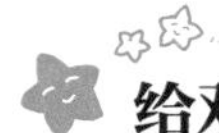

给双胞胎家庭的睡眠建议

双胞胎的养育相比二孩更是艰辛。一般建议：

- 增加人手，以免妈妈过度疲劳。
- 两个宝宝最好能够分开睡，减少相互干扰。
- 让两个宝宝作息上保持相对同步，便于照料。

精力有限就更要重视规律作息、睡眠习惯的培养。早日帮宝宝实现自主入睡，对于减轻家庭负担很关键。这里也分享一则案例。

末末和末末妈的分享：双胞胎宝宝睡眠摸索实录

还有 10 天未未和末末就 7 个月了，她们是纯母乳喂养，6 个月开始加辅食。平时我们一家四口横躺在床上睡觉，我睡中间，孩子一边一个。

月子里她们基本是“天使宝宝”，吃饱了就睡，夜里醒了就吃，吃完了自己倒头就睡觉了。出了月子，有几个晚上睡到 5 个小时才吃奶，那时候不懂，怕她们饿，居然从睡到 3 小时开始，每隔 1 小时就试图摇醒她们喂奶，孩子却是奶到嘴边都不吃，埋下睡眠问题的隐患。

我一直在她们外婆的指导下带孩子，可是外婆爱看电视，都是晚上 10 点多电视剧演完哄睡，这时出现哄睡困难。一边看电视，一边抱着哄睡，后来是连唱带跳都不行了，宝宝每次睡觉必哭，放下就醒，开始夜醒，频率虽不高，但是醒了要哄 1~2 小时才能接着睡，折腾得我几乎整晚没法休息，外婆和爸爸也是一样。最后尤其是末末，闹觉越来越厉害，声嘶力竭，不停地挠自己，脸上头上老是挂彩，最长哭过一个小时，每次都是累极了突然睡着。

无奈之下，我用了法伯法。

小觉和晚上的睡眠一起调整，白天两个宝宝一人睡一个卧室，晚上也是这样，等我们要睡觉了，再把客卧的宝宝转移到主卧跟我一起睡。

过程相对比较顺利，从开始哭十几分钟到后面的几分钟，大概调整了一周。末末性格比较敏感，有时她能哭到彻底清醒，我就不强求她完全自己入睡，末末需要用安抚巾、安抚奶嘴，已经比较省心了。

现在晚上只要睡着，基本都是睡到早上5点至7点不等，而且一个哭不会吵醒另外一个了，两个宝宝白天晚上都基本是自己入睡，只是会有早上5点半左右一个醒来吵醒另一个的情况。

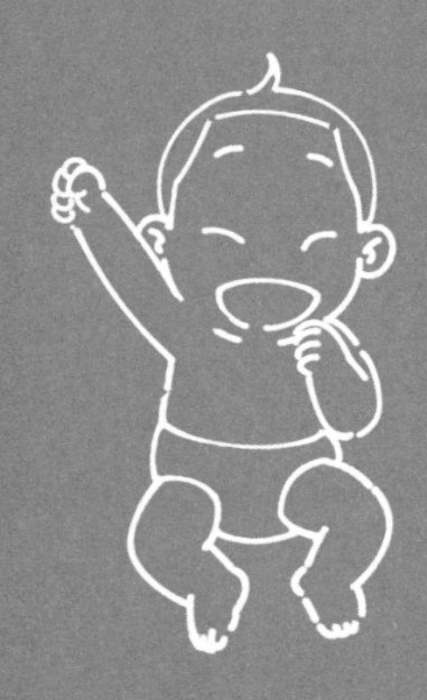

第十二章

—

睡眠安全和健康问题

安全是一切的基础，本章重点谈和睡眠安全、健康相关的内容。

警惕婴儿猝死综合征

婴儿猝死综合征是指外表似乎完全健康的婴儿突然意外死亡。在美国，婴儿猝死综合征是新生儿阶段后至1岁婴儿首要的死亡原因。

病因及改善方式

婴儿猝死综合征发生的原因还没有定论，美国儿科学会给出了一些建议来降低其发生的概率：

- 一岁以内仰睡。
- 床的表面必须坚实，安全座椅等设施并不适合日常睡眠。
- 至少头6个月，婴儿应与家长同房不同床，能到1年更好。
- 软的物品、诸如枕头、毯子、保护垫等，不适合放在婴儿床上。
- 怀孕期间以及生产后都不要抽烟、饮酒及使用违禁药品。
- 母乳喂养的婴儿患婴儿猝死综合征的风险较低。
- 可以在睡眠期间使用安抚奶嘴。
- 别盖住婴儿头面部，也别让他们过热。
- 不推荐使用宣称能避免婴儿猝死综合征的产品。
- 婴儿应该按常规接种疫苗。
- 清醒的时候让婴儿多趴着玩。

值得庆幸的是，随着体格的生长，肌肉强度增加，运动能力发展，宝宝睡眠中猝死的风险会越来越小。

睡姿——趴睡、仰睡、侧睡

强调“仰着睡”更安全后，婴儿猝死发生率降低，所以我将睡姿也放在本节内。

婴儿爱趴睡，可能有几方面原因：趴着缓解了胀气等原因引起的腹部不适；趴着时，人感觉被包围，有安全感；婴儿有呼吸道梗阻状况时，偏好趴着。

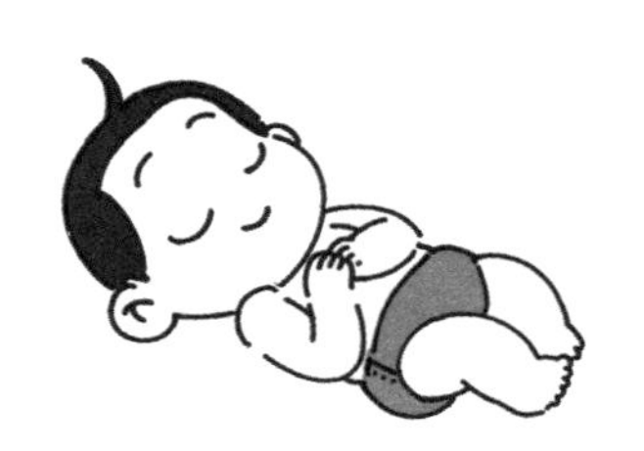
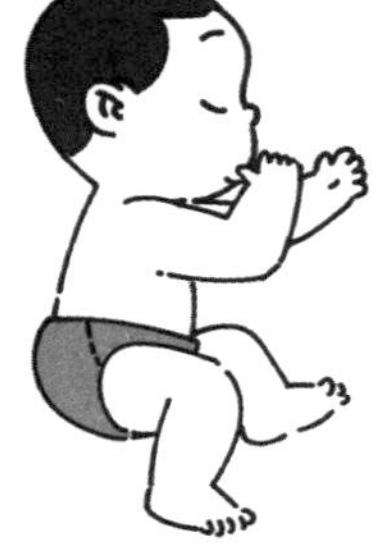
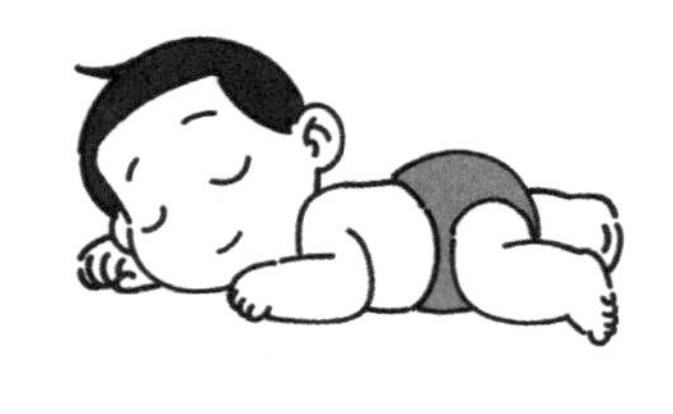

图 12−1　宝宝常见睡姿

不过趴睡（侧睡类似）的危险性也不可不知，它和婴儿猝死综合征之间有明显关系。

无论白天小睡还是夜晚睡觉，1 岁以内婴儿都应该仰卧。如果宝宝能自如翻身而出现侧卧、趴卧，则不必将宝宝翻回来，但要保证宝宝周围没有毯子、枕头、毛绒玩具、保护垫等可能造成窒息的物品。

此外，如果宝宝比较大了，还一直喜欢趴着睡，并伴有口呼吸、睡觉跪姿（屁股撅得很高）、打呼噜等现象，则要到医院耳鼻喉科做进一步检查。

是否同睡

一些成年人和婴儿同床时，易发生压到婴儿，致使婴儿受伤或窒息等意外事故。基于这些原因，美国儿科学会建议母婴同室不同床。

不过，在国内，同床很普遍。一方面是和传统观念、习惯有关；另一方面也是一些家长发现，同床时，宝宝哭闹变少，容易安抚，母乳喂养也更方便。还有一些妈妈觉得，同床时和宝宝的联结更紧密。有些家庭选择折中的办法：宝宝睡着了放小床，临近早晨醒来的时候，再抱到大床上。

总之，新生儿有自己单独的床会提高安全性，即便同床，也一定要注意安全，避免过度疲劳后压到宝宝，造成意外。不管如何选择，安全都是首要条件。

注意打鼾和口呼吸

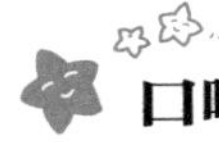

口呼吸的形成原因

我曾对 141 个 4~8 个月大的婴儿做过研究，12% 的孩子打鼾，10% 睡觉用嘴呼吸，打鼾的孩子相对于不打鼾的每晚要少睡 1.5 小时，而且醒来的次数要多一倍。

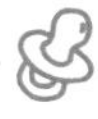

据《婴幼儿睡眠圣经》

打鼾俗称打呼噜，大概有 15%~25% 的婴儿会有这种表现。轻微打呼噜通常对孩子无害，可能是扁桃体或腺样体肥大的结果，反复感冒或花粉季会加重这种表现。长期持续打呼噜可能会引起呼吸暂停，导致缺氧，也会让宝宝经常醒来，从而使睡眠量减少，影响到睡眠质量和白天的情绪，须重视。

一般人用鼻子呼吸，睡觉时，如果嘴总是张开，被称为“口呼吸”，属于不良习惯。长期口呼吸会影响青少年的面部发育，引起牙颌面畸形（腺样体面容），且可导致口腔干燥，从而引起抵抗力降低，还会产生口臭、牙周病、口腔溃疡等问题。

口腔颅颌面科卢晓峰医生谈口呼吸的起因、矫正时提道：“舌以上呼吸道任何位置的狭窄或阻塞都可造成口呼吸，口呼吸最常见于少年儿童的腺样体和或扁桃体肥大；鼻炎、鼻息肉、鼻中隔偏曲等鼻阻塞疾病，先天性颅颌骨发育障碍等也可造成口呼吸。大多数人的腺样体和或扁桃体会随着年龄增长而逐渐萎缩，但对已有口呼吸习惯和牙颌畸形的患儿，要及时解除阻塞、纠正口呼吸，进行口腔正畸治疗，越早处理越简单，效果越好。”

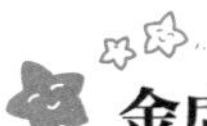

金虎妈妈的分享：四周岁时全麻下的腺样体切除术

1. 发病

金虎小时候身体一直都很好，但每次感冒时，睡觉会打呼，有时张嘴呼吸。当时觉得是感冒鼻塞，没太在意。转折是上幼儿园后，他反复发烧、咳嗽、流鼻涕，大概持续了3~4个月，晚上睡眠就很差了，打呼、张嘴睡，有时闭着嘴，但会感觉他鼻子很费力地抽气，翻来覆去睡不实。去医院拍了CT，确诊为鼻窦炎及腺样体肥大，当时不在需要手术的范围内，所以也没在意。

2. 手术

可是好景不长，没几天，他又使劲抽鼻子，呼吸加重、打呼，通常嘴边还有白沫，睡眠糟糕到了顶点。再次检查，结果很不乐观。腺样体分三个级别：轻、中、重。金虎重度堵塞90%，医生建议马上手术。

手术连麻醉共1小时。第一天8小时不能进食，护理有些痛苦。第二天能吃流食就好多了。第三天出院了，回家一切正常，没有用药。一周后复查，他恢复得不错。

3. 术后情况

术后当晚，呼吸顺畅，没有打呼，也没有口呼吸了，就是说话有很重的鼻音。手术完已经 3 个月了，睡眠一直不错，偶尔才有翻来覆去睡不实的情况，鼻音也基本没了，一切正常。

4. 其他一些想法

引起腺样体肥大的原因有很多，我觉得是金虎感冒病程太长，长时间鼻塞，过度刺激引起的腺样体增生肥大。一直觉得感冒会自愈，所以基本硬扛，现在觉得病程长还是应该采取措施缓解症状，以免引发更严重的后果。对于腺样体肥大，我身边确实有不治而愈的孩子，所以原本抱着一线希望，想着等孩子长大一些，腺样体自然萎缩。虽然我对全麻始终有顾虑，但从严重程度和结果上看，我的选择是对的。

夜惊和噩梦的处理

夜惊属于非正常觉醒的一种，是意识不清的醒，一般发生在晚间入睡后的 1~4 小时。

噩梦是梦的一种，但内容可怕，常会使人从睡梦中惊醒，一般在下半夜发生。

它们都属于非正常觉醒，在婴儿期，噩梦和夜惊的区分度并不高。

夜惊的状况

妈妈们的经历 宝宝1周岁，9个月开始就能睡整觉的，自己躺着由我拍拍入睡，也没有生病。最近，每晚都醒2~3次，像做噩梦一样突然惊醒，醒来就哭。我想看看他能不能自己入睡，没有立即哄，结果他越哭越凶，一般0点和3点多都会醒。

妈妈们的经历 宝宝3岁多，半夜11点～凌晨1点，突然大哭大闹，持续哭泣20分钟以上，抗拒接触，爬起来，乱窜，不得不弄醒他。醒来后，他一脸茫然并要求关灯睡觉，早上起来什么都不记得。

深睡眠时被唤醒，人会很不舒服，就是常说的“起床气”。婴儿深睡比成人深，却比成人易醒，睡眠周期转换中没有成功过渡，就容易陷入半梦半醒之间，反应激烈。

夜醒一般表现为哼哼唧唧，突然尖叫哭醒则可能是夜惊。夜惊时，宝宝可能依旧能辨别最熟悉的人和事，比如看护人或者吃奶，但也有完全无法辨识父母的情况。整体意识状态和清醒时不同，宝宝真正醒来之后，常常表现得好像什么也没有发生过一样，甚至破涕为笑，也有一些宝宝醒后情绪仍无法恢复。

一些依赖奶睡和抱睡的情况也和夜惊有相似之处。

妈妈们的经历 宝宝1岁，一晚醒2~4次。主要是哼唧，声音慢慢由小变大，转为哭，再转大哭，声音震天，而且逢哭必流泪，从来没有过干号。崩溃过程中只要给奶，立即就停，但如果不给奶，任何方法都不行。抱打挺，拍推开，唱歌、说话、讲故事当没听见。

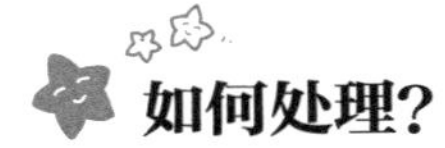

如何处理？

这种状况与电脑程序突然无响应类似，可以等等看，也可能要强制“结束程序”。一般有以下几种做法：

- 用言语、抚摸、抱、哺喂进行安抚，帮宝宝认清环境，重新进入睡眠状态。
- 用灯光、声音，甚至抱出房间，将宝宝唤醒，以使之脱离大哭状态。

妈妈们的经历 宝宝1岁多，自从断奶睡和夜奶后，昨天今天连续两天了，7点半睡，9点40哭。坐起来，嘴里叨叨“姥姥姥姥”，被安抚，还是闭眼哭，我就对他说：“我是姥姥。好了，躺下，姥姥陪你。”放倒，给一只手摸着，一分钟后睡着。

妈妈们的经历 宝宝9个月，醒后不睁眼号哭，拒绝抱，双手用力推开大人，哭一会儿，哼唧一会儿。有时用摇铃声加唱歌安抚下来了，有时愈发厉害，只得开灯叫醒，等他平静下来后再重新安抚入睡。

问：叫醒是完全清醒，还是迷糊就可以？叫醒了不睡怎么办？

答：叫醒到停止大哭就可以了，迷糊一些有利于再次入睡。如果宝宝彻底醒了，就在黑暗里醒一会儿，等再次有困意再睡（大致半小时以内）。也有一种情况，宝宝本身处于混沌状态，安抚有可能会被他误认为是一种攻击，反而影响他平静。所以什么也不做，等待他自己度过这个异常阶段，大概需要十几分钟。

妈妈们的经历 孩子6岁半，睡眠不好，经常入睡2小时内就哭闹（频率为一个月五六次）。闭着眼睛像抽泣、腿乱蹬、敲床板，看上去很可怕，叫不醒，早上醒来对发生的事情无记忆。哭闹时间通常要持续半小时以上，自己不会止哭，每次都是父母叫醒。白天一切正常。后来我给他减少白天的兴奋时间，增加睡眠时间，让他晚上睡得好一些。夜间哭闹不叫醒，等他发作完了自己会再度入睡，逐渐好转断根了。

如何减少此类情况

这些现象会随着年龄的增长、睡眠的成熟逐渐减少。如果经常发生，可以尝试从下面几个角度改善：

- 增加睡眠量。
- 规律作息。
- 睡前不过于兴奋。
- 睡前减少液体的摄入，避免憋尿引起夜惊。
- 为宝宝减少焦虑情绪，争取愉快入睡。
- 建立良好的睡眠习惯，睡眠能力提高后夜惊也会好转。

睡觉应该盖多少

细心的你也许会发现，宝宝穿和白天同样的衣物，白天不出汗，入睡后却可能出汗。

小婴儿身体其他部位的汗腺发育不完善，出汗常集中在头部、颈部。

汗腺由神经系统调节，婴幼儿的神经系统发育还不完善，入睡之后新陈代谢水平未能及时下降，热量以出汗的方式，在短时间里释放，所以在入睡后的 2 小时内，尤其容易出汗。随着交感神经的兴奋性受到抑制，出汗现象消失。

有些妈妈采用入睡后先不盖被，等睡着汗退后再盖，或者入睡不穿睡袋，之后再穿等方式来应对睡后出汗。

天气热时，能睡长的宝宝突然起夜，可能是由于出汗多、渴了，妈妈可以在屋里准备一些水。

非快速眼动睡眠期的体温调节水平比觉醒时低，在凌晨的快速眼动期，体温调节则会被抑制。所以家长得留意，后半夜不注意保暖，则容易造成宝宝睡眠中断。

夜尿对睡眠的影响

曾经有妈妈提到，小月龄的宝宝在把尿后，就不愿意尿在尿不湿里，睡觉总憋醒。并未把尿的妈妈，也发现类似现象，但比例少一些，可能是因为宝宝穿了尿不湿，不易发现尿和醒的相关性。

妈妈们的经历 6个月时，发现晚上宝宝翻身或者哼唧的时候，大部分是要尿尿，抱起来嘘几下，尿好抱一会儿，就继续睡了。有时候哼唧时间不长，他自己尿好就又睡过去了。10个月时，我有意不把尿，持续了没多久，他可以自由地尿在尿不湿里了，睡觉不憋尿了。

其实夜惊、夜哭、睡眠不安也可能和尿有关联，夜间应使用尿不湿，不建议因为把尿而干扰宝宝的睡眠。

睡前小动作是否需要干预

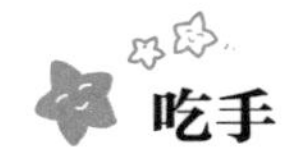

吃手

婴儿开始协调自己身体的最初标志就是他越来越频繁地把拳头放进嘴里并咀嚼或吮吸……随着宝宝的发育，他渐渐地能够把拳头移动到自己嘴边，并一直放在那里。在他醒着时，不管自己的拳头还是任何类似的东西放到了他的嘴边，他都会去吮吸。

据《从出生到3岁：婴幼儿能力发展与早期教育权威指南》

吸吮带来快感，吃手这种自我安抚方式，早在胎儿期就能被观察到了，它是宝宝在学习掌控身体，也是自我安抚，靠吃手来入睡、接觉，颇为常见。有时，吃手提示了宝宝某种状态，如，突然进入一个陌生环境时，宝宝可能会开始吃手。

问：宝宝老吃手，是不是饿了？

答：吃手是无法充饥的，安抚成分居多，没有必要看到吃手就喂奶。

1. 什么情况需要干预？

吃手一般不需要干预，但如果睡前吃手时间过长（超过半小时），要考虑宝宝是否已经过度疲劳或自我安抚能力不足。可以给一些替换物，如奶嘴、棉的织物，甚至抱抱他，握住他的手按摩，而非完全无视。

宝宝一旦比较依赖吃手会很难戒，2 岁之前吃手问题尚小，更大时仍依赖吃手，则可能引起牙齿和面部的改变，需要人为干预。

2. 吃手如何戒除？

除却之前提到的替代方式，“就不让”也是种办法。还可以采用包纱布，带护套以及一些涂苦味的厌恶疗法。

一切习惯待到很依赖时再戒除都是困难的，通过下面这几则妈妈们的真实经历，可以感受到过程的曲折。

① 案例分享：相对容易的戒除

宝宝一到睡觉就要吸拇指，这两天断母乳吸得更频繁。于是我在枕边放了玩具熊，告诉她这是她的好朋友，想和她一起睡觉。在提醒下，宝宝会拍拍玩具熊睡觉，吸手指貌似在慢慢减少。

② 案例分享：用大拇指护指戒吃手

宝宝3个月的时候吮吸手指入睡，到现在15个月了，完全依赖吮吸手指入睡、接觉，别的哄睡方式，包括抱抱、摇晃，都没用。上幼儿园后，因为生病太多，吃手越来越严重。我决定给他戴大拇指护指，戒除吃手。

考虑宝宝没了主要的安抚方式，情绪会很差，妈妈应该陪伴在身边，我请假两周，宝宝也不去幼儿园。

第一次戴护指是在午觉前，她发现不能吮吸手指入睡，加上困，足足哭了1.5小时。我抱着她试图安抚，几乎完全没用，最后自己哭太累了睡着，一觉3小时，中间接觉就只是翻了个身，没有任何吃手的意思。

从那次起，我都让她提前上床，把窗帘关上但不全黑，和她说笑、唱歌，低强度玩一会儿，保证睡前情绪好，然后她自己翻来翻去几下睡着，完全不吃手了。仍旧戴着护指，巩固一段时间。

对大一些的孩子，还有专门戒吃手的绘本可以使用。

摇头

婴儿入睡前或是睡眠周期结束时，常会出现较高频率的摇头，似乎要把自己摇醒，看起来怪怪的，有点吓人，其实这是比较常见的，也有多种原因：

- 多汗或湿疹引发头皮痒，靠摇头来缓解。
- 神经发育不成熟、兴奋度高。
- 前庭觉发育尚不完善，长大了会好转，也可以通过荡秋千、骑木马、抱着宝宝跳舞、转圈等来改善。
- 摇头属于有节律的运动，是自我刺激、自我愉悦的一种方式。

还有人会把摇头和缺钙联系在一起，综合来讲，摇头和缺钙并没有什么关系。一般程度的摇头会随着成长逐渐消失，不用过于紧张，过度关注。如果摇头已经严重到影响日间活动，则需引起重视，及时就医。

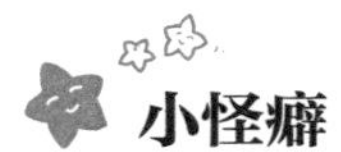

小怪癖

有些宝宝睡前虽然不吃手，但爱吃被子或者一定要抓妈妈的头发、睡在妈妈肚皮上，最搞笑的一个是一定要抠着妈妈的鼻孔，还有要抠妈妈脸上的痘痘的。

这些和睡前吃手有一些相似之处，在此也分享一个案例。

妈妈们的经历 宝宝20个月，爱拽我的头发，白天拽，晚上也拽，她看似很享受。虽然我暂时接纳了，可我真觉得疼。宝宝昨晚睡觉哭，一晚上把我的头发拽得生疼，我早上看着床上好多掉发，有种“忍无可忍”的感觉，决定帮她“戒头发”。方法很直接，就是说妈妈病了，头发很疼，不能摸了，然后坚决捂住不让摸。第一天很顺利，她半夜抗议了下也睡着了；第二天半夜闹了很久；第三天，入睡折腾很久，倒没有哭，睡着前听她自言自语地感叹：“妈妈的头发好玩，可是妈妈病了，怎么办呢？”最终，在我的坚持之下，还是给她戒掉了，解脱。

营养摄入与睡眠的关系

饮食和睡眠有相关性，也是家长比较关注的方面。人们常问睡不好是缺钙吗？老夜哭是缺钙吗？枕秃是缺钙吗？要不要补这个，要不要补那个？本节就一一解答这些疑问。

睡眠和钙的纠葛

钙是神经系统中最重要的矿物质之一，是天然的弛缓剂，和睡眠最相关。严重缺钙会使神经肌肉兴奋性增强，让宝宝出现抽筋等症状。

1. 钙质的摄入

对于6个月内的宝宝来说，奶几乎是唯一的钙质来源。6个月后，宝宝添加了辅食，但奶仍旧是钙最可靠和丰富的来源，并非一般食物可以完全替代。饮食上还可以尝试添加豆腐、芝麻酱、虾皮等含钙量丰富的食物。

下表是钙的日均参考摄入量（单位：毫克），母乳和配方奶的含钙量波动都不大，除在有限的范围内提高母乳质量之外，更重要的是，保证奶量以及提高吸收率。

表 12-1 婴幼儿日均钙摄入量参考表[①]

年龄	钙日均摄入量
0~6 个月	200
7~12 个月	250
1~3 岁	600

2. 钙的吸收

钙的吸收量＝摄入量×吸收率。研究显示，维生素D缺乏的时候，成人钙的吸收率是10%~15%。但如果维生素D充足，钙的吸收率可以达到40%以上。缺乏维生素D还会导致“维生素D缺乏性佝偻病”，所以维生素D很关键。

多汗、易激惹、夜惊都有可能是佝偻病的症状，但有症状还不能确诊。是否缺乏维生素D，要依据临床表现，以及检查结果来综合考量。

① 引自《中国居民膳食营养素参考摄入量》。

母乳及食物中维生素D含量少，光照虽然有利于体内维生素D的合成但不稳定，所以美国儿科学会建议，从出生后不久，母乳喂养的宝宝仍需要每天补充维生素D至少400 IU，早产儿需要的量更多。

3. 常见的疑问

问：睡不好是缺钙吗？

答：宝宝肌肉常抽动，一抽就抽醒，可能和钙质不足有关联，但缺钙只是众多原因中很小一个，并不能因为睡不好，就判断宝宝缺钙。

问：我的孩子会缺钙吗？

答：以前曾有过全民补钙的巨大误区，很多和钙无关的现象却被说成是要补钙的提示。并非“任何情况下都不会缺钙”，而是“在钙摄入量充足的前提下，不会缺钙，更不需要盲目补钙”。

问：可以通过微量元素检查是否缺钙吗？

答：此类检查结果并不能准确反映是否缺钙，中华人民共和国国家卫生健康委员会禁止各类医疗机构开展非诊治需要的微量元素检测。

问：多汗是缺钙吗？

答：缺钙使神经系统兴奋，是多汗的众多可能原因之一。小婴儿身体汗腺发育不完善，出汗通常集中在头部、颈部，多汗更可能是正常的生理现象。此外病后虚弱、穿多了、盖多了也都可能多汗。

问：枕秃是缺钙吗？

答：不少婴儿后脑勺都会少一圈头发，一般叫作“枕秃”，这种现象一般大了会自然好转。

枕秃常被认为和缺钙挂钩，其实枕秃的原因复杂，如婴儿新陈代谢旺盛，毛囊发育不全，长时间躺着睡，常摇头，于是后脑勺和床经常摩擦，易脱发而形成枕秃，和缺钙没什么关系。

问：睡不好夜哭，是缺钙吗？

答：因为补钙可能会导致肾结石、便秘、抑制其他微量元素吸收等负面结果，我很反对盲目补钙。

夜哭的原因很多，缺钙只是众多原因中的一个，但并不是导致夜哭的主要原因。我所遇到的案例中，确实有在补过钙之后使频繁夜醒有所好转的，但这并不是严谨的对比研究，不排除巧合。

问：如果缺钙如何补？

答：补钙分食补、药补两种，优选食补，也就是增加膳食中含钙食物的摄入。实在无法从饮食中获得足够的量，才需要考虑用钙剂补充，选择钙剂也要选择吸收率高的钙源。很多情况是喂养出现了问题，需要综合调整，而不是单独考虑是否补钙。

缺铁性贫血对睡眠的影响

贫血是最常见的营养缺乏症之一，充足的铁摄入在6~24个月尤为重要。全世界大概有20%的婴儿患缺铁性贫血，长期缺铁性贫血会影响孩子的体格生长和智力发育，也会影响孩子的睡眠。

有可能影响睡眠的食物

使人产生兴奋感的茶、咖啡，易导致胀气的豆类，容易引起便秘的食物，都可能间接影响睡眠。

坊间有用保婴丹、七星茶来改善婴儿睡眠的偏方，其实这类药物里含对人体副作用不明的成分，不建议给婴儿服用。

影响睡眠的一些状况和疾病

早产儿的睡眠

1. 什么是早产儿?

早产儿是胎龄超过 28 周，但不满 37 周的活产婴儿。

早产儿情况复杂，很多事需要更谨慎地考虑，诸如改变入睡方式、断夜奶的时机都应参考矫正月龄安排。早于足月 2 个月出生，现在出生 5 个月，实际的矫正月龄是 5−2=3 个月。

2. 琳琳妈妈的分享：早产宝宝遇到的睡眠问题

琳琳是 28 周时出生的早产儿，在新生儿重症监护室住了 115 天。出院回家后，还需要定期看 7 个专科医生，一周有 9 次康复治疗，其中的艰辛自不必说。她刚回家时，最让我头疼的是吃奶、睡觉，这里说说那时出现的各种睡眠问题。

问题一：家很安静，她却睡不着。

怕有响声影响到她，走路、说话都轻，家里几乎没人出声。我抱着走，各种哄，等我胳膊都酸痛了，她却怎么也睡不着。

无奈之下，我打电话给医生求助。医生听了描述，分析原因是家里太安静，琳琳在医院住惯了，那里不分白天黑夜都是机器声、警报声、人来人往的声音，突然回家，整个世界都安静了，反而不适应。

根据医生的建议，我开始在卧室播放白噪声，试了很多类型，她最喜欢的是菜市场的声音和海浪声。在白噪声里，她平静下来，在我怀里沉沉地睡着了。

问题二：吃奶吃到一半就睡着，一拔乳头又必醒。

回家后，每次吃奶还没有吃完，就含着乳头睡着了。我每次想把乳头拔出来，她就会被吵醒，然后大哭。

实在没办法，只能让她含着乳头，抱着她，让她睡一会儿。但每次睡得也不长，总是 30 分钟就会醒，然后似乎又饿了，找奶吃。那段时间，我身心疲惫，每天做的事就是抱着她和喂奶，感觉她是挂在我身上的。

后来从医生那里知道，早产宝宝的吸吮力普遍偏弱，加上普遍个头小，吸奶消耗了几乎全部的力量，所以会非常容易累。吸吮力弱的解决方法是，让宝宝多吸，锻炼吸吮力。

第一，打破“一吸奶就睡着”这个习惯。当宝宝吸奶困了，眼睛快闭上时，叫她名字，和她说话，摸她耳朵，挠她的脚底。一开始，还是会睡着，但坚持一段时间后，醒着吃奶的时间慢慢延长了。

第二，拔乳头注意技巧。把乳头往下压，先通过产生的空隙，打破衔乳的密闭，再轻轻拿出，而不是直接拔出。

问题三：每次白天小觉时间很短，都是非常痛苦地哭醒。

琳琳吸吮力逐渐增强，可以全程清醒着吃完奶。新问题出现了，她每次睡觉醒来，都非常痛苦地大哭，撕心裂肺。我非常疑惑，咨询了肠胃专科医生后得知，可能是胃食管反流导致的，反流物伤害宝宝的食道，所以她会非常难受，从而哭醒。

根据医生的建议，每次喂奶后，不急着把宝宝放下，多拍嗝并竖抱 30 分钟。

问题四：前一秒还在大哭大闹，后一秒竟然就睡着了，像是被打晕了似的。

此时，琳琳已经回到家 2 个多月，不再像之前那样，一直在吃和睡中度过，清醒时间开始慢慢变长。哄睡开始变得特别困难，需要抱着哄睡，尽管她已经非常累了，但一开始哄睡，就会大哭大闹，在我身上一直动，然后突然入睡，前后几乎没有过渡，就像是被打晕了似的。

医生告诉我，一般足月宝宝的睡眠会经历以下四个阶段。

困了：宝宝眼皮耷拉了，开始准备入睡。

快速眼动期（也叫活跃睡眠）：这时宝宝虽然睡着了，但是他会踢踢腿，动动脚，感觉还没睡踏实。

浅睡眠：呼吸开始变得平缓，动作也开始变少了。

深度睡眠：很难被叫醒。

但早产儿的神经系统发育不完善，很多时候没有这么明显地经历这四个阶段，有时还会跳过深度睡眠。所以特别容易出现哄睡困难、睡不踏实、秒睡秒醒这些情况，需要家长有更多的耐心，多安抚。

听完医生说的，我更加耐心，明白她哭闹不是不想睡觉，而是身体内部的机制还没调节好，还不会自己入睡。我能做的是发现她的规律，帮助她。比如，她喜欢抱着拍她的屁股，并发出“嘘嘘嘘”的声音。

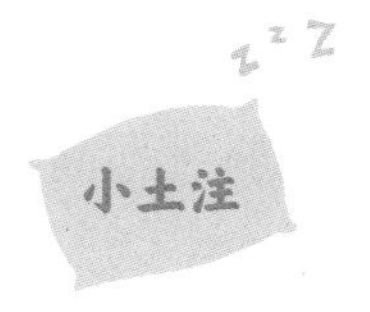

早产儿有更高比例的肌张力高（低）、胃食管反流、低体重等问题，家长也更为辛苦，多一些耐心，相信宝宝有自己的节奏。随着成长，和足月宝宝的差距会越来越小。肌肤接触、抚触、按摩都对早产儿比较有好处。针对哄睡困难的情况，还可以采用背巾、瑜伽球等辅助工具。

3 肌张力高

1. 什么是肌张力高？

维持人体特定姿势时骨骼肌的收缩力，是维持正常人体活动的基础。早产儿、低出生体重儿、难产儿、巨大儿更容易出现肌张力高。肌张力高还有可能是脑瘫的症状，需要及早干预治疗。

我所遇到的情况中，肌张力高的宝宝往往很难睡好，更易激惹、持续哭叫、入睡困难。常见表现是：穿衣时难以将其手臂插入袖内，换尿布时两腿不易分开，被动屈腿相当困难，拳头难以松开等。简单地说，就是肌肉紧张难以放松。不过按照这个标准去套，很多家长会担心自己宝宝是不是肌张力高。

更精确的检查有专业的“四角一线”，四角即足背屈角、内收肌角、腘窝角、跟耳征，一线是围巾征。如果确有怀疑，应该寻求专业医生的诊断。

轻微的肌肉紧张状况，可以按摩、做被动操等，让肌肉放松，每天坚持半小时以上，睡眠可能会有所改善，有困扰的家长不妨一试。

2. 肌张力高的案例分享

宝宝从20天开始惊跳反射特厉害，闹觉、睡不好，白天一直抱睡，一直哭闹。到2个月时，宝宝几乎不能抬头，趴着就哭，检查出肌张力高。

去医院检查，医生说一些动作的异常表明宝宝的手脚、整个身体非常紧，不能放松，而无理由的频繁哭闹、情绪焦躁、睡眠不踏实和肌张力高是有联系的。

做了一个疗程20天的理疗、水疗、运动。十来天后，抬头就有90度，慢慢能睡床了，下午一觉能睡3小时，脱离抱睡。再做检查，肌张力值都只是稍微有一点点偏高，没大碍了。

现在宝宝4个月，肌张力下来之后，睡眠好了很多，以前奶睡、抱睡、推车什么都没用，闹起来至少半小时，现在真的是半个“天使宝宝”了，体重也增长得不错。

过敏和睡眠

有小部分婴儿对普通配方奶、辅食甚至母乳过敏。可能的症状有：呕吐、腹泻、腹痛等，有的宝宝还会皮肤发红，或者出现湿疹。

过敏影响睡眠质量，也可能引起频繁夜醒和睡眠量减少，一般回避变应原（过敏原）后，睡眠也会有好转。

1. 过敏的诊断、改善

受医学发展所限，目前没有任何一种过敏原检测可以作为准确诊断的依据，婴幼儿检测的准确率会更低。实际身边很多过敏宝宝症状非常显著，但过敏原检测结果却完全没有异常。

过敏诊断的金标准是回避 + 激发试验。国内具备婴幼儿回避激发试验能力及资质的医疗机构非常有限，更为可行的方法是耐心做好宝宝的饮食、生活记录。

对食物过敏的母乳喂养宝宝，要同时详细记录妈妈和宝宝的饮食情况，长期观察记录分析，以便发现问题。

对于吸入和接触变应原的宝宝，日常生活的各种细节记录会有助于过敏原的排查判断。症状严重的过敏宝宝，需要找有经验的儿科医生就诊，通过母乳忌口、更换水解蛋白配方奶粉或氨基酸配方奶喂养，及避开室内外主要过敏原等方法，来缓解及改善过敏状况。

另外值得一提的是婴幼儿高发的湿疹。

对于半岁以内的婴儿湿疹，很多是孩子肠道及免疫系统发育不完善导致的暂时性问题，绝大部分可以自愈。

对于持续很久的湿疹，目前医学研究发现，湿疹与过敏的关系非常复杂，并且以往被过度评价。很多湿疹的根源在于先天性的皮肤屏障问题，需要更多从皮肤保湿护理角度来控制改善。但对于复发、泛发的严重湿疹，就必须从排查变应原入手了，其中食物过敏只占大约一半，此外还有吸入变应原、接触变应原、气候、温湿度、情绪刺激等因素导致的过敏。①

2. 过敏的案例分享

过敏的婴儿常常由于身体的不舒适需要额外的安抚，也有更多的睡眠依赖。一些宝宝过敏好转后，睡眠状况即自行好转，另外一些养成了习惯，过敏消失后，睡眠状况仍无法好转。

妈妈们的经历 *宝宝5个月，过敏期间睡觉打呼，每天凌晨1~3点夜哭，换氨基酸奶粉后所有症状消失，但长达5个月的夜醒留下了固定时间夜奶的习惯。*

下面分享两个妈妈的经历，希望能给宝宝有过敏症状的妈妈们一些启发。

① 白菜妈的分享：食物不耐受对睡眠的影响

我家宝宝6个月开始吃大米，一直没皮疹、腹泻等明显异常。1岁的时候检查，发现大米重度不耐受，停吃一切含大米的东西，第三天开始起床推迟了40分钟~1小时，但持续了半个月后又慢慢回去了，我不确定他停吃大米和睡眠情况变化之间是否有相关性。他不过敏的时候基本不夜醒，醒了自己抓着吸管杯喝两口，或者嚎两声就睡过去。但是，如果白天吃了过敏的东西，晚上入睡两三个小时后，他就开始每隔1小时或半小时一醒，闭着眼睛翻滚大哭，必须抱起来或者拍着抚摸，很磨人。因为我家宝宝大部分情况属于迟发过敏，很难立刻观察到，平时睡得好，晚上一旦闹夜，排查白天摄入的食物，就比较容易找到问题所在。据我观察，一些食物不耐受的反应其实比较轻微，加上白天各种玩耍的刺激，宝宝不会有太明显

① 本段结合了与重度过敏斗争4年的动动妈的经验总结。

的感受，到了晚上，就会明显感觉到不适，而夜间哭闹可能与此相关。

② 动动妈妈的分享：吃母乳都会过敏的孩子

小土注

“为母则刚”四个字，在这下面则分享中体现得淋漓尽致，看完这些，再想想自己所面临的睡眠困扰，也许又是另一番心境了。

昨天是动动4岁生日，也是酝酿了半年多的重大人生任务启动日，她要戒安抚奶嘴了。

说来话长，因为动动过敏非常严重，一吃奶就腹痛、腹泻、呕吐，一喂就哭，夜里进入“吮吸 → 入睡 → 消化道不适 → 醒来 → 继续吮吸希望被安抚 → 越吮吸越不适”这样的死循环。最后以大哭呕吐收场，只能靠家里人接力，抱着大哭大闹的她，满屋边摇边跑来帮助入睡，摇晕了、哭累了她才能睡着，哄睡历时半小时至两小时不等。之后也放不下，整夜抱睡，夜里1~2小时一醒，大哭，然后继续重复前面的哄睡过程。

小土注

发生类似情况，更早一些引入安抚奶嘴会有帮助，早期可以引入摇篮、瑜伽球等辅助工具，减轻家长的安抚负担。

经历了几个月的误诊，宝宝直到7个月才被确诊为母乳过敏。母乳忌口无效后，断奶，改为氨基酸配方奶。但她不吃奶瓶、不吃配方奶、不睡觉，断了三轮奶，前两次绝食，前功尽弃，第三次她绝食了2天，不吃不睡，全家全天候抱着飞跑，把保姆都给累跑了，即便给3倍工资都坚决不干。不得已用上了安抚奶嘴。

小土注

奶嘴可以早一点儿引入，另外即使母乳亲喂，也要注意让宝宝慢慢适应奶瓶。不然妈妈一旦不方便喂时，会比较难处理。

动动吃安抚奶嘴，整夜像小耗子一样在那里嘬，完全没有深度睡眠，多年来一直试图让她戒掉奶嘴，均以失败告终。

小土注　使用安抚奶嘴的副作用之一是可能造成宝宝持续吮吸，反而影响睡眠的连续性。但一般吸吮次数不多的情况影响不大。

每次戒奶嘴，她都大哭，吐得满床都是。从半年前开始，我进入了4岁戒奶嘴规划阶段，每天对她动之以情晓之以理，“吃奶嘴会长大龅牙，不漂亮”“吃奶嘴是生活不能自理的小婴儿行为”“吃奶嘴会被别的大孩子笑话”等等。每天和她一起看和戒断奶嘴有关的绘本，隔三岔五，就一起商讨奶嘴的“追悼会”形式，挖坑埋了或是串成一串悬于门梁做装饰。还买了替代安抚物兔子玩具，培养感情。

小土注　安抚奶嘴的戒除技巧在最后一章也有提及。

一周前，尝试少吃一会儿奶嘴，不成功，基本还是一醒就要吃。

昨天正日子到了，早上一提醒，她也很爽快地答应了。晚上回家，又提醒了一次，但她撒泼打滚儿。

晚上睡觉，我跟她反复确认几遍，不再给奶嘴了。她很乖，抱着兔子，枕在我肚子上，2分钟不到，睡着了！可把我乐得睡不着！观察了一夜，她醒了几次，有一次醒透了，气愤地踢腿几分钟，但抱上兔子，再拉着我的手，又睡了。

早上起来，动动很高兴地向我汇报，夜里做了个梦，梦里吃奶嘴了，并且说以后每天晚上都做这个梦，就不用真的吃奶嘴了。

虽然这个4岁的小孩还是只能吃5种东西，而且只能以4月龄的泥糊为主，但她也以自己的步伐在稳健地成长着，越来越好，每一天都很开心。曾经一直到 2 岁，我都认为这个孩子我可能养不活，但一路坚持下来，动动的生长已经不再是问题。疾病不仅仅是一个生理过程，而且还是一段经历，它很可能是一段刻骨铭心的经历，对你的整个人生都影响深远。

当前现状是过敏知识并不普及，我看到误诊，也忍不住觉得遗憾、心酸。除却医生的努力，有时候及时发现问题所在，也靠久病成医的家长深挖、推动。这本书正是希望将妈妈们的经历汇集起来，提供可供参考的方法，安慰、鼓励每一位努力的家长，与大家风雨同舟。

胃食管反流

1. 什么是胃食管反流？

胃内正在消化的食物经过食管上涌，被称为胃食管反流。婴儿的贲门括约肌发育不成熟，所以大约有 2/3 的健康婴儿刚吃完、打嗝时会若无其事地吐出一些，这是常见的。一般的反流无害也无须特别治疗，会随着年龄增长好转。但少部分婴儿会伴随拒食、体重增加缓慢、易激惹、反复大量呕吐、呛咳、睡眠扰动，那么可能是胃食管反流，需要进一步诊断和处理。值得注意的是，早产儿、被动吸烟的婴儿患胃食管反流的风险更高。[①]

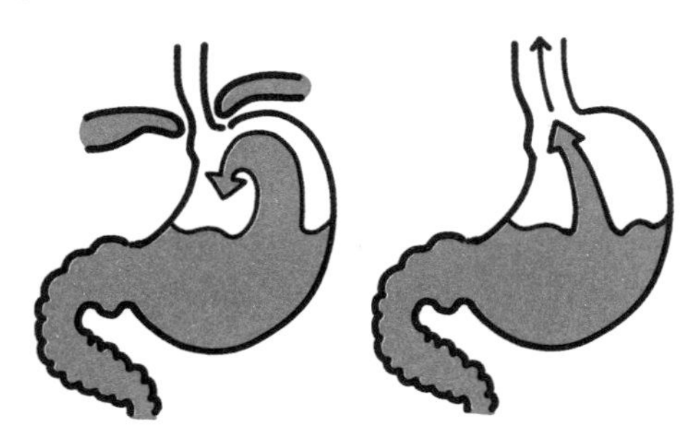

图 12-2 正常的胃和胃食管反流时的胃

① 本节参考了美国儿科学会发布的胃食管反流处理指南以及 UpToDate 临床顾问中关于“婴儿胃食管反流”的专题内容。

2. 身居海外的妈妈们的就医经历分享

① 团子妈的分享

基本情况：足月出生，断母乳较早，吃奶瓶很好，体重、身高、头围增长良好。但每次用奶瓶进食总比同月龄孩子少吃 30 毫升，几乎从来不吐奶。在 6 个月开始加辅食后，喜欢吃各种菜泥、果泥，特别喜欢吃常温甚至从冰箱里刚拿出来的酸奶，对液体奶兴趣寥寥。从出生开始，白天乖巧爱笑。4 个月开始分房。

睡眠状况：每小觉最多睡 30 分钟便醒。晚上入睡毫无问题，但一般 2~3 小时就醒一次，严重时每小时醒 1 次。她夜里醒来，如果不抱起就会持续哭泣，并随着月龄增长发展为愤怒地大哭大叫。

5~8 个月，团子因为冬季到来感冒了两三次，感冒结束，喉咙也一直有黏液。与此同时，开始夜里干咳，有时候咳醒。按摩排痰效果不理想。

8 个月确诊：8 个月后体检时，我再次向医生陈述她的各种症状，医生根据无原因夜咳开始怀疑胃食管反流。几天后约了耳鼻喉科医生，医生用软管探镜从宝宝的鼻孔伸入喉部，确诊她有非常严重的反流，整个喉部被灼烧得通红。

开了 3 个月一疗程的降低胃酸酸度的颗粒，晚饭前 45 分钟兑水冲服。同时晚餐不再给奶瓶，全部改成固体食品（蔬菜米面泥加上酸奶），疗程结束后睡眠状况明显好转了。

② 莲莘妈妈的分享

宝宝 2 个月，只要出门在童车里就睡得特别好，也许是童车的倾斜角度能减轻胃酸反流对她的影响。此外，我喂母乳，也开始严格忌食乳制品后，感觉宝宝呕吐有所减少，但她呕吐后仍旧烧心，痛苦明显，晚上睡眠尤其差。在医生建议下，我开始给她试用抑制胃酸分泌的药，效果很明显，虽然呕吐，但吐后不烧心了，哭闹减少了很多，晚上也变回了夜醒 1~2 次。

3. 胃食管反流的一些改善方向

① 从调整喂养入手

从食物来源上调整。研究显示，一些有胃食管反流症状的婴儿对牛奶蛋白不耐受。所以配方奶喂养的宝宝还可能需要遵医嘱换为水解蛋白或氨基酸配方奶喂养。母乳喂养的宝宝，妈妈需避免食用奶制品以及豆类，避免给宝宝吃一些可能加重胃食管反流的食物（柑橘类水果、辛辣食品）。

从食物性状上调整。一些医生会开增稠剂来降低奶的流动性，以抑制反流，或者建议在奶中添加少量米粉降低流动性（此方法有过度喂养及过敏风险）。

从进食上调整。常给宝宝拍嗝，少食多餐，避免过度喂养。

采用合适的姿势来缓解反流：进食后，竖抱 20~30 分钟，不要让宝宝立即躺下，也不要让宝宝自己坐着；避免挤压宝宝的腹部；不要过度摇晃；尿不湿不能太紧；不要让宝宝吃完立即趴着或剧烈运动。

从之前的观念中还可以发现其他改善的方法，包括：在睡觉时增加床的倾斜角度，使宝宝头高脚低。但近年的临床实践已经证实，该方式并无特别的效果。

② 其他方面

由于二手烟可能会加重反流，所以家长戒烟也有助于病症改善。

运动量不足导致的睡眠问题

运动能让人更容易入睡，增加深睡眠比例，婴儿也在运动中得以学习、成长。

宝宝出生后，最初几个月，家人都很疼爱，尤其老人隔代亲，喜欢整天抱着。坊间还有没满月不能出门，没过百天不能出门等说法。婴儿趴着、学爬等运动机会比较少，很少出门，影响认知发展，运动量不足还会导致入睡困难，睡眠质量不高。

玩得好才能睡得香，俗话说，“小孩和小狗一样，一天不出门就烦躁”。话糙理不糙。

下面是一些推荐的活动。

① 趴着（0~3 个月）

让宝宝在清醒的时候多趴着，既锻炼颈部肌肉，也开阔视野，还能够缓解腹部不适。

② 翻滚（3~6 个月）

把宝宝放在床上，或铺有软垫的地上，任其自在地翻滚，健身架也适合刚学会翻身的宝宝。

③ 踢（3~6 个月）

将气球、摇铃等物件轻轻套在宝宝的脚踝上，视觉和听觉的刺激会让宝宝主动踢腿。

④ 爬（6 个月以后）

爬是很好的全身运动，很锻炼协调能力，错过爬的阶段对宝宝而言也是个重大损失，多给宝宝学习爬的机会，让宝宝做一个自由快乐的“爬行动物”吧。

⑤ 逗宝宝笑

笑也是比较消耗体力的事情，简单重复的事情比较受宝宝青睐，比如用一根手指慢慢指向宝宝的肩膀，点一下再重复；夸张地点头抬头，看着宝宝；对他重复做鬼脸。

⑥ 和家长互动的游戏

爸爸抱着宝宝，像坐飞机一样上升下降。妈妈双腿蜷起，宝宝的背靠在妈妈腿上，和妈妈面对面。宝宝躺在毯子里，由家长拉住四角做类似荡秋千的摇晃。

⑦ 躲猫猫

如果已经会爬，引宝宝爬来找妈妈，找到再接着换地方躲，出现一下让他知道妈妈的位置，然后藏一下再探头出来，发出声音吸引宝宝寻找，窗帘后、门后，不同房间都可以躲。

⑧ 带宝宝游泳、给宝宝洗澡

一些妈妈发现宝宝游泳归来，明显睡得更香了。游泳时注意避免使用颈圈，而要采用腋圈，或者选择亲子泳池，爸爸妈妈可以扶着宝宝在水里玩。

皮肤是新生儿最大的感觉器官，通过水流的按摩刺激，促进孩子的触觉和平衡觉的发育，也有助于本体觉的建立，使孩子的感觉更加灵敏。戏水运动还可以促进循环系统的发育，加快新陈代谢速度。每次戏水过后都使得孩子愉快入睡，在睡眠中生长激素分泌旺盛。

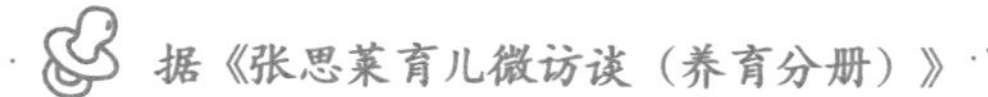

洗澡时可以让宝宝和水亲密接触，尤其宝宝可以坐在澡盆里时，玩水可以有很多花样。

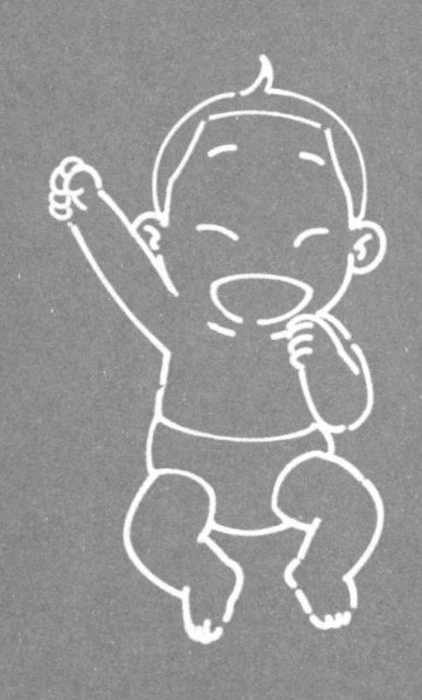

第十三章

—

睡眠环境及相关用品

妈妈们总想把最好的东西给宝宝，也花费很多时间去挑选， 好的辅助工具会帮妈妈省时省力，帮宝宝安睡。

在这个章节结合了妈妈们的经验，整理和分析睡眠涉及的用品，供参考。

表 13-1 睡眠相关用品参考表[1]

类别		物品
直接相关	地方	小床、摇篮、秋千、推车、安全座椅
	穿着	连体衣、睡袋、尿不湿、襁褓
	床品	枕头
优化环境	空气质量	空气净化器、除螨设备
	温度、湿度	取暖器、空调、电风扇、凉席、加湿器、温度计 、湿度计
	光线	遮光布、夜灯
	声音	白噪声软件、床铃
	其他	蚊帐
安全相关		监控器、护栏、地垫
帮助家长节省体力		背巾、背带、 腰凳、瑜伽球、摇椅
帮助安抚宝宝情绪		安抚奶嘴、安抚巾、安抚玩具、绘本

睡在什么地方、穿什么睡

小床、摇篮、秋千、推车、安全座椅都是和在哪儿睡觉相关的物品。本节重点介绍小床，其他的使用频率相对较低，不重点阐述。穿着上，连体衣和尿不湿大家了解得比较多，我重点谈睡袋。床品方面，重点分析枕头。

① 本书与提及的所有产品、品牌均无利益关联。

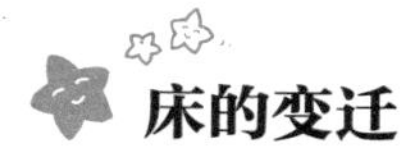

床的变迁

宝宝在床上的时间比在任何地方都多，在安全的基本前提下保证舒适很重要。为了散味，有不少人在宝宝出生前几个月就已经把婴儿床布置好了。

1. 婴儿床的种类

宝宝出生后的头几周，甚至头几个月里，可以睡在摇篮里，此时的宝宝也会比较喜欢秋千。

摇篮小了，就要换到小床内了，不少小床也是配备摇篮的。此外，经常会有需要换尿布的情况，一直弯腰操作会造成劳损，婴儿床上配上尿布台就会方便许多。说到尿不湿，补充一句，有些家庭偏好用尿布，但这样，尿了就意味着必须更换，对宝宝的睡眠可能有打扰，选用优质的尿不湿能够对宝宝安睡有帮助。

2~3 岁就到了睡真正儿童床的时候。

一些婴儿只有在摇篮、推车、安全座椅中移动才能够入睡。在婴儿尚小之时，为了降低入睡难度，缓解家长疲劳是可以偶尔用这些工具，但要注意安全，不过度依赖。

2. 挑选的注意事项

选购婴儿床时，首先要查看有无质量和安全认证。除此以外，还有下面这些注意事项：

- 尽量选择标准尺寸，这样配床品会比较方便。
- 床栏杆的间距不能超过 6 厘米，以防宝宝的头滑出或卡住。
- 床板高度最好能调，在宝宝尚不会坐、站时，床板高一些方便照顾，一旦宝宝会坐、会站后，为防止他爬出来、摔下来，需要把床板高度降低。

- 婴儿床的设计要简单，花里胡哨的装饰品可能会勾住宝宝的衣服。

3. 婴儿床的放置

要放在和窗户、窗帘有一定距离的地方，防止小宝宝被窗帘绳勒住脖子，也防止宝宝因攀爬窗台摔伤。

4. 关于床品的使用

床单选纯棉的，经常洗晒防止螨虫滋生。

美国儿科学会推荐“脚顶床尾”的方法，在放婴儿时，让他双脚蹬着床尾，盖上毯子后，把毯子的边缘塞进床垫下，防止婴儿把自己的脸埋入毯子里，从而造成窒息。更好的方式是穿睡袋或连体睡衣来替代盖毯子。

出于安全考虑，不推荐使用床围和褥子。

离不了的睡袋

婴幼儿睡觉动静大，爱踢被子，也有被遮住脸的危险，有必要使用睡袋。

1. 睡袋有哪些种类？适合什么温度？

按照季节不同，睡袋分为 4 类，这里以温度作为穿着参考，不过，穿多少还与垫被厚薄、室内风量有关。入睡后 1 小时，宝宝往往最热，凌晨则体温偏低，需综合考虑。

① 单层棉或纱布材质的无袖睡袋

在炎热的夏季使用，护住肚子，不包脚，睡袋内穿包屁无袖连体衣或者背心。不用睡袋，直接穿连体衣也比较常见。

② 春夏薄款，无袖睡袋

适合春秋季节，20~26 摄氏度时使用，一般材质是单层棉料，有分腿和不分腿两种款式。偏热时，里面穿短袖包屁衣，偏凉则穿长袖连体衣。

③ 秋款带袖子单层睡袋

适合在 20 摄氏度左右时使用，考虑到安全问题，国外的睡袋一般是无袖设计，秋冬季无袖可能偏凉，国情所致，不少国产品牌都有长袖款。

④ 夹棉秋冬款睡袋

适合 16 摄氏度左右的天气，国内的设计一般带可脱卸袖。当温度低于 10 摄氏度时，虽然也有家庭采用睡袋加被子的组合，还是建议用电暖气提高室内温度，而非一味选择过厚的睡袋。

2. 关于睡袋的挑选和使用

挑选睡袋时，面料、里料最好选择优质纯棉的，有夹层的厚款睡袋还要注意里料的品质。

睡袋价格不菲，很多人购买时会选偏大款，或是睡袋已经小了还在继续使用。其实睡袋不合身会影响舒适度，进而影响睡眠。袖子、领口太窄会勒住或造成局部过热，睡袋太宽松，宝宝的身子则可能从睡袋中脱出。

宝宝出生后就可以开始用睡袋，小婴儿散热功能不成熟，睡袋一定不能太厚。如果入睡时很热，在不影响宝宝睡眠的前提下，可以晚点再穿。

另外，一些没穿过睡袋的宝宝，突然开始穿厚睡袋，可能会睡不好。

3. 关于睡袋款式的疑问

款式上要以简洁清爽为主，挑选经典款式比较保险。大小要合身，贴合宝宝月龄，别影响宝宝活动。

问：选无袖还是有袖？要不要带手套、帽子的款？

答：无袖比有袖舒适，天冷的话，使用可以把袖子加上的可脱卸款是不错的选择。不要选择带帽子、领子和手套的睡袋，不单用不上，还影响散热。

问：是否要选分腿的款式？

答：分腿睡袋方便活动，也不易蜷缩，更易被翻身期、睡觉爱动的宝宝接受。缺点是，通常得额外穿袜子。

不分腿的款式束缚感小，更换尿不湿也相对更方便，缺点是翻身不便。总之，是否分腿得依据宝宝的喜好和适应程度，没有绝对的优劣。

问：选拉链款还是搭扣款？

答：扣子相比拉链更加便捷，但易被打开，不如拉链牢固。小一些的宝宝，可以用搭扣款，大了用拉链款，按情况选择。此外，还可以选择肩部搭扣，底部拉链的款式。

关于拉链的选择，塑料材质比金属材质更合适。选择有防夹肉设计的隐藏拉链头，以免宝宝趴着的时候拉链抵住胸口。侧边拉链常比居中的拉链舒适度更高一些。

“高枕无忧”？

好的枕头可以给头部提供有效的支撑，放松身体，提高睡眠质量。宝宝的头部热量散发集中，枕头一定要够透气。

常见的枕芯材质有荞麦、茶叶、小米、油菜籽、记忆棉、乳胶、普通棉、毛巾等等。植物的材质虽然有环保天然的优点，但有变质的风险，效果也一般。记忆棉、乳胶枕是更好的选择，不过价格也更高。

问：什么时候开始用枕头，用多厚的？

答：因为小婴儿的头部和颈部力量还不强，在睡眠过程中无法躲开可能会捂压口鼻的床品，容易发生窒息。出于安全考虑，美国儿科学会建议家长不在小婴儿的床上放置枕头，2~3 岁后再开始使用枕头 。

优化睡眠环境

温度、湿度、光线、声音、空气质量都属于睡眠环境的范畴，这常和睡眠质量关联。

确保空气质量

宝宝在室内时间较长，尤其新装修了房子的家庭，得确保没有污染物（甲醛、苯、挥发性有机化合物等）超标的情况再入住，多开窗通风。我遇到一些情况，宝宝因为雾霾、空气尘螨较重，引发过敏，夜间咳嗽，影响了睡眠质量，这时使用空气净化器、除螨就颇为必要。

调节温度和湿度

过冷过热都不利于睡眠，比较适宜的温度是 20 摄氏度左右。宝宝和父母穿差不多厚度的衣服，甚至稍少一点儿即可。不要包裹宝宝的头部，以免影响散热。夜间最好能够使用睡袋，避免宝宝踢被子。

夏天新陈代谢旺盛，宝宝容易汗多起痱子，得开空调，用凉席，但别贪凉，也别直接将宝宝置于风口下。夏天蚊虫多，有时宝宝突然夜醒也可能是被蚊子咬了，注意及时灭蚊，使用蚊帐。

南方的冬天由于没有集中供暖，天寒地冻时起夜照顾宝宝尤为辛苦，可以用空调、取暖器增温。油汀式取暖器一般可以把室内温度提高10摄氏度，达到相对舒适的15~20摄氏度，相比空调更为舒适。

当温度上升时，湿度可能会下降，干燥也会引起睡眠不安，宝宝会起夜喝水。可以用湿毛巾、水盆、加湿器等给室内加湿。

房间内可以放置已经校准过的温度计和湿度表，时时留意睡眠中的温度和湿度变化。

妈妈们的经历 宝宝6个多月，这几天晚上没有一觉到3个小时以上，频繁夜醒。有一次怎么哄也哄不好，闹了差不多1.5小时，给水居然喝了100毫升，喝完倒头就睡，这才发现是因为刚通了地暖，宝宝热到了。

遮挡光线

很多妈妈都反映，一到夏天天亮得早，宝宝也跟着早起了。虽然我们不希望过度呵护造成宝宝对环境过于敏感，但如果环境确实造成了比较大的影响，还是要采取一定的措施，遮挡光线。

遮光帘是最常见的遮光选择，窗帘盒挂窗帘也比罗马杆遮光效果好。

妈妈们的经历 我们家宝宝就是受光线干扰，不管怎么晚睡，到点就醒。换了遮光窗帘，睡眠立马改善。

我在网上看到过一款“遮光帽”，帽檐比较低，能在宝宝睡觉时遮挡光线，有妈妈反馈比较有效。但如果帽子遮挡住鼻子，影响呼吸，会有危险。其实可替换为用手遮挡光线。

妈妈们的经历 用手在宝宝眼睛上方（不贴住皮肤）遮一会儿，顺便摸摸他的眉毛，能加强宝宝的睡意，这种方法我用到6个月。

除了遮光，为了方便夜间照顾宝宝，还有家庭采用夜灯来增亮，但要注意，过亮的光线容易抑制褪黑素的分泌，尽量不要长期使用，如果夜间太黑，起夜时可以拉开窗帘借助月光照明。

屏蔽噪声

临街的房子常有各种汽笛喇叭声，突然而来的噪声会使睡梦中的宝宝受到惊扰。使用双层玻璃隔音，还可以在睡眠中播放一些背景音乐。白噪声软件、床铃都有可能达到这个效果，这也有一点儿的安抚作用。

详细内容请参考“小土安抚技”里面的声音小节。

睡眠安全相关物品

防撞床围是为了保护宝宝的头部不直接撞到木质护栏上，但由于床围有过造成窒息的案例，美国儿科学会建议不要使用。

宝宝刚会翻身时是坠床的高发时段。可在地上铺上地垫以防万一。攀爬能力强的孩子还可能从小床里翻出来，这点不易被发觉，尤其要注意。

家长如果在宝宝睡着后离开房间，可以配上监控装置，将房间内的声音同步传送到手机，有特殊状况就可以及时查看。选择的监控摄像头最好带有夜视功能，在屋内全暗时也能使用。

我还遇到一些家庭，通过放在房间的电脑摄像头来监控，虽不方便，但比较省钱。

帮助家长节省体力的物品

除了双手抱宝宝，背巾、背带、腰凳也都能够帮助人们在抱孩子、带孩子出门时更加省力，被妈妈们亲切地称为“育儿神器”。

能开始使用的时间，一般背巾最早，新生儿就可以用了，背带居中，腰凳则是要等宝宝能坐稳（6个月后）才能用。

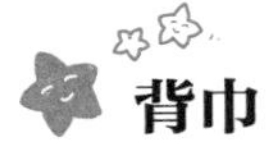

背巾

背巾分包裹式和单肩带环式，先说说背巾的优点和缺陷。

表 13-2 背巾的优缺点分析

优点	缺点
对新生儿来说支撑度比背带更好，解放妈妈双手，尤其适合带宝宝旅行	使用不如背带便捷，重量终究还是靠人体来承受，使用时间过长还是会对腰造成负担
宝宝离妈妈更近，方便受到安抚和照顾，交流机会也更多。这一点对于早产儿尤为重要	不注意安全的极端状况下，有可能导致窒息
包裹感足，能缓解惊跳反射的影响，减少哭闹，方便哄睡	宝宝形成依赖之后，会不适应在床上睡
冬天用背巾比较暖和	天气炎热和多汗时不适用

使用背巾要注意安全，经常查看，以免发生窒息。

妈妈们的经历 我家宝宝快3个月时用的双环背巾，第一次用，2分钟就睡着了。有几次他肚子胀，把他放进去后，不能蹬腿，就开始挣扎不肯进去。后来我选择他舒服的时候用背巾，可以腾一只手出来。

妈妈们的经历 不用等睡沉，坐在床边，把环松开一点，到你能钻出来的程度，抱着宝宝一起俯身连背巾一起放下。放下的时候，用身体和手压一下宝宝，减少挪动造成惊醒的可能。稳一稳，把环解开或直接钻出来，然后把背巾扣解开。等宝宝真正睡熟了，再慢慢把背巾拿走。

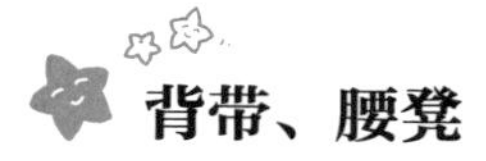

背带、腰凳

背带常和背巾一起被人们提及，可以根据年龄段来选择合适的背法。用背带背宝宝前，请一定做好充分的练习。

根据个人的使用体验，背带虽然方便但比较容易热，我更偏爱腰凳。腰凳使用起来更为简便，但也有妈妈提到用久了会腰酸。

瑜伽球

我看到过一个视频，妈妈抱着宝宝，坐在瑜伽球上上下轻弹，来安抚宝宝。后来很多妈妈告诉我，她们也是这样做的。用这种方式替代抱着宝宝走路，妈妈能轻松一些。但同样需合理使用，别太依赖。

帮助安抚宝宝情绪的物品

情绪的平静对入睡很关键，市面上有很多的安抚物品，安抚奶嘴、安抚巾、安抚玩具等，其中又以安抚奶嘴知名度最高，有人称它为“神器”，也有人谈之色变，视之为“异端”。本节就来说说这些物品如何发挥作用，为什么能发挥作用。

安抚奶嘴详解

在吮吮中，婴儿能够得到身体和情绪上的放松。安抚奶嘴正是通过满足非营养类吮吸需求，达到安抚孩子的目的，是乳头或者手指的替代品。一般用在宝宝入睡以及哭闹时。

妈妈们的经历 我家宝宝10个月，从6个月开始使用安抚奶嘴，感觉安抚奶嘴能让妈妈从频繁吸吮中解脱出来，对减少不必要的夜奶有帮助。

虽然一些妈妈觉得安抚奶嘴改善了宝宝的睡眠，对戒除奶睡也有较大帮助，但也有一些妈妈认为宝宝对安抚奶嘴形成依赖也是一个问题。

妈妈们的经历 因为哄睡实在太难，大概是在两个半月引入安抚奶嘴的，用了以后睡觉马上轻松了，但是问题是现在宝宝11个月了，如果要睡觉时没有奶嘴，他会找，再困也不睡。

1. 安抚奶嘴是把双刃剑

安抚奶嘴的使用，需控制频率、时间、场合，否则就是“请神容易送神难”。下面这张表就结合它的优点及潜在弊端，谈如何趋利避害。

表13-3 安抚奶嘴的优缺点分析

优点	潜在弊端	如何趋利避害
帮助宝宝放松，减少哭闹	家长一哭就塞奶嘴了事，忽略哭闹背后的原因	对孩子的哭闹保持敏感
容易消毒，相对卫生	消毒不到位会有引发中耳炎的可能	注意消毒
比吃手容易戒，比吃手对牙齿的影响小	3岁之后仍然长期使用安抚奶嘴，可能影响上颚和颌骨的生长发育	多陪伴，从源头上减少对吮吸的需要；选择有牙科协会权威认证的设计；年龄大时，及时戒断

（续表）

优点	潜在弊端	如何趋利避害
有助养成鼻呼吸的习惯，呼吸通路的保留也减少窒息发生；降低入睡、接觉的难度	如果宝宝醒来发现奶嘴不在，反而不容易继续睡	注意睡眠安全，增加安抚方式，注重入睡能力的培养
满足吮吸需求，减少过度喂养	可能引起乳头混淆	待母乳喂养稳定后 4~6 周再引入

使用中还有一些其他注意点：

- 不要使用奶瓶代替安抚奶嘴，奶嘴也不适合当成牙胶用。
- 宝宝含着不吸吮时就取出，不要用安抚奶嘴蘸糖给宝宝含着。
- 只在入睡确有难度时才用，没有睡沉之前，就尝试取出，如果失败，可以过几秒再尝试，或下次再试。
- 用专门的挂夹挂奶嘴，而不是用绳子把安抚奶嘴挂在宝宝脖子上，以免勒住。
- 如果宝宝喜欢奶嘴，不妨多备一个，以防丢失时宝宝情绪受影响。

2. 挑选的注意点

安抚奶嘴也有段位之分，长大了就要把之前用的换掉。一般 0~6 个月称为 1 段，6~18 个月称为 2 段，18 个月以上为 3 段。每个品牌段位略有不同，建议家长根据产品的特点和宝宝的实际情况选购。

安抚奶嘴的材质主要有乳胶、硅胶两种，功能上还有日用、夜用的细分。

表 13-4 不同材质安抚奶嘴的特点

材质	乳胶	硅胶
颜色	黄色的	透明的
原料	天然橡胶树汁	人工合成材料
气味	有乳胶味	无气味
使用寿命	1 个月	2 个月
感觉	偏软	偏硬
其他	因是天然材质有可能引起过敏	一般不会引起过敏

挑选安抚奶嘴的时候，我们需要注意：

- 优选仿生型的设计，材质不能含双酚 A。
- 奶嘴要有透气设计，防止压到小脸、出现口水疹。
- 鲜艳靓丽的颜色易受宝宝喜爱，带夜光的奶嘴会更方便夜间使用。
- 选方便消毒的安抚奶嘴。

3. 关于安抚奶嘴的疑问

问：安抚奶嘴对牙齿会有影响吗？

答：奶嘴对牙齿的影响和使用的频率、时间长短有关系。偶尔用无妨，如果不离嘴，长期吮吸易造成牙齿的咬合不良，可能影响牙齿的发育。

选择防止口腔异常发育的设计会减少对牙齿的危害，一般最晚 3 岁左右也要戒断安抚奶嘴。

问：吃手还是吃安抚奶嘴？

答：对于孩子来说，手比安抚奶嘴更可控，取用也方便。但这既是手的优势也是劣势，奶嘴可以扔掉、找不到，但手不能，一旦宝宝依赖吃手，戒断难度会更高。

加上卫生角度的考虑，综合来讲，安抚奶嘴比手指更有优势。

问：如果宝宝不接受奶嘴，怎么办?

答：常听妈妈们说："我家宝不吃奶嘴，都是用手拿着咬，塞进去就用小舌头顶出来，没有吸过。"

我们想要让宝宝接受安抚奶嘴，开始时，可以先当玩具一样放在宝宝身旁，等熟悉了再让他吃，奶嘴上沾一些母乳也能提高接受度。另外，选宝宝心情好的时候引入，不接受的话可以下次再试，切忌强迫。

奶嘴的吮吸方式和乳头不一样，宝宝需要时间去适应和学习：拉住安抚奶嘴的拉环，轻轻放在宝宝嘴巴上，再顺着吮吸反射的吸力去推拉，往外拉，而不是一个劲往里送，感觉宝宝突然吸紧了再松手。

安抚奶嘴不是必需品，如果宝宝不喜欢，没有必要勉强。超过 6 个月，安抚奶嘴的安抚效果、接受度也会大打折扣，引入的必要性也不高了。

4. 安抚奶嘴戒断

戒奶嘴并非易事，难度可能仅次于戒奶睡。

能在 6 个月 ~1 岁时，减少甚至停止使用安抚奶嘴是比较理想的。如果不能也无须紧张，美国儿科学会提及的最晚戒断时间是 3~4 岁。若是宝宝特别依赖，完全离不开安抚奶嘴，则要思考是否有更深层的因素。

① 学步前戒断奶嘴

用抱哄、轻轻摇晃、安抚巾、分散注意力、玩耍等其他方式让婴儿感到舒适，减少对安抚奶嘴的需求，要有充足的耐心，给足宝宝适应的空间和时间。

② 已经步入学步期后的戒断

学步儿理解力较强，戒断奶嘴需要获得孩子内心的认同。

接受戒断的理由：通过关于戒奶嘴的绘本，给宝宝加强心理建设；选择诸如出去旅游之类的时机，告诉宝宝奶嘴留在家里了，没有出来旅行；告诉宝宝奶嘴坏了，无法继续使用了。

举办特别的仪式：提前告诉宝宝，你长大了，不能再继续用奶嘴了，之后选在宝宝生日之类的特殊日子，通过正式的仪式把奶嘴埋掉或丢掉，或用其他的礼物来和奶嘴进行交换。

逐渐减少使用时段：比如一开始白天晚上都用，先说服宝宝白天某个时段不用，作为奶嘴的禁用时段。随着时间推移，增加禁用时段。

空间上逐渐远离：把奶嘴从宝宝手边，逐渐放远到桌子上，最后放到别的房间，放到宝宝看不见的地方。

总之关于戒断方法，小宝宝以增加替代安抚物为主，大宝宝以攻心说服为主。安抚奶嘴既不是“神器”也不是“异端”，平常心看待，注意各方面的细节，用对了就能利大于弊。

妈妈们的经历 很正式地办了一个奶嘴告别会，告诉她奶嘴已经陪了她 2 年，宝宝长大了，奶嘴要送给更小的宝宝了。之后找了盒子包装起来寄到她爸的办公室，将能咬能拿的牙胶作为其他宝宝给她的礼物。

妈妈们的经历 我家孩子从 2 个月起使用安抚奶嘴，直到 24 个月戒断，安抚奶嘴对他而言，是最重要的物品之一。我有很多次想戒，却碰上不合适的时期。他满 2 岁时，我偷偷把奶嘴剪断到只剩三分之一连着，吸起来漏风，他便随手丢到地上。当他问起奶嘴，我说奶嘴被你丢掉了啊，如果闹就把剪断的奶嘴给他，说只有这个坏的你要不要。2 天后，宝宝觉得没意思就直接不再问奶嘴了。最好能让宝宝亲自把奶嘴扔掉，这样他再要找奶嘴时，比较容易说服他；选择父母都在的时候让宝宝丢奶嘴，多个见证者，遇上哭闹不止，爸爸妈妈都可以证明：奶嘴的确已经被扔到垃圾桶里了，没有了。

小谈安抚巾

你可还记得，自己小时候被老师训斥时，双脚对搓或者摆弄衣角？类似的，很多婴儿会通过抚摸妈妈的头发、妈妈的衣服、咬被子、啃枕头等行为来舒缓情绪。

很多人会把安抚巾想象成小毯子，其实安抚巾一般都不大（30~35 厘米宽），类似于手帕。婴儿在睡前，烦躁时，通过摸、抓、咬安抚巾的动作来释放情绪，寻找心理慰藉。

相比于枕巾、被子、手帕，安抚巾材质更厚实，也更方便清洗及携带。为让宝宝有不同的触觉感受，安抚巾正反两面常采用不同的面料，四角还常打成结，或增加标签，以增加触摸时的感受，类似成人爱摸戒指凸起的部分。

1. 安抚巾的引入

宝宝能够自己抓握时，就可以引入安抚巾了，比如放在床边，或吃奶的时候放在妈妈和宝宝之间。带着妈妈气味的安抚物，会更易被接受。使用安抚巾如果没有形成影响身心发育的特殊癖好，也无须刻意戒断。

2. 使用的注意点

在使用安抚巾的时候，有这些需要注意的地方：

- 如果使用频率高，需要多买一个备用，以免丢失后影响宝宝的情绪。
- 不同宝宝喜好不同，如果宝宝不喜欢安抚巾也不要纠结，都是正常的。
- 有时宝宝更喜欢普通的纱布手帕，就无须特意买安抚巾。
- 不要宝宝一哭，就把他丢给安抚巾，过度使用容易让宝宝产生依赖。如果宝宝看不见安抚巾，就焦躁不安，就违背了使用的初衷。

妈妈们的经历 宝宝快6个月时候买的安抚巾，现在1岁2个月仍在用，他挺喜欢，也没有依赖，睡前会咬一咬，半夜睡浅、睡眠迷糊的时候会自己抓起来咬一咬又睡过去。

妈妈们的经历 我已经是个快当妈的人了，依然要安抚巾才能入睡，我的是一条小毛毯，从出生到现在三十岁一共才用了三条，抱到烂才换，而且不允许经常洗，要不然就很容易浅眠！

安抚玩具

和睡眠有关的玩具，一般是触感好的动物造型，带灯光，能播放音乐，从听觉、视觉、触觉去吸引宝宝的注意力，达到安抚的目的。不过玩具对睡眠的作用因人而异，不是魔法，也不能替代父母的陪伴。

纯毛绒玩偶也颇受宝宝喜爱，睡眠仪式也可以和玩偶一起进行，好的玩偶还能缓解宝宝的分离焦虑。宝宝更大一些时，可以让他来照顾玩偶入睡，角色扮演类的游戏对宝宝的心智发展亦有帮助。

睡眠绘本

随着成长，宝宝醒着的时间越来越长，睡眠信号也越来越隐蔽。安静的故事时光能帮宝宝从一天的兴奋中逐渐平复，也是增进亲子感情的好机会。

绘本的启蒙早在6个月就可以开始，到1岁半时，宝宝已经颇能理解故事的乐趣，绘本不单是读给孩子的，也是读给家长的，我们可以从中获取灵感。

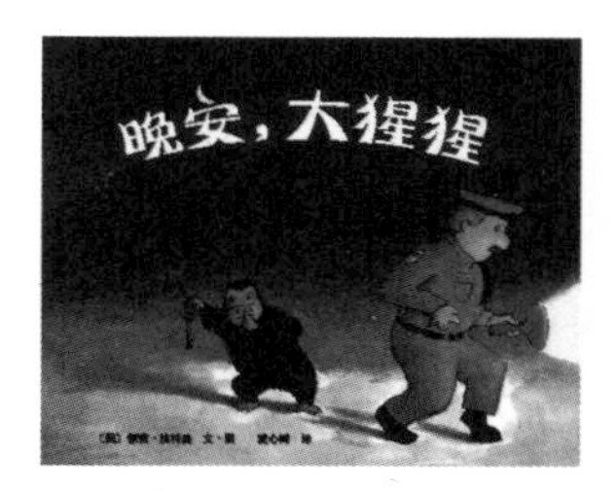

[美]佩吉·拉特曼 著绘
北京联合出版公司

大猩猩偷了管理员叔叔的钥匙，把所有动物都放出来，并跟随着管理员叔叔回家。黑夜里管理员太太的那双眼睛很有画面感。这是个风趣的故事，我家宝宝睡前也会不时自语："晚安，大猩猩。"

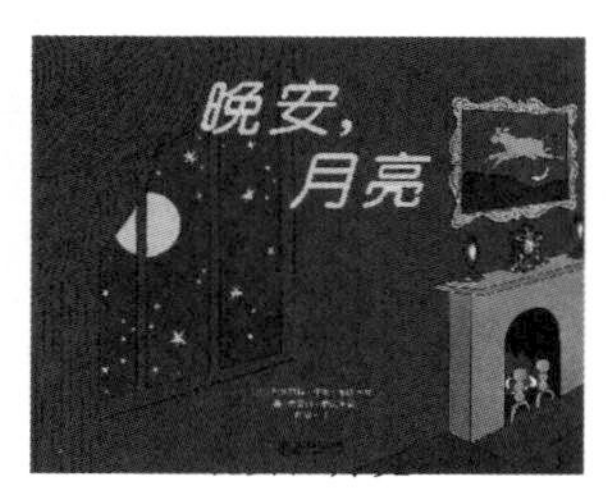

[美]玛格丽特·怀兹·布朗 著
[美]克雷门·赫德 绘
北京联合出版公司

明暗的变化让人感觉到睡意渐浓，夜幕降临。向屋里的每一件事物道晚安，这是不错的大月龄宝宝入睡程序，精彩的一天也郑重其事地谢幕。

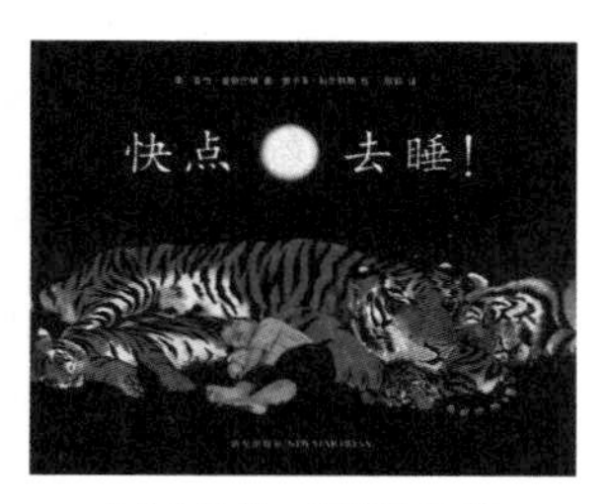

[美]亚当·曼斯巴赫 著
[美]里卡多·科尔特斯 绘
新星出版社

在无数个苦闷的夜里，狼狈、灰头土脸的家长，满怀愤懑地喊出："快点儿滚去睡！"其实我们都有过睡前大战郁闷到内伤的时候，你不是孤单的。我想这本写给家长的书是治愈的，有人替你直白道出，也许情绪就消散了，只剩莞尔一笑。

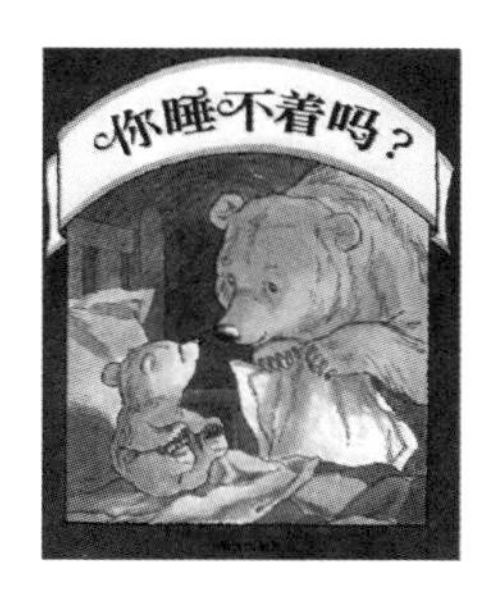

《你睡不着吗？》
[爱尔兰]马丁·韦德尔 著
[爱尔兰]芭芭拉·弗斯 绘
明天出版社

这本书描绘了一个很耐心的父亲的形象，我烦躁时，也会想起熊爸爸的耐心，而有所触动。

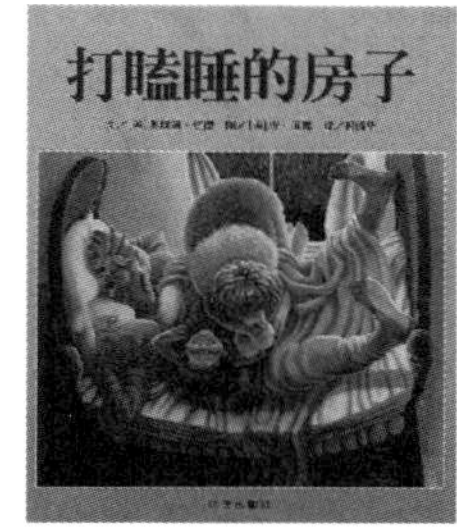

《打瞌睡的房子》
[美]奥黛莉·伍德 著
[美]唐·伍德 绘
明天出版社

打瞌睡的房子里面，每个人都在睡觉，猫、狗、小老鼠都很形象，画面精致。虽然故事简单，但宝宝们就是喜欢这样的简单重复。

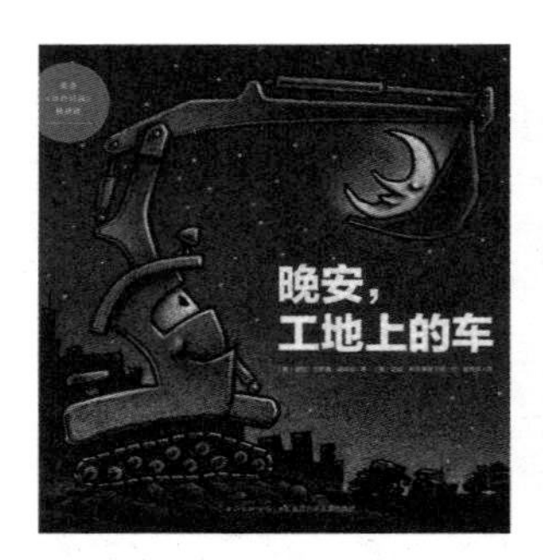

《晚安，工地上的车》
[美]谢丽·达斯基·瑞科尔 著
[美]汤姆·利希藤黑尔德 绘
海豚出版社

男孩子到了1岁半多，会喜爱各式工程车，挖掘机、推土机、搅拌机等等。这本书将各式工程车聚集，静悄悄的夜晚，他们一起打起了呼噜。如果你的孩子也爱车，相信他会对这本书青睐有加。

如果宝宝总是抗拒睡眠，搬出他喜欢的小伙伴，告诉他："你看，他们都睡了呢。"或许宝宝更能接受睡觉的安排。

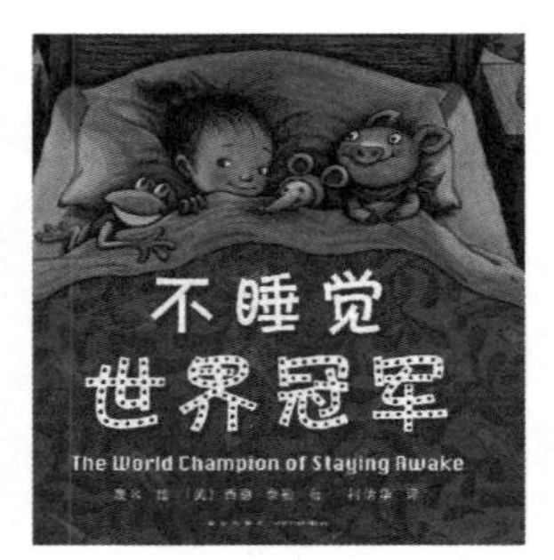

《不睡觉世界冠军》
幾米 绘 [英]西恩·泰勒 著
新星出版社

大开本的书，画风唯美。枕头是船，箱子是火车车厢，篮子是热气球。让孩子插上想象的翅膀，感受奇幻的广阔世界。看着黛拉姐姐和跳跳蛙、霹雳鼠、樱桃猪一起入睡，真觉得睡觉是件有意思的事。

大宝宝睡不着的时候，我们不妨引导他们进入想象的空间，放松下来。

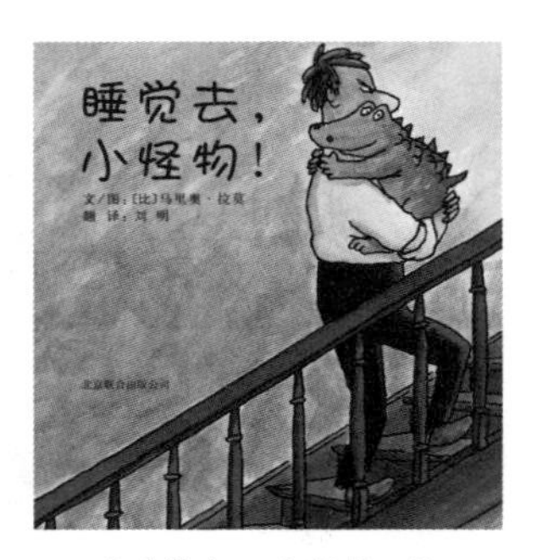

《睡觉去，小怪物！》
[比]马里奥·拉莫 著绘
北京联合出版公司

小怪物的很多行为会让你觉得眼熟，都是找尽各种借口：知道要进屋睡觉就跑、到处爬、拿着牙刷刷水管。问问宝宝："谁是小怪物？"也许你会看到他笑了。这样直白地描绘出恼人的事，是大人和孩子都需要的治愈。

此外，还有很多与睡眠相关的绘本：《等一等，再睡觉》《不玩够，不能上床睡觉》《睡鼠睡不着》《我不想一个人睡》《晚安，小熊》等，不少套书里也有睡眠专题。

睡前故事未必要和睡觉相关，希望这里的介绍能帮家长们找到亲子互动的新方式，拥有更好的育儿心态。

书不在多，按预算选择一两本即可，如果孩子暂时不喜欢也别太遗憾。不管何种形式，只要能够传递爱，就足够好了。

本章也是全书最后一章，希望你和宝宝都能从容享受宁静的夜晚。

附　录

写给爸爸们的一封信

爸爸们工作压力大，常要加班，很辛苦。和孩子接触偏少，宝宝也常只要妈妈抱、妈妈陪，对爸爸抛出的“橄榄枝”不屑一顾。换尿布、换衣服之类的事情不是你们的强项，做得毛毛糙糙，难免被嫌弃。于是久而久之，参与的积极性越来越低，索性破罐子破摔了。

宝宝的睡眠令人发愁，家庭氛围紧张……面对这样的情形，爸爸能做些什么？

第一，关心妻子，共同承担夜间育儿的重任。

刚有孩子时是家庭最困难的一段时期，早一点儿下班回家，和孩子的妈妈聊聊一天之中发生的事情，分担家务。到家之后陪宝宝玩，晚上尽量不睡太晚，夜里帮着做些给宝宝拍嗝、换尿布之类的事情。

如果爸爸们勇敢地独立带孩子，感受养育不易，也会享受到难得的亲子时光。主动配合孩子的妈妈，帮忙哄睡而不是按哭喂养，虽然起步时辛苦，但这样能够极大地改善孩子的睡眠状况。

妈妈们的经历 *儿子1岁4个月，晚上闹无数次，要吃奶，含一口就又睡觉，包括中午也是，我在就必须奶睡，如果我不在也可以抱着哄或者自己玩着玩着睡。有天我肚子痛，孩子他爸主动表态要晚上一个人带孩子睡，第一天晚上孩子哭了两次，抱哄，第二天开始就没问题了。现在，孩子可以自行入睡整夜不用夜奶，睡眠质量好太多了。*

第二，关心老人，做好老人和妻子沟通的桥梁。

婆媳是否有矛盾和丈夫的作为息息相关，多承担和老人沟通的任务，听听妻子和老人的抱怨，让他们的情绪得以抒发。多传好话，让双方磨合得更好。总之，误解来自不了解，亲身经历过带孩子的不易，才更能珍惜彼此的付出。别觉得养孩子就是喂奶，而喂奶你干不了，所以养孩子跟你就没关系了，爸爸可以给宝宝唱歌，给宝宝拍嗝，推车带宝宝出去玩，可以做很多很多……

经营好家庭，养育好自己的后代，既是责任，也是成就，爸爸在这个付出的过程中会收获很多快乐，试过就能懂。看这本书的爸爸可能不多，但若你是其中一员，真的很棒，祝一切安好，家庭幸福。

参考文献

艾盖瑞，贝南罗特医学博士．2005. 从 0 岁开始．林慧贞译．广州：广东经济出版社．

安妮特·卡斯特－察恩，哈特穆特·莫根罗特．2012. 每个孩子都能好好睡觉．颜徽灵译．北京：中信出版社．

彼得·豪利．2009. 和失眠说再见．蒡亚译．北京：中国轻工业出版社．

伯顿·L. 怀特．2007. 从出生到 3 岁：婴幼儿能力发展与早期教育权威指南．宋苗译．北京：京华出版社．

丹尼尔·西格尔，蒂娜·佩恩·布赖森．2017. 全脑教养法．周玥，等译．北京：北京联合出版公司．

Dr·JamesB·Mass. 2008. 睡出活力．张秀华，等译．北京：人民卫生出版社．

弗兰斯·普洛伊，赫蒂·范德里特．2015. 神奇的飞跃周．程霄晨译．海口：南海出版公司．

哈韦·卡普．2013. 卡普新生儿安抚法 (0~1 岁). 陈楠译．杭州：浙江人民出版社．

吉娜·福特．2003. 超级育儿通．陈丽译．汕头：汕头大学出版社．

金姆·韦斯特，乔安娜·凯南．2011. 韦氏婴幼儿睡眠圣经．李寒译．北京：金城出版社．

劳拉·E. 伯克．2014. 伯克毕生发展心理学：从 0 岁到青少年 (第四版). 陈会昌，等译．北京：中国人民大学出版社．

理查德·法伯．2013. 法伯睡眠宝典．戴莎译．杭州：浙江人民出版社．

林奂均．2009. 百岁医生教我的育儿宝典．许惠珺译．海口：南海出版公司．

马克·维斯布朗．2011. 婴幼儿睡眠圣经．刘丹，等译．南宁：广西科学技术出版社．

帕梅拉·德鲁克曼．2012. 法国妈妈育儿经．李媛媛译．北京：中信出版社．

斯蒂文·谢尔弗．2012. 美国儿科学会育儿百科．陈铭宇，等译．北京：北京科学技术出版社．

特蕾西·霍格 .2011. 婴语的秘密．邱宏译．天津：天津社会科学院出版社．

特雷西·霍格，梅林达·布劳．2009. 实用程序育儿法．张雪兰译．北京：京华出版社．

托马斯·戈登．2015. 父母效能训练．琼林译．北京：中国发展出版社．

威廉・西尔斯，玛莎・西尔斯 . 2004. 宝宝安睡魔法书 . 陆魁秋，等译 . 汕头：汕头大学出版社 .

威廉・西尔斯，等 . 2009. 西尔斯亲密育儿百科 . 邵艳美译 . 海口：南海出版公司 .

西比乐・吕鲍尔德 . 2012. 我要和你们一起睡 . 张丽欧译 . 北京：电子工业出版社 .

虾米妈咪 . 2014. 虾米妈咪育儿正典 . 南京：江苏科学技术出版社 .

熊吉东 . 2009. 睡眠障碍 . 北京：人民卫生出版社 .

伊丽莎白・潘特丽 . 2013. 宝宝不哭之夜间安睡秘诀 . 文青译 . 北京：中国石油大学出版社 .

詹姆士・麦克肯纳 . 2013. 与宝宝同眠 . 郑轲译 . 北京：新世界出版社 .

赵忠新 . 2000. 临床睡眠障碍学 . 上海：第二军医大学出版社 .

张思莱 . 2014. 张思莱育儿微访谈（健康分册）. 北京：中国妇女出版社 .

张思莱 . 2014. 张思莱育儿微访谈（养育分册）. 北京：中国妇女出版社 .

致 谢

感谢德高望重、热心公益的张思莱张奶奶对我的无私帮助和引荐，没有张奶奶的支持和鼓励，就没有这本书的问世，也要感谢初版的编辑刘冬姐姐。

感谢勤勉无私、正直坚毅的儿科医生妈妈虾米妈咪在睡眠问题讲述逻辑等诸多问题上给予我指点。

感谢澳洲妇幼韩珊珊医生、儿科医生钟乐、口腔颅颌面科张强医生以及旻苏对书中部分内容的审阅和指导。

感谢中信出版社的赵媛媛、陈倩颖两位编辑精心打磨了这个新的版本。

在接触婴儿睡眠的道路上，首先感谢佑佑妈妈，从她的帖子里我第一次知道《实用程序育儿法》这本书，也是这本书改变了我的人生轨迹。感谢莲莘妈妈，从她那里我第一次知道睡眠训练这个词，也因她而对睡眠训练的利弊有更深的思考。

感谢前人辛苦地写就各种睡眠书，尤其是《实用程序育儿法》（作者已离世）、《婴幼儿睡眠圣经》对我的启发和影响很大，也是我学习婴儿睡眠的启蒙书。感谢国际育儿健康研究院（IPHI）给我提供了进一步系统了解婴儿睡眠的机会。

感谢陈忻博士在儿童心理、行为等问题上给我的指点。感谢彤画妈在对哭声的理解、自主性、入睡的内力和外力等方面给我的启发。感谢小暖在法伯法的实践和理解上做的深入探讨。感谢外星人妈在安抚物、作息等问题上给予的启发。

感谢为每一章节提供短案例的妈妈们，这部分有上百人，原本想一一问询后摘引，但实在精力有限，所以统一以“妈妈们的经历”来体现，再次对每一位提供案例的妈妈表示感谢，没有你们的记录就没有这本书。

感谢每一章节长案例的作者（排名不分先后），尤其是祺儿妈妈、小小高妈妈、妞儿妈妈、球球妈妈、为为妈妈、云朵妈妈、小妹妈妈、可可妈妈、莲莘妈妈、潼潼妈妈、十月妈妈、肉球妈妈、多鸽妈妈、一一妈妈、楷楷妈妈、提拉妈妈、外星人妈妈秋千、冰淇淋妈妈、阿彤妈妈、圆圆妈妈、翔翔妈妈、金虎妈妈、琳琳妈妈、团子妈妈、嘟哥恬妹妈妈、未未和末末妈妈……是你们的记录和总结，让这些睡眠状况得以还原，为后来者提供了宝贵的经验。

感谢几十位看过不同章节，并提出详细修改意见的家长，尤其是困困妈妈、米娘、提拉妈妈、养乐多妈妈、萌芽君、布布妈妈、文达妈妈、心心和千千妈妈、豌豆妈妈、姚姚姐、苹苹妈妈、满满妈妈、桃子妈妈、豆豆妈妈、晓宁、糖果妈妈、小蓝莓妈妈等等。

感谢那些鼓励、帮助过我的人，尤其是佩蓉姐、美然姐、云窗姐、豆子妈妈、泰哥妈妈、微微姐、刘丽姐、永照姐、宁宁姐、珊珊姐、小米妈妈、蓝兮妈妈、肉肉姥姥、小妹妈妈、天天妈妈、多宝妈妈、可乐妈妈、青青、梓亨妈妈、小花、花卷儿妈妈、胡蝶妈妈、薇安、小君、跳妈妈、王斌、接力、蕴宝妈妈、芒果妈妈等等。

感谢小土安睡法测试群的妈妈们提供的图片、视频，以及对方法的反馈意见。感谢无数个帮助过、鼓励过、启发过，甚至是批评过我的人，虽然没有办法一一鸣谢，但希望我已不负所托，将大家思考的火花，所经历的笑与痛，都整理和总结下来了。

感谢我的公公、婆婆，在养育宝宝的路上，他们付出了很多心血。感谢我的父母养育我，感谢我的舅舅舅妈、叔叔、姑姑给予我的照顾。感谢我的先生支持、体谅、包容我，让我得以在困难的环境中坚持下来。

最后感谢我家的两个小子，他们改变了我人生的轨迹，赋予我人生新的意义。

宝宝的状态：★★★★☆
妈妈的状态：♥♥♥♡♡

• 记录第 5 天 •

宝宝月龄：4 个月 26 天 / 记录日期：2020 年 2 月 15 日
当日起床时间：7:00 / 夜间入睡时间：20:30 / 全天睡眠总时长约：14.5 小时

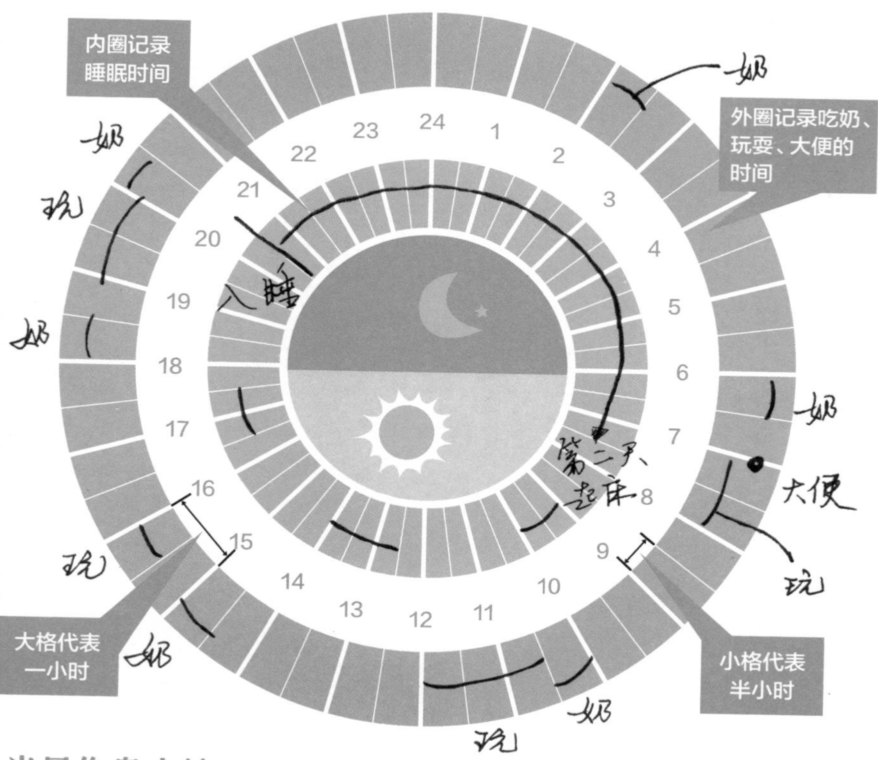

当日作息小结：

吃奶 6 次 / 吃辅食 0 次 / 玩耍 4 次 / 大便 1 次

白天小睡次数 3 次 / 白天小睡总时长约 3.5 小时

观察笔记：今天尝试晚上8:00左右哄睡，睡前多喝两次奶，喝饱，果然她11:00没醒！睡了五个半小时！胜利！

宝宝的状态：☆☆☆☆☆

妈妈的状态：♡♡♡♡♡

• 记录第　　天 •

宝宝月龄：___ 个月 ___ 天 ／ 记录日期：_____ 年 ___ 月 ___ 日

当日起床时间：___ ／ 夜间入睡时间：___ ／ 全天睡眠总时长约：___ 小时

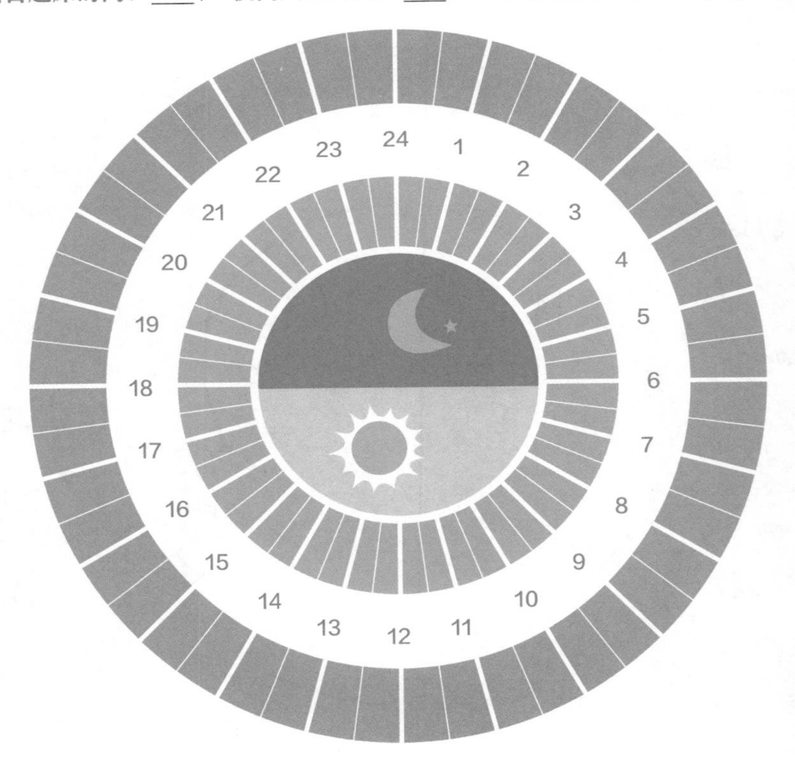

当日作息小结：

吃奶 ___ 次 ／ 吃辅食 ___ 次 ／ 玩耍 ___ 次 ／ 大便 ___ 次

白天小睡次数 ___ 次 ／ 白天小睡总时长约 _____ 小时

观察笔记：____

____

宝宝的状态：☆☆☆☆☆

妈妈的状态：♡♡♡♡♡

• 记录第　天 •

宝宝月龄：___ 个月 ___ 天 ／ 记录日期：_____ 年 ___ 月 ___ 日

当日起床时间：____ ／ 夜间入睡时间：____ ／ 全天睡眠总时长约：____ 小时

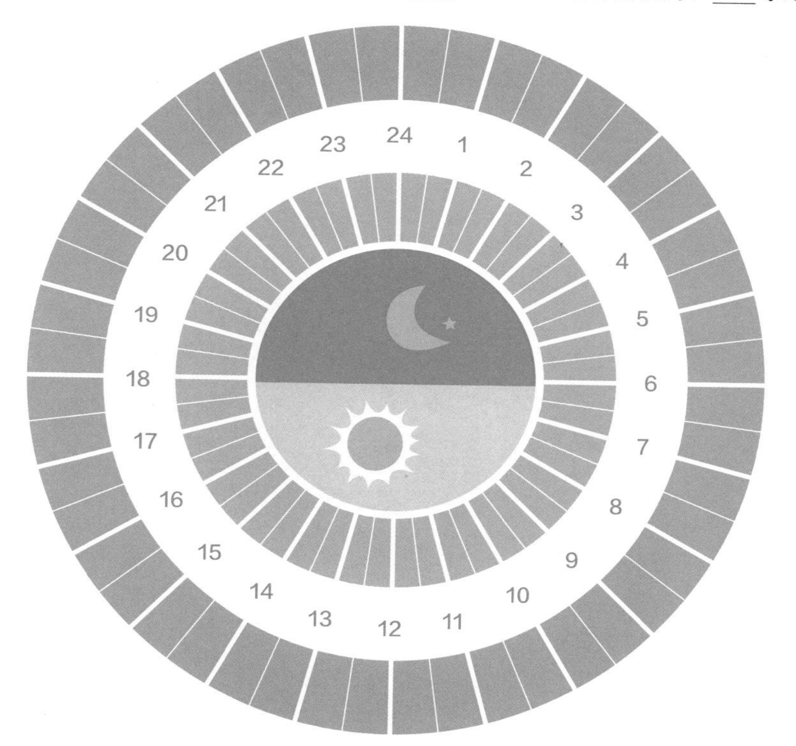

当日作息小结：

吃奶 ___ 次 ／ 吃辅食 ___ 次 ／ 玩耍 ___ 次 ／ 大便 ___ 次

白天小睡次数 ___ 次 ／ 白天小睡总时长约 _____ 小时

观察笔记：____

____

宝宝的状态：☆☆☆☆☆

妈妈的状态：♡♡♡♡♡

•记录第　　天•

宝宝月龄：___个月___天 ／ 记录日期：_____年___月___日

当日起床时间：___ ／ 夜间入睡时间：___ ／ 全天睡眠总时长约：___小时

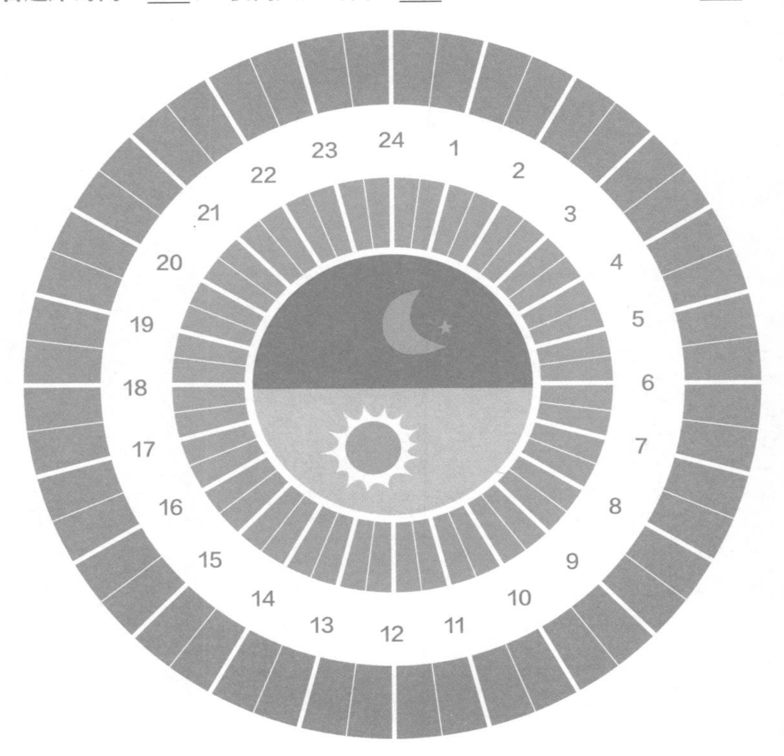

当日作息小结：

吃奶___次 ／ 吃辅食___次 ／ 玩耍___次 ／ 大便___次

白天小睡次数___次 ／ 白天小睡总时长约_____小时

观察笔记：____

____

宝宝的状态：

妈妈的状态：

• 记录第　　天 •

宝宝月龄：___ 个月 ___ 天 ／ 记录日期：______ 年 ___ 月 ___ 日

当日起床时间：____ ／ 夜间入睡时间：____ ／ 全天睡眠总时长约：____ 小时

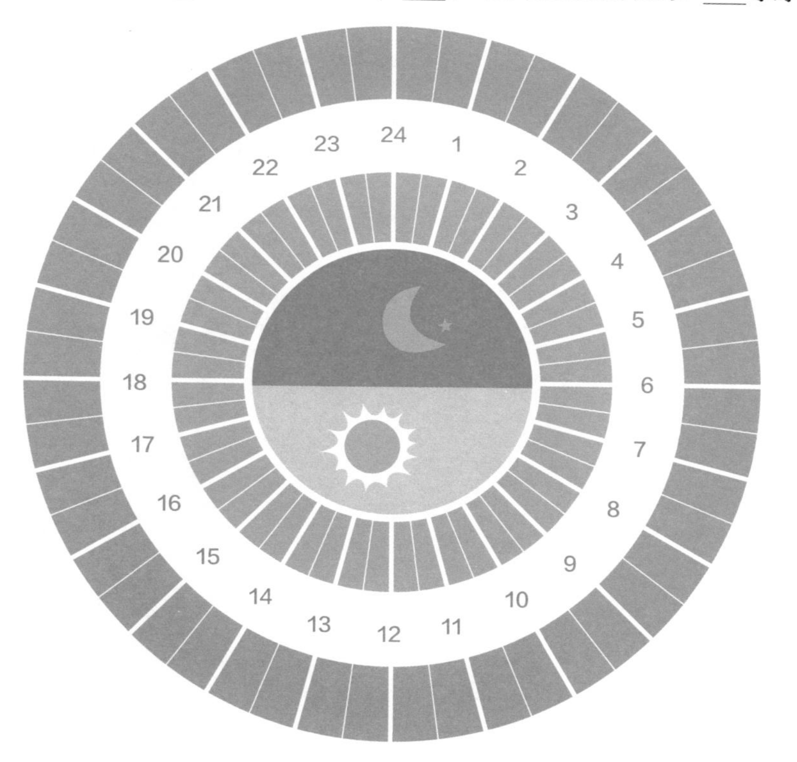

当日作息小结：

吃奶 ___ 次 ／ 吃辅食 ___ 次 ／ 玩耍 ___ 次 ／ 大便 ___ 次

白天小睡次数 ___ 次 ／ 白天小睡总时长约 ______ 小时

观察笔记：______________________________

____

宝宝的状态：
妈妈的状态：

•记录第　　天•

宝宝月龄：___ 个月 ___ 天 ／ 记录日期：_____ 年 ___ 月 ___ 日

当日起床时间：___ ／ 夜间入睡时间：___ ／ 全天睡眠总时长约：___ 小时

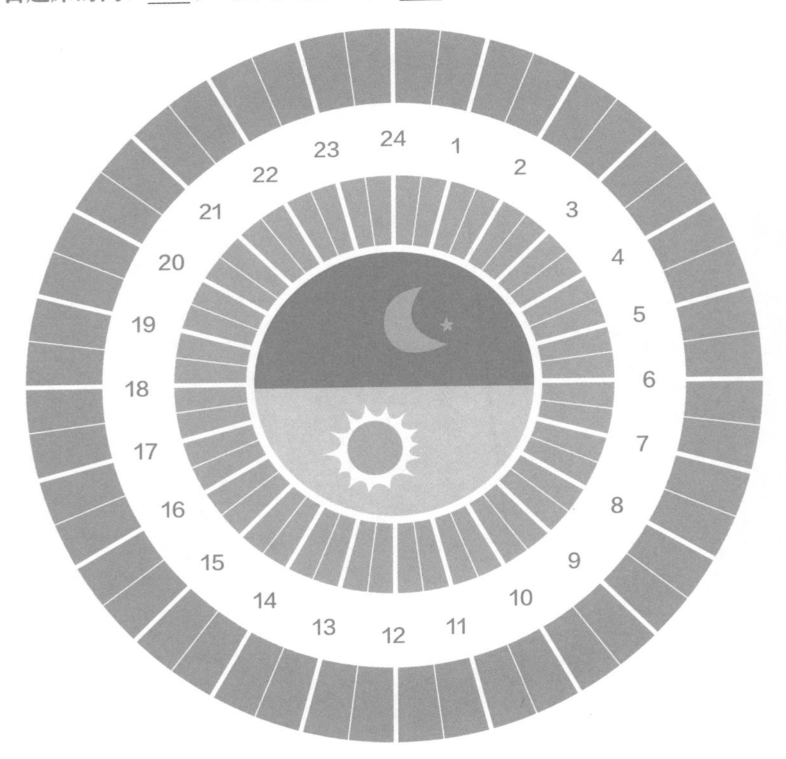

当日作息小结：

吃奶 ___ 次 ／ 吃辅食 ___ 次 ／ 玩耍 ___ 次 ／ 大便 ___ 次

白天小睡次数 ___ 次 ／ 白天小睡总时长约 _____ 小时

观察笔记：______________________________

____

宝宝的状态：☆☆☆☆☆
妈妈的状态：♡♡♡♡♡

• 记录第 天 •

宝宝月龄：___ 个月 ___ 天 ／ 记录日期：_____ 年 ___ 月 ___ 日
当日起床时间：____ ／ 夜间入睡时间：____ ／ 全天睡眠总时长约：____ 小时

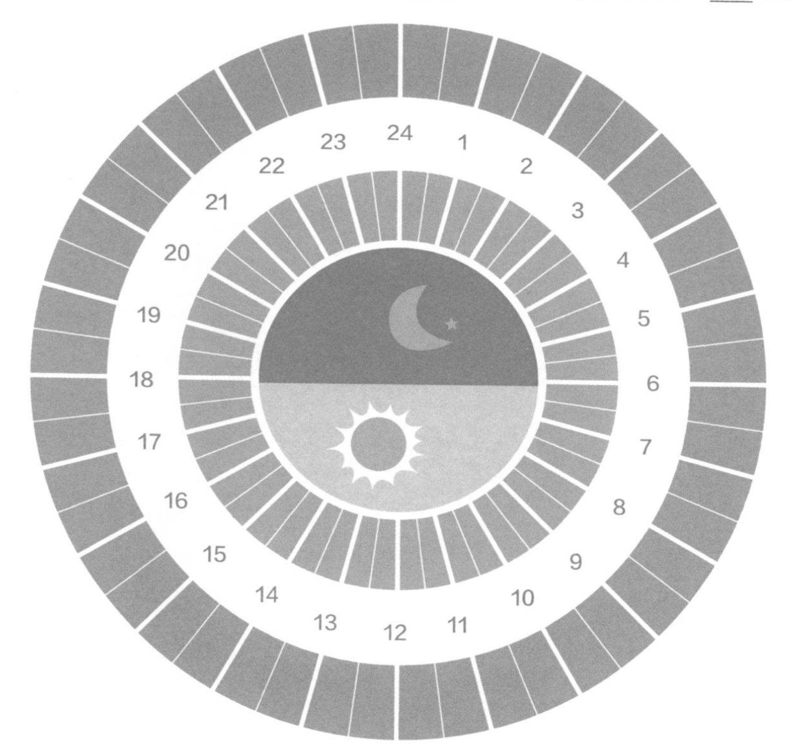

当日作息小结：

吃奶 ___ 次 ／ 吃辅食 ___ 次 ／ 玩耍 ___ 次 ／ 大便 ___ 次

白天小睡次数 ___ 次 ／ 白天小睡总时长约 _____ 小时

观察笔记：____

____

宝宝的状态：★★★★★

妈妈的状态：♥♥♥♥♥

• 记录第　　天 •

宝宝月龄：___ 个月 ___ 天 ／ 记录日期：_____ 年 ___ 月 ___ 日

当日起床时间：____ ／ 夜间入睡时间：____ ／ 全天睡眠总时长约：____ 小时

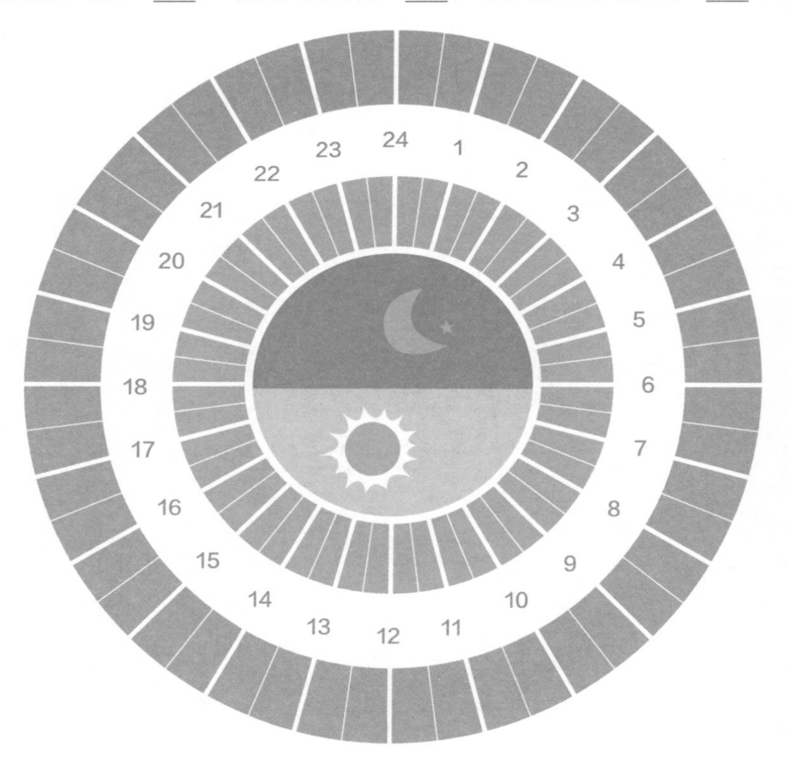

当日作息小结：

吃奶 ___ 次 ／ 吃辅食 ___ 次 ／ 玩耍 ___ 次 ／ 大便 ___ 次

白天小睡次数 ___ 次 ／ 白天小睡总时长约 _____ 小时

观察笔记：____

____

宝宝的状态：

妈妈的状态：

• 记录第　天 •

宝宝月龄：___ 个月 ___ 天 ／ 记录日期：_____ 年 ___ 月 ___ 日

当日起床时间：___ ／ 夜间入睡时间：___ ／ 全天睡眠总时长约：___ 小时

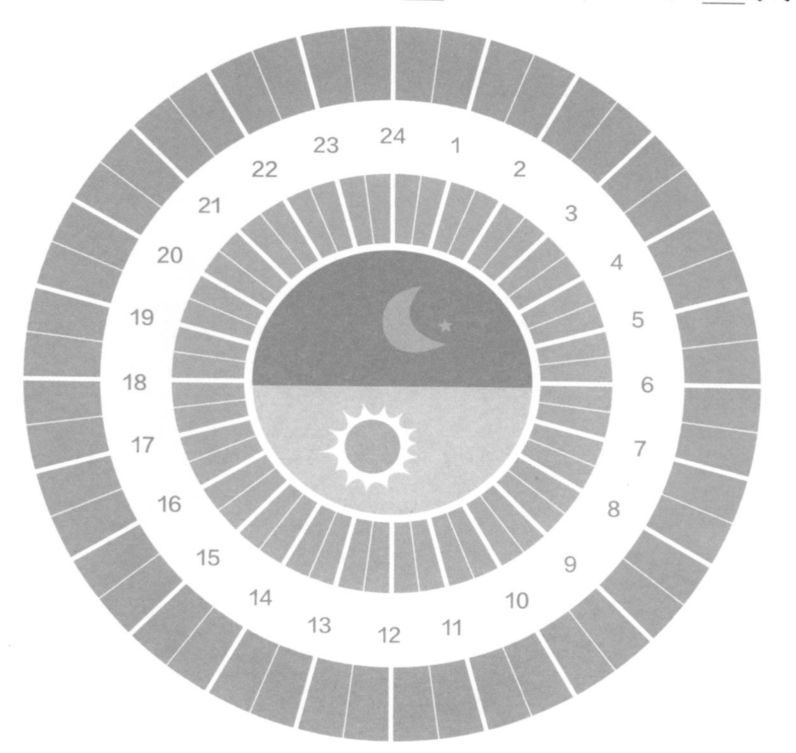

当日作息小结：

吃奶 ___ 次 ／ 吃辅食 ___ 次 ／ 玩耍 ___ 次 ／ 大便 ___ 次

白天小睡次数 ___ 次 ／ 白天小睡总时长约 _____ 小时

观察笔记：___________________________________

____

宝宝的状态：☆☆☆☆☆

妈妈的状态：♡♡♡♡♡

•记录第 天•

宝宝月龄：___ 个月 ___ 天 ／ 记录日期：_____ 年 ___ 月 ___ 日

当日起床时间：____ ／ 夜间入睡时间：____ ／ 全天睡眠总时长约：____ 小时

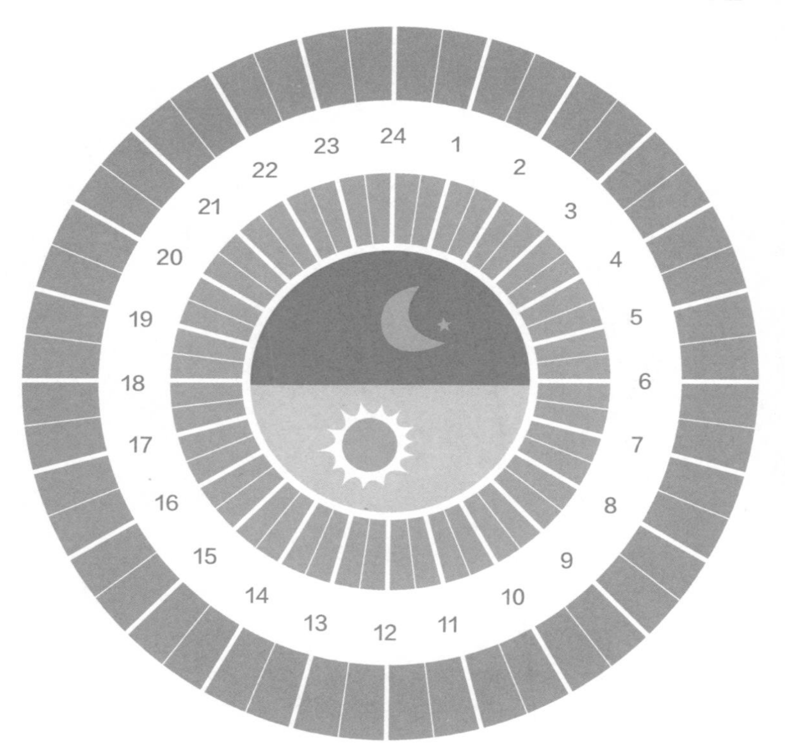

当日作息小结：

吃奶 ___ 次 ／ 吃辅食 ___ 次 ／ 玩耍 ___ 次 ／ 大便 ___ 次

白天小睡次数 ___ 次 ／ 白天小睡总时长约 _____ 小时

观察笔记：____

____

宝宝的状态：☆☆☆☆☆

妈妈的状态：♡♡♡♡♡

• 记录第　　天 •

宝宝月龄：___ 个月 ___ 天 ／ 记录日期：_____ 年 ___ 月 ___ 日

当日起床时间：____ ／ 夜间入睡时间：____ ／ 全天睡眠总时长约：____ 小时

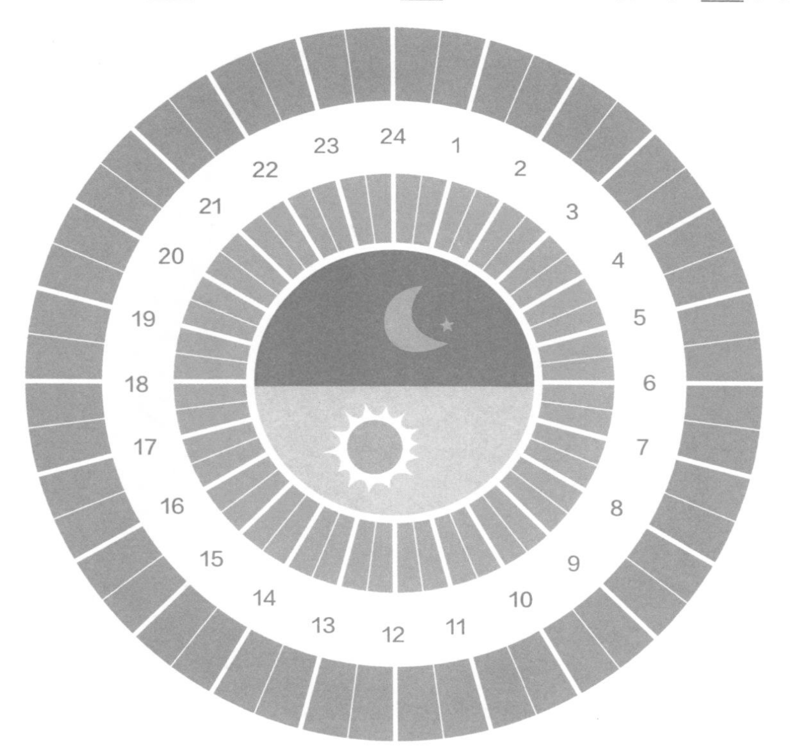

当日作息小结：

吃奶 ___ 次 ／ 吃辅食 ___ 次 ／ 玩耍 ___ 次 ／ 大便 ___ 次

白天小睡次数 ___ 次 ／ 白天小睡总时长约 _____ 小时

观察笔记：____

____

宝宝的状态：

妈妈的状态：

• 记录第　　天 •

宝宝月龄：___ 个月 ___ 天 ／ 记录日期：_____ 年 ___ 月 ___ 日

当日起床时间：___ ／ 夜间入睡时间：___ ／ 全天睡眠总时长约：___ 小时

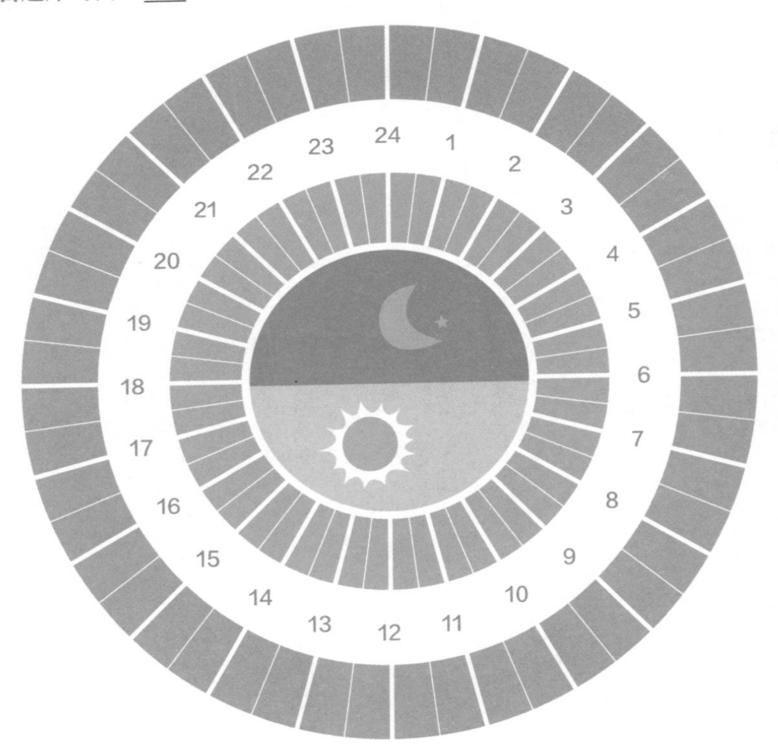

当日作息小结：

吃奶 ___ 次 ／ 吃辅食 ___ 次 ／ 玩耍 ___ 次 ／ 大便 ___ 次

白天小睡次数 ___ 次 ／ 白天小睡总时长约 _____ 小时

观察笔记：____

____

宝宝的状态：

妈妈的状态：

•记录第　　天•

宝宝月龄：___ 个月 ___ 天 ／ 记录日期：______ 年 ___ 月 ___ 日

当日起床时间：____ ／ 夜间入睡时间：____ ／ 全天睡眠总时长约：____ 小时

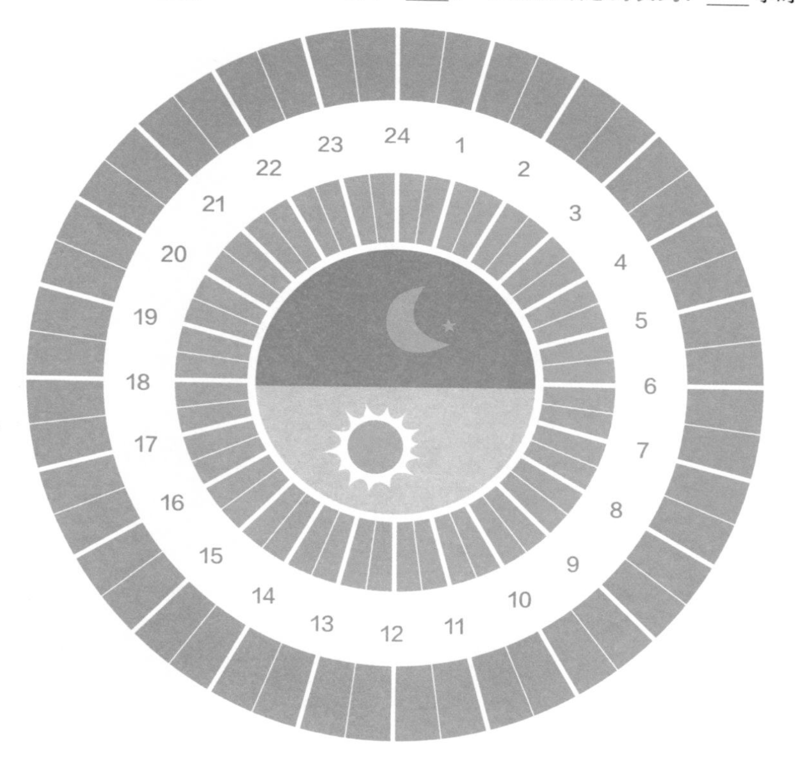

当日作息小结：

吃奶 ___ 次 ／ 吃辅食 ___ 次 ／ 玩耍 ___ 次 ／ 大便 ___ 次

白天小睡次数 ___ 次 ／ 白天小睡总时长约 ______ 小时

观察笔记：______________________________

____

宝宝的状态：

妈妈的状态：

• 记录第　天 •

宝宝月龄：___ 个月 ___ 天 ／ 记录日期：_____ 年 ___ 月 ___ 日

当日起床时间：___ ／ 夜间入睡时间：___ ／ 全天睡眠总时长约：___ 小时

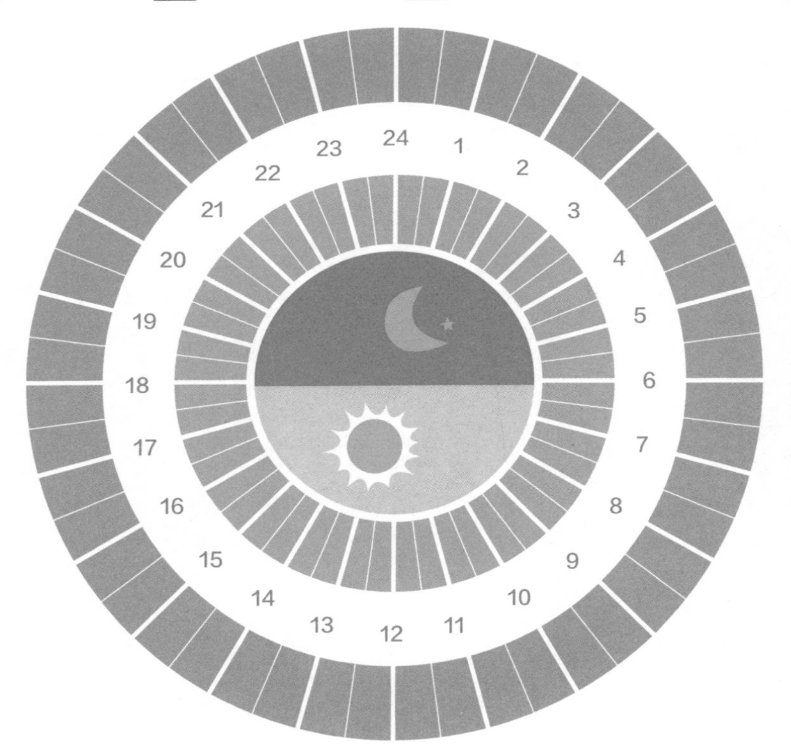

当日作息小结：

吃奶 ___ 次 ／ 吃辅食 ___ 次 ／ 玩耍 ___ 次 ／ 大便 ___ 次

白天小睡次数 ___ 次 ／ 白天小睡总时长约 _____ 小时

观察笔记：______________________________

____

宝宝的状态：☆☆☆☆☆

妈妈的状态：♡♡♡♡♡

• 记录第　天 •

宝宝月龄：___ 个月 ___ 天 / 记录日期：_____ 年 ___ 月 ___ 日

当日起床时间：____ / 夜间入睡时间：____ / 全天睡眠总时长约：____ 小时

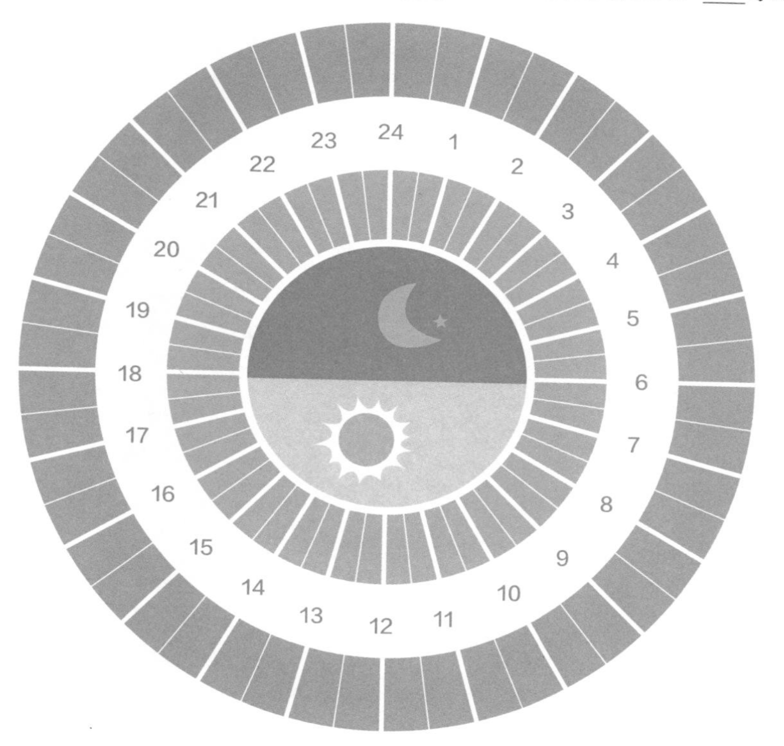

当日作息小结：

吃奶 ___ 次 / 吃辅食 ___ 次 / 玩耍 ___ 次 / 大便 ___ 次

白天小睡次数 ___ 次 / 白天小睡总时长约 _____ 小时

观察笔记：____

____

宝宝的状态：★★★★★

妈妈的状态：♥♥♥♥♥

•记录第 天•

宝宝月龄：__个月__天 / 记录日期：_____年__月__日

当日起床时间：____ / 夜间入睡时间：____ / 全天睡眠总时长约：____小时

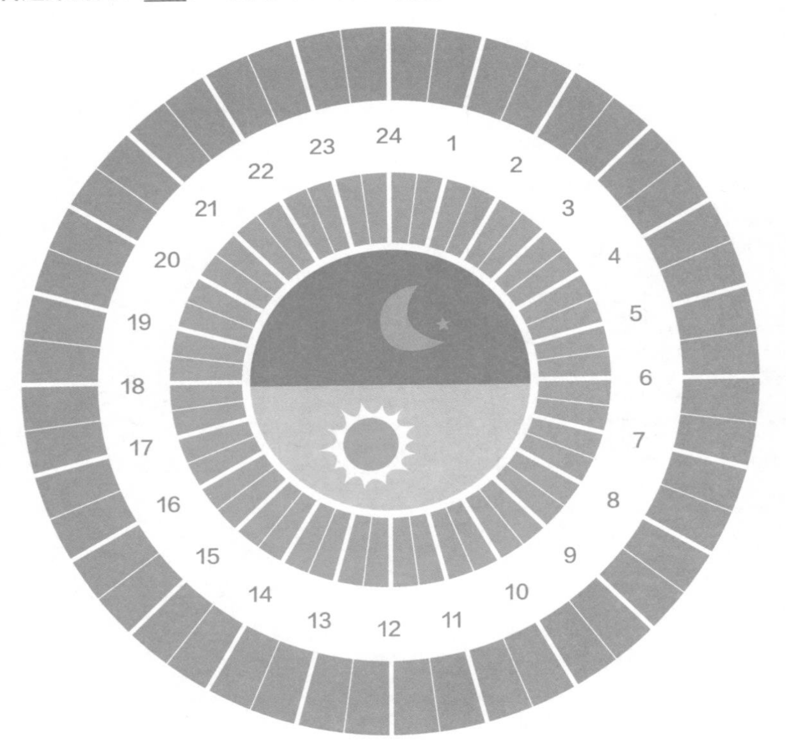

当日作息小结：

吃奶__次 / 吃辅食__次 / 玩耍__次 / 大便__次

白天小睡次数__次 / 白天小睡总时长约_____小时

观察笔记：____

____

宝宝的状态：☆☆☆☆☆

妈妈的状态：♡♡♡♡♡

• 记录第 天 •

宝宝月龄：___个月___天 ／ 记录日期：_____年___月___日

当日起床时间：____ ／ 夜间入睡时间：____ ／ 全天睡眠总时长约：____小时

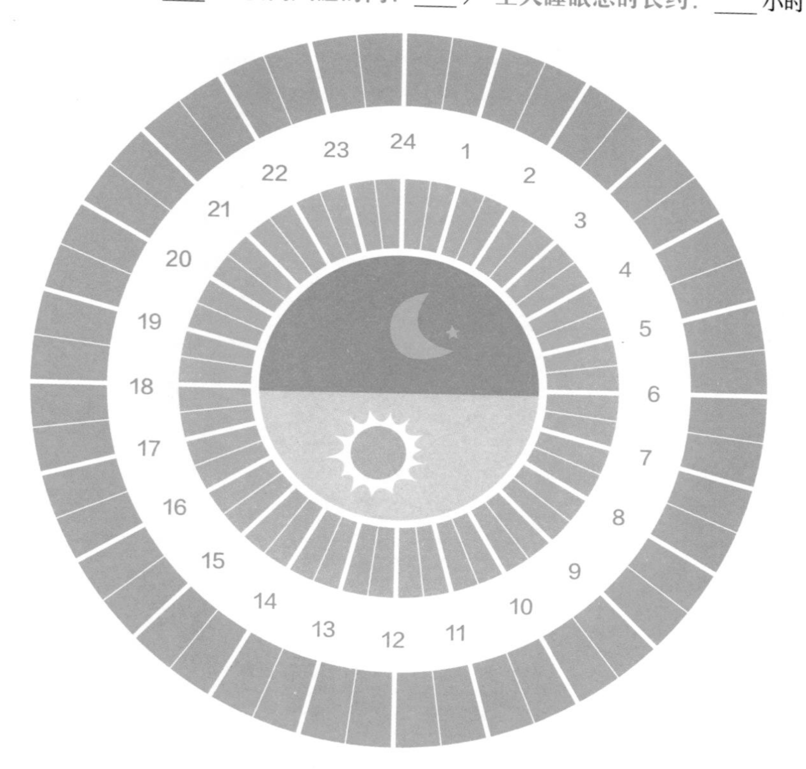

当日作息小结：

吃奶___次 ／ 吃辅食___次 ／ 玩耍___次 ／ 大便___次

白天小睡次数___次 ／ 白天小睡总时长约_____小时

观察笔记：____

____

宝宝的状态：
妈妈的状态：

•记录第　　天•

宝宝月龄：___ 个月 ___ 天 ／ 记录日期：_____ 年 ___ 月 ___ 日

当日起床时间：___ ／ 夜间入睡时间：___ ／ 全天睡眠总时长约：___ 小时

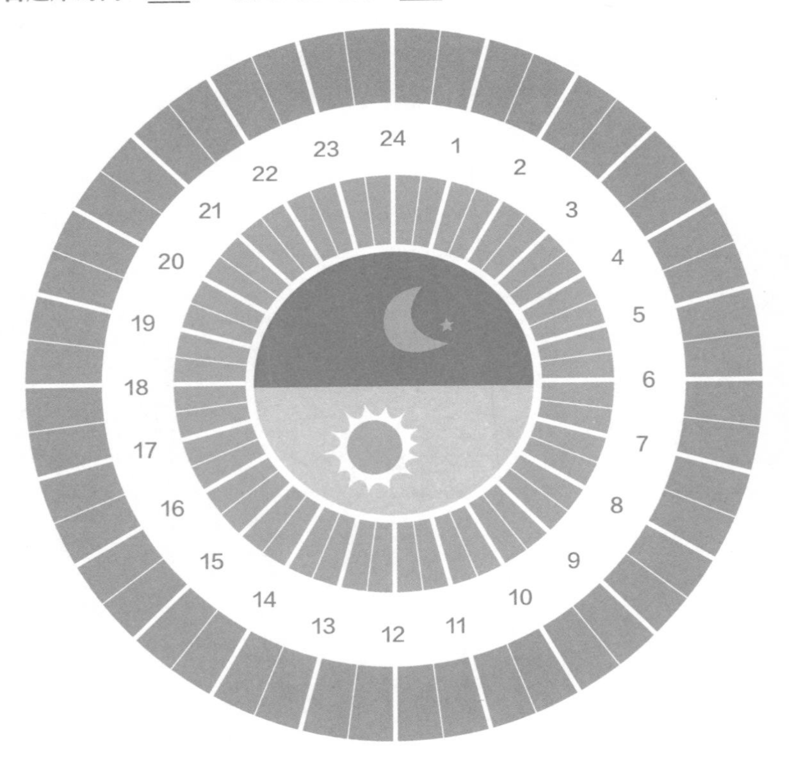

当日作息小结：

吃奶 ___ 次 ／ 吃辅食 ___ 次 ／ 玩耍 ___ 次 ／ 大便 ___ 次

白天小睡次数 ___ 次 ／ 白天小睡总时长约 _____ 小时

观察笔记：____

____

宝宝的状态：
妈妈的状态：

• 记录第　天 •

宝宝月龄：___ 个月 ___ 天 / 记录日期：_____ 年 ___ 月 ___ 日

当日起床时间：____ / 夜间入睡时间：____ / 全天睡眠总时长约：____ 小时

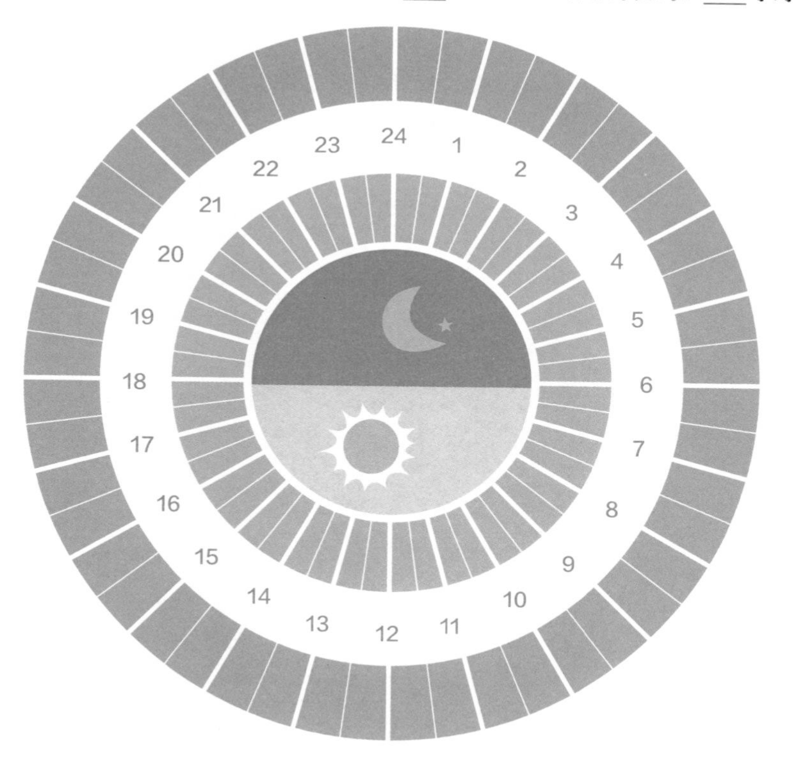

当日作息小结：

吃奶 ___ 次 / 吃辅食 ___ 次 / 玩耍 ___ 次 / 大便 ___ 次

白天小睡次数 ___ 次 / 白天小睡总时长约 _____ 小时

观察笔记：____

____

宝宝的状态：☆☆☆☆☆

妈妈的状态：♡♡♡♡♡

•记录第　　天•

宝宝月龄：___个月___天 ／ 记录日期：_____年___月___日

当日起床时间：___ ／ 夜间入睡时间：___ ／ 全天睡眠总时长约：___小时

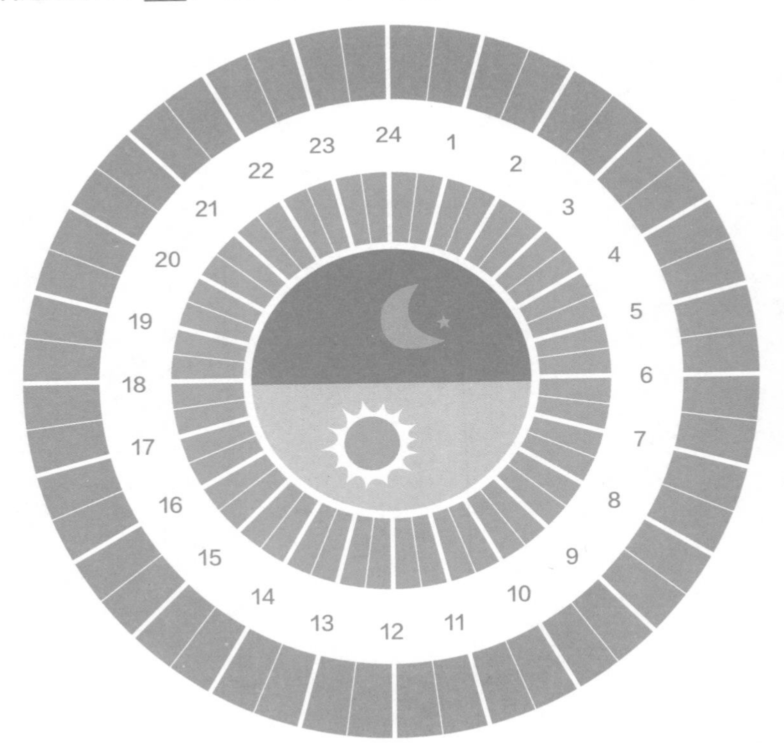

当日作息小结：

吃奶___次 ／ 吃辅食___次 ／ 玩耍___次 ／ 大便___次

白天小睡次数___次 ／ 白天小睡总时长约_____小时

观察笔记：______________________________

____

宝宝的状态：
妈妈的状态：

• 记录第　天 •

宝宝月龄：___个月___天 ／ 记录日期：_____年___月___日
当日起床时间：____ ／ 夜间入睡时间：____ ／ 全天睡眠总时长约：____小时

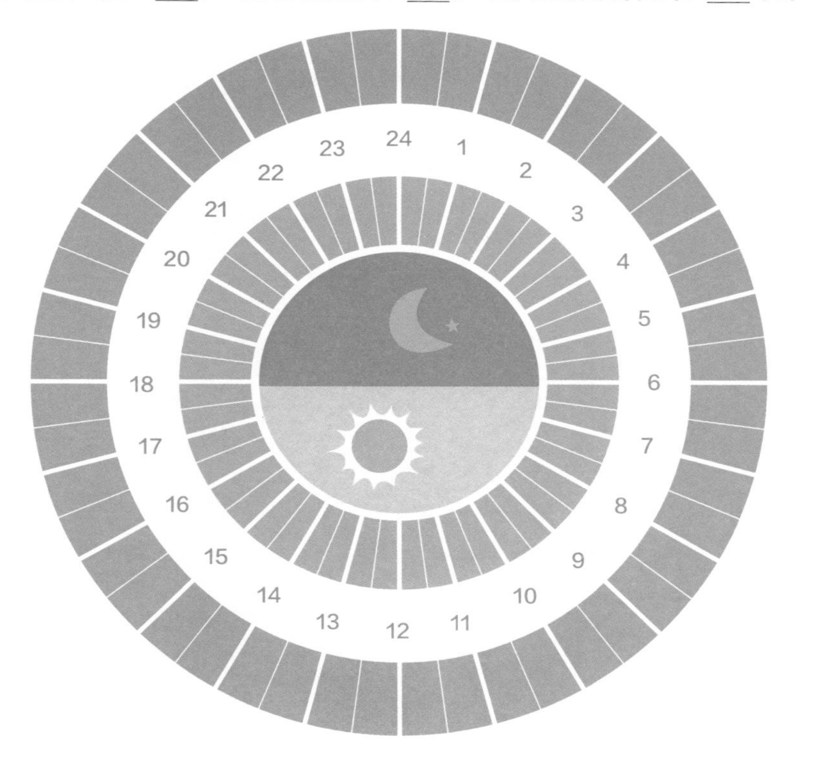

当日作息小结：

吃奶___次 ／ 吃辅食___次 ／ 玩耍___次 ／ 大便___次

白天小睡次数___次 ／ 白天小睡总时长约_____小时

观察笔记：____

____

宝宝的状态：★★★★★

妈妈的状态：♥♥♥♥♥

•记录第　　天•

宝宝月龄：___ 个月 ___ 天 ／ 记录日期：_____ 年 ___ 月 ___ 日

当日起床时间：____ ／ 夜间入睡时间：____ ／ 全天睡眠总时长约：____ 小时

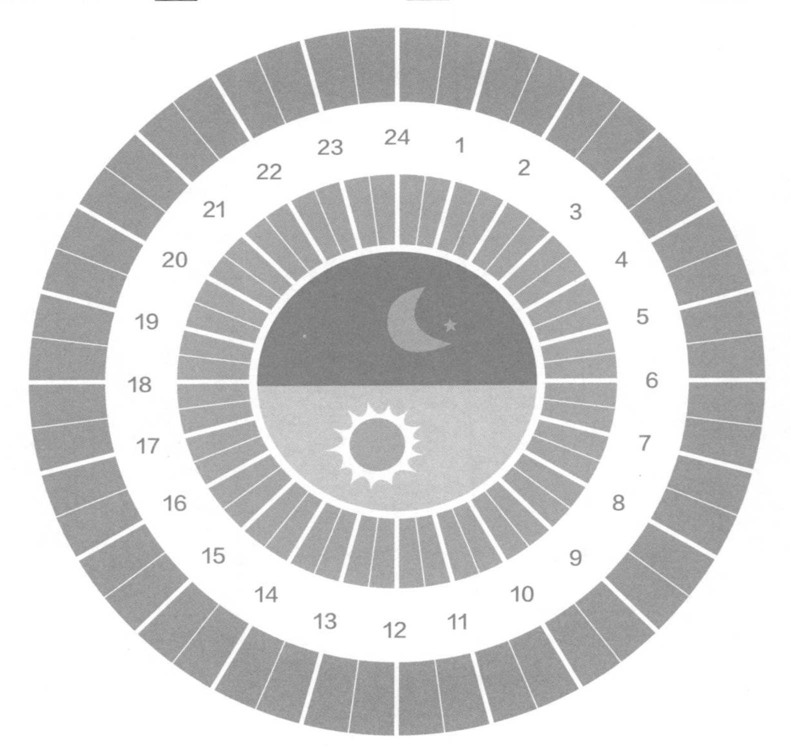

当日作息小结：

吃奶 ___ 次 ／ 吃辅食 ___ 次 ／ 玩耍 ___ 次 ／ 大便 ___ 次

白天小睡次数 ___ 次 ／ 白天小睡总时长约 _____ 小时

观察笔记：____

____

宝宝的状态：☆☆☆☆☆

妈妈的状态：♡♡♡♡♡

• 记录第　　天 •

宝宝月龄：___个月___天 ／ 记录日期：_____年___月___日

当日起床时间：____ ／ 夜间入睡时间：____ ／ 全天睡眠总时长约：____小时

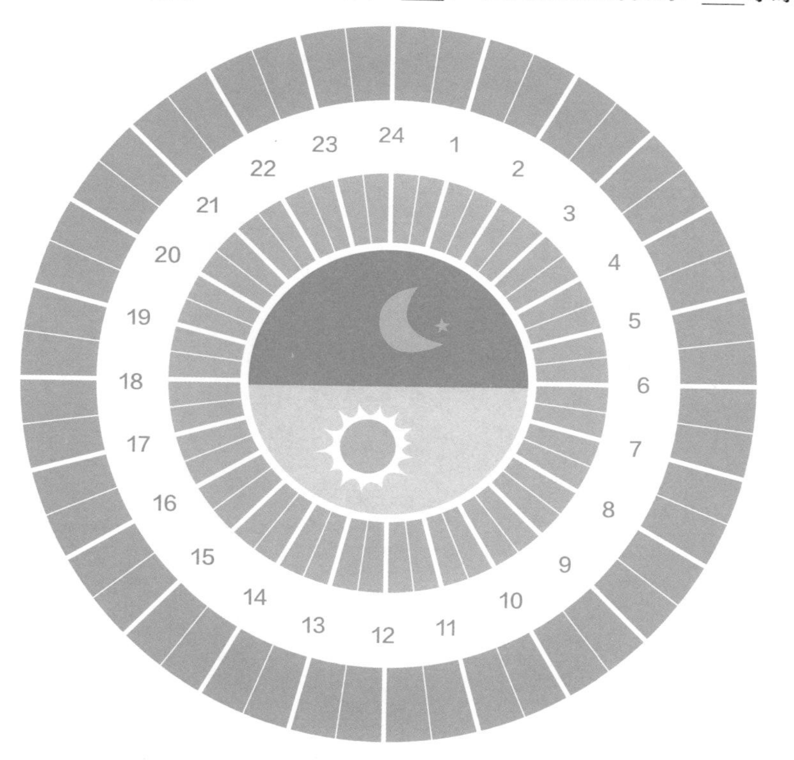

当日作息小结：

吃奶___次 ／ 吃辅食___次 ／ 玩耍___次 ／ 大便___次

白天小睡次数___次 ／ 白天小睡总时长约_____小时

观察笔记：______________________________

____

宝宝的状态：☆☆☆☆☆
妈妈的状态：♡♡♡♡♡

• 记录第　　天 •

宝宝月龄：___个月___天 ／ 记录日期：_____年___月___日

当日起床时间：____ ／ 夜间入睡时间：____ ／ 全天睡眠总时长约：____小时

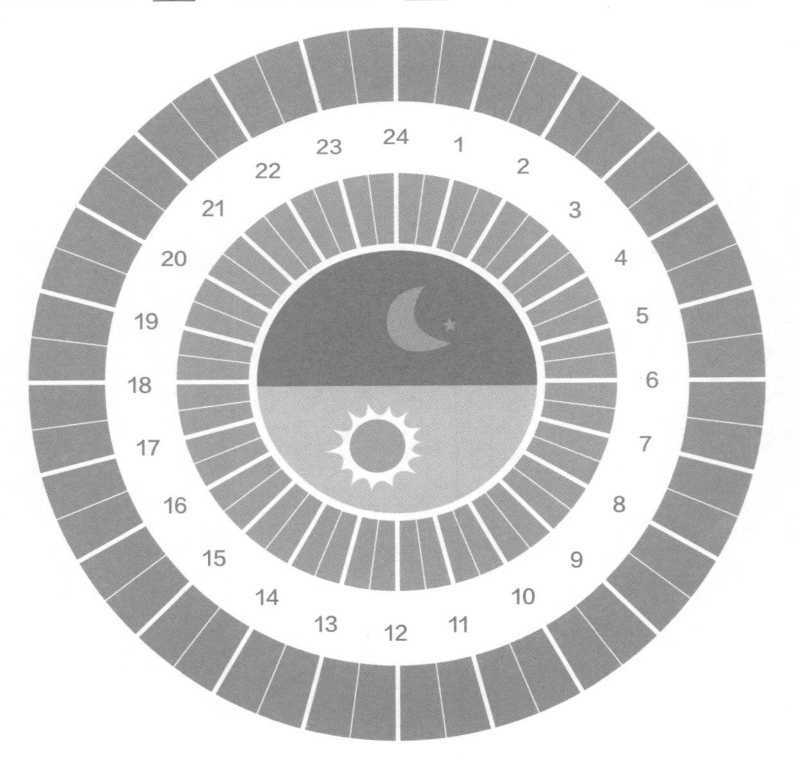

当日作息小结：

吃奶___次 ／ 吃辅食___次 ／ 玩耍___次 ／ 大便___次

白天小睡次数___次 ／ 白天小睡总时长约_____小时

观察笔记：____

____

宝宝的状态：☆☆☆☆☆

妈妈的状态：♡♡♡♡♡

·记录第 天·

宝宝月龄：___个月___天 / 记录日期：_____年___月___日

当日起床时间：____ / 夜间入睡时间：____ / 全天睡眠总时长约：____小时

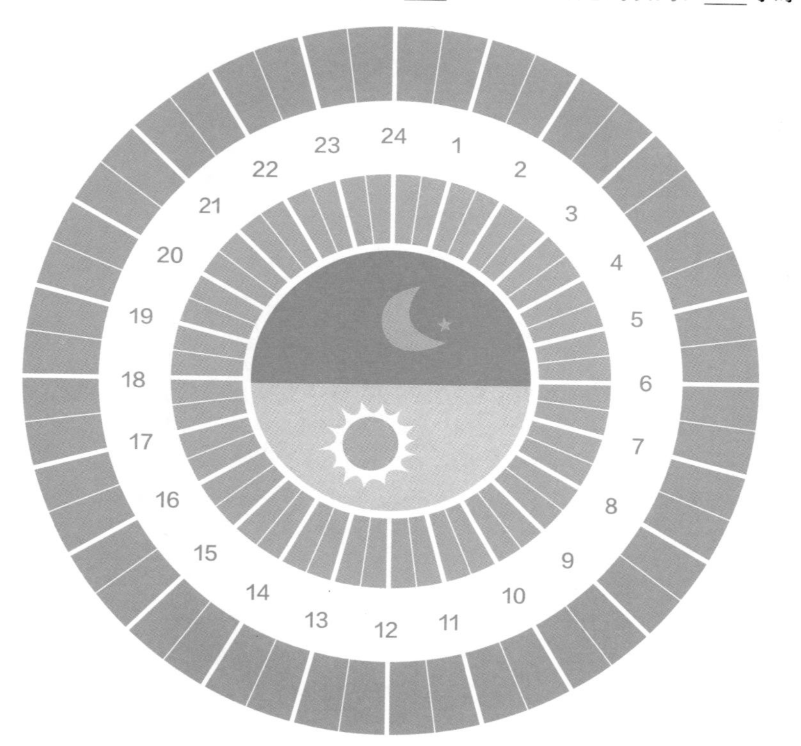

当日作息小结：

吃奶___次 / 吃辅食___次 / 玩耍___次 / 大便___次

白天小睡次数___次 / 白天小睡总时长约_____小时

观察笔记：________________________________

____

宝宝的状态：

妈妈的状态：

•记录第　天•

宝宝月龄：___个月___天 ／ 记录日期：_____年___月___日

当日起床时间：____ ／ 夜间入睡时间：____ ／ 全天睡眠总时长约：____小时

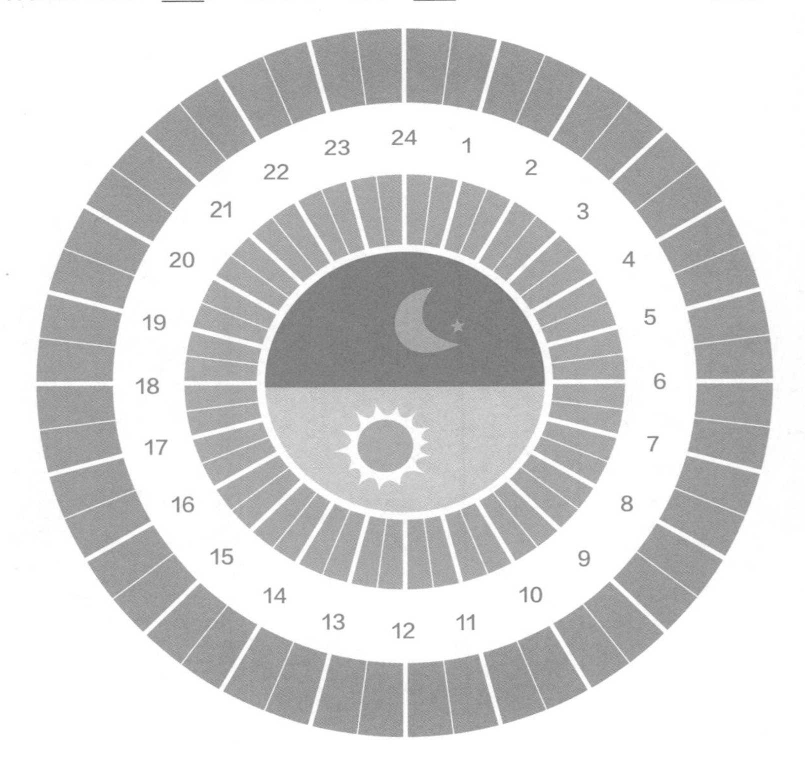

当日作息小结：

吃奶___次 ／ 吃辅食___次 ／ 玩耍___次 ／ 大便___次

白天小睡次数___次 ／ 白天小睡总时长约_____小时

观察笔记：____

____

宝宝的状态：
妈妈的状态：

• 记录第 天 •

宝宝月龄：___ 个月 ___ 天 ／ 记录日期：_____ 年 ___ 月 ___ 日

当日起床时间：____ ／ 夜间入睡时间：____ ／ 全天睡眠总时长约：____ 小时

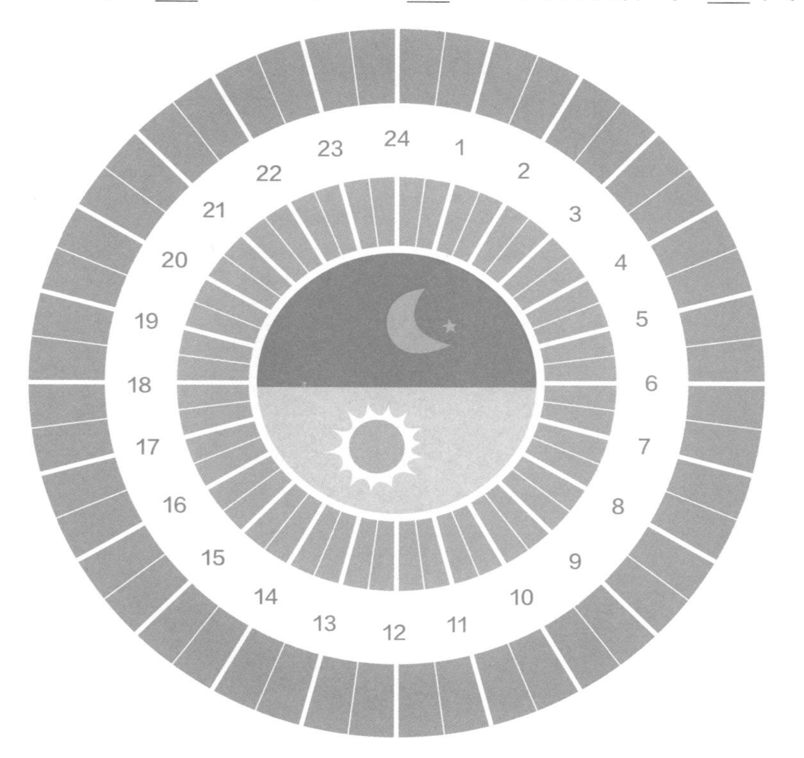

当日作息小结：

吃奶 ___ 次 ／ 吃辅食 ___ 次 ／ 玩耍 ___ 次 ／ 大便 ___ 次

白天小睡次数 ___ 次 ／ 白天小睡总时长约 _____ 小时

观察笔记：______________________________

____

宝宝的状态：
妈妈的状态：

• 记录第 天 •

宝宝月龄：___ 个月 ___ 天 / 记录日期：_____ 年 ___ 月 ___ 日

当日起床时间：___ / 夜间入睡时间：___ / 全天睡眠总时长约：___ 小时

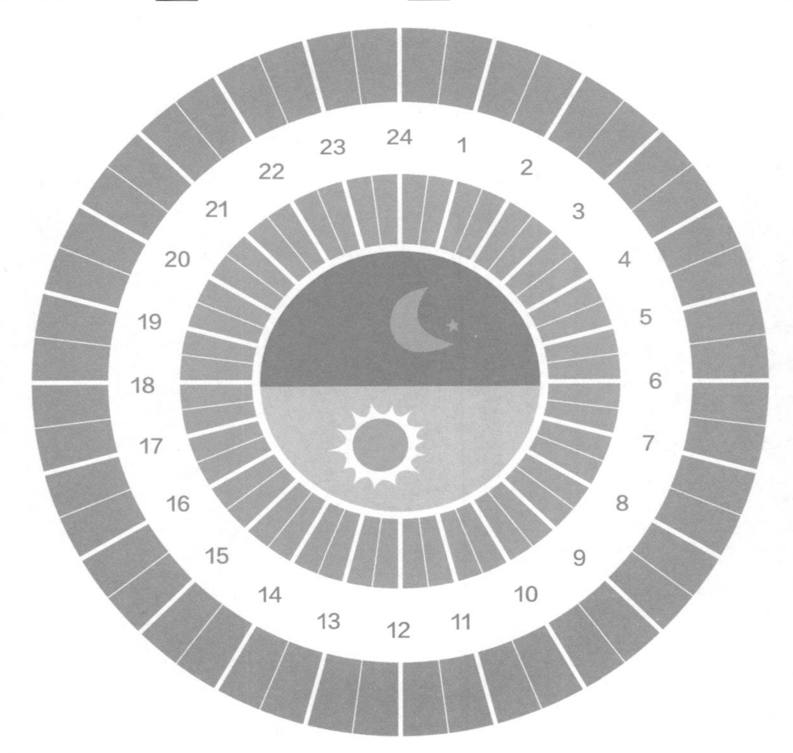

当日作息小结：

吃奶 ___ 次 / 吃辅食 ___ 次 / 玩耍 ___ 次 / 大便 ___ 次

白天小睡次数 ___ 次 / 白天小睡总时长约 _____ 小时

观察笔记：______________________________

____

宝宝的状态：☆☆☆☆☆
妈妈的状态：♡♡♡♡♡

•记录第　天•

宝宝月龄：___个月___天 ／ 记录日期：_____年___月___日
当日起床时间：____ ／ 夜间入睡时间：____ ／ 全天睡眠总时长约：____小时

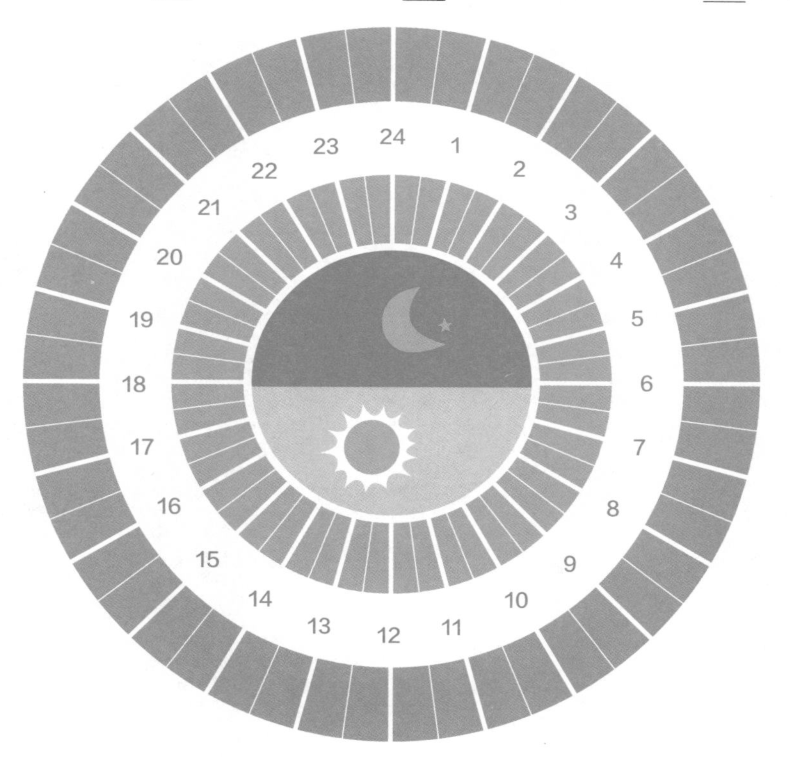

当日作息小结：

吃奶___次 ／ 吃辅食___次 ／ 玩耍___次 ／ 大便___次

白天小睡次数___次 ／ 白天小睡总时长约_____小时

观察笔记：____

____

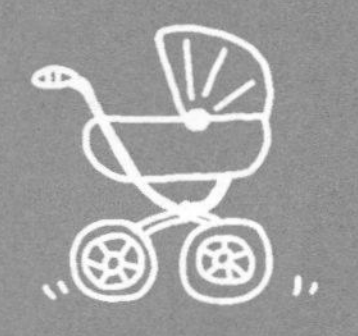